陆瘦燕朱汝功针灸集成

陆瘦燕朱汝功论刺灸

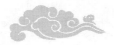

陆瘦燕 朱汝功 著

陆焱垚 王佐良 席时召 整理

上海科学技术出版社

内 容 提 要

本书是"陆瘦燕朱汝功针灸集成"丛书中的一本。本书是陆瘦燕、朱汝功伉俪对刺灸法的总结,书中从刺灸的起源到发展,从《内经》刺法到现今常用的各种针具和不同种类的针刺方法、针刺的角度、针刺的深浅、针刺的适应证、针刺的禁忌以及特殊情况的处理等,都作了详尽阐述。对单式补泻法、复式补泻法和行气法,更作了重点介绍。在灸法一章中,介绍了灸法的作用,各种不同的灸法,灸法的补泻,灸后的调养,灸疮的引发和处理,有关灸法的禁忌、注意事项等问题。

本书还收录了陆、朱二位大师在 20 世纪五六十年代及朱汝功在"文革"后发表的相关论文。

另收载了《〈金针赋〉增注》一文,是二位大师《针灸学习丛书·针灸歌赋选解》一书的残存稿。二位大师凭着对古籍文献的深刻研究和对针刺手法的精深体会,对《金针赋》作了全面的注释,便于读者理解和临床使用。

本书可供中医临床医师、针灸医师及学习针灸者与爱好者参考阅读。

图书在版编目(CIP)数据

陆瘦燕朱汝功论刺灸/陆瘦燕,朱汝功著;陆焱垚,
王佐良,席时召整理. —上海:上海科学技术出版社,
2014.6(2020.6 重印)
(陆瘦燕朱汝功针灸集成)
ISBN 978 - 7 - 5478 - 2135 - 0

Ⅰ. ①陆… Ⅱ. ①陆… ②朱… ③陆… ④王… ⑤席
… Ⅲ. ①针灸疗法 Ⅳ. ①R245

中国版本图书馆 CIP 数据核字(2014)第 029462 号

陆瘦燕朱汝功论刺灸
陆瘦燕　朱汝功　著

上海世纪出版(集团)有限公司 出版、发行
上 海 科 学 技 术 出 版 社
(上海钦州南路 71 号　邮政编码 200235　www.sstp.cn)

苏州望电印刷有限公司印刷
开本 787×1092　1/16　印张 15.25
字数 210 千字
2014 年 6 月第 1 版　2020 年 6 月第 5 次印刷
ISBN 978 - 7 - 5478 - 2135 - 0/R·699
定价:45.00 元

前　言

现代著名针灸学家、针灸临床家、针灸教育家陆瘦燕、朱汝功伉俪,他们一生从事针灸医疗、教育和科研工作,经过半个多世纪在针灸医、教、研各领域的科学探索和实践锤炼,他们的学术思想推陈出新,融会贯通,自成体系;他们的诊疗针术日臻精湛,炉火纯青,形成了自己独特的风格,成为当今针灸学术界的一个著名流派——陆氏针灸流派。

1950年为促进针灸学术的发展和传扬,瘦燕先生将自己悬壶20余年的治疗心得编著了《针灸正宗》第1集和第2集,此书是他从医后的第1次临床总结,书中收集了115个病种的有效案例,记录了他早年的学术思想和医疗经验,从中可管窥在20世纪三四十年代,瘦燕先生之针术已达立竿见影之效。

在20世纪50年代末至60年代初,陆瘦燕、朱汝功两位大师又整理总结了针灸经络、腧穴、刺灸、治疗等方面的系统理论和临床实践,主持编写了"针灸学习丛书",作为学习针灸者和针灸工作者的专业参考读物,先后由上海科学技术出版社出版了《经络学图说》《腧穴学概论》《刺灸法汇论》及《针灸腧穴图谱》。他们在书的封面上均印有一"盘"状纹样,是二位大师寓意"和盘托出",将自己的学识,倾心尽力整理撰写,以飨读者,以期促进针灸学术的交流,提高针灸队伍的整体水平,推动针灸学术的发展。其中《针灸腧穴图谱》还多次被海外出版社翻印发行,影响极为深远。但随着时间的迁移,这些专著已难觅踪影,读者欲购而不得,欲学而无从师之。

2009年6月,"陆氏针灸疗法"被列为上海市非物质文化遗产项目,2011年5月,又被列入国家级非物质文化遗产项目。为更好地传承、发扬"陆氏针灸疗法"创始人——陆瘦燕和朱汝功两位大师的学术思想和医疗特色,我们特将两位大师以往的著作、论文、医案、医话、讲稿,包括未发表过的文章,做一系统的整理,分成6本专著,分别是《陆瘦燕朱汝功论经络》《陆瘦燕朱汝功论腧穴》《陆瘦燕朱汝功论刺灸》《陆瘦燕朱汝功论针灸辨证论治》《陆瘦燕朱汝功针灸医案》及《陆瘦燕朱汝功针灸腧穴图谱》,组成一套"陆瘦燕朱汝功针灸集成"丛书,既便于随时参考学习,又便于长久收藏。

本丛书内针灸处方中穴位右下方所用符号:"＋"代表针刺补法,"－"代表针刺泻法,"±"代表针刺先补后泻,"∓"代表针刺先泻后补,"△"代表艾灸,"○"代表火罐,"♀"代表温针。穴位右下方同时标明所取为"左""右"或"双"侧。对某些特殊穴位所用的特殊手法,均在处方下手法栏内加以说明。药物处方中所用的重量单位,一律以法定单位"克"为标准。

今年欣逢汝功先生百岁,她与瘦燕先生共同创立了陆氏针灸流派,更在瘦燕先生被迫害致死后,继续丰富发展了陆氏针灸流派。同时,将其流派的精髓整理成书,付梓出版。她经历了命运的大起大落,遭到不公正的对待,但依然笑对人生;她待人宽厚,凡事坦然处之,因此得享高寿。由于她的健在,对我们的整理工作给予了很多的指导和帮助,使丛书得以顺利完成。

丛书各分册分别由"陆氏针灸"共创人、100岁高龄的朱汝功教授及国医大师颜德馨教授,上海中医药大学原校长严世芸教授,"石氏伤科"传承人、上海市黄浦区中医医院原院长石仰山教授,上海市针灸经络研究所原所长陈汉平教授作序。承各位国医翘楚对丛书的关切和厚爱,深表感谢!

这套丛书较为完整地反映了两位大师在针灸学术和针灸临床上的系统理论和经验特色,是他们留给后人的一份宝贵文化遗产。我们怀着对他们无比崇敬和感恩的心情,怀着对现代针灸学术继承发展的良好愿望,尽心尽力地来完成这一工作。希望这套丛书能对热爱中医针灸,热爱"陆氏针灸流派"的同仁和后学者有所裨益,并以此告慰瘦燕先生的在天之灵。

整理者:陆焱垚、王佐良、席时召

2013年12月于上海

陆瘦燕朱汝功针灸人生

"陆氏针灸"是我国现代针灸学术界的一大流派,2009年被列入上海市非物质文化遗产名录,2011年又被列入国家级非物质文化遗产名录,作为一个地方流派,"陆氏针灸"是唯一进入国家级的针灸项目。

在众多的针灸流派中,"陆氏针灸"能脱颖而出,被列入国家级非物质文化遗产名录,这完全源于"陆氏针灸"的创始人、我国现代著名的针灸学家、针灸教育家及临床家陆瘦燕和他的夫人朱汝功在针灸领域几十年如一日的不懈努力。

一、幼承庭训,孜孜以求

陆瘦燕,1909年12月14日出生在江苏省嘉定县西门外严庙乡(今上海市嘉定区朱家桥人民村杨家宅)一个针灸医师的家庭。

生父李培卿(字怀德,1865~1947年),医术高超,有"神针"之誉,生有六子二女,陆瘦燕排行最小,自幼出嗣陆门,迁居江苏昆山。李公因爱幼子,后亦定居昆山悬壶应诊,使陆瘦燕能始终跟随于生父左右,他耳濡目染针灸治病之神效,更受其父济世仁术的熏陶,16岁中学毕业后,即立志继承父业,随父学医。李公严格要求,悉心教诲,陆瘦燕天资聪颖,勤奋好学,因此,在少年时即对针灸奠定了坚实的基础。

1927年,陆瘦燕18岁,通过上海医学会考试,开始行医生涯,起先分别在江苏昆山南街"绿墙头"及上海南市两处开业,后因战乱,全部迁至上海八仙桥(今上海市金陵中路112弄5号),白天门诊,晚上出诊。当时虽年纪尚轻,但他视患者如亲人,诊病认真,手法熟练,疗效显著,因此,诊务日隆,前来求治者络绎不绝。

陆瘦燕在1950年出版的《针灸正宗》第1集《金针实验录》自序中谈道:"先君培卿公以金针鸣于世,大江南北,求诊者踵接。而先君未曾以此自满,日夜孜孜，虚心求益，以诲瘦燕。燕不敏，悬壶以来，二十余年如一日，兢兢业业，履薄临深，不敢稍背父训。"从这些话中，我们可以看出他深得严父的教诲，在临床上认真钻研，不敢有丝毫懈怠。

朱汝功，1913年7月16日出生在江苏省奉贤县三官堂（今上海市奉贤区光明乡）一个教师家庭，父亲朱叔屏学术渊博、精通书法，生有一子一女，朱公并无重男轻女的封建思想，非但不尊父命给女儿缠足，还自幼让女儿与兄长朱汝霖一起入学。但天有不测风云，朱汝功13岁时，父母在一年中相继仙逝，故全赖祖父母及伯母抚养长大。但自幼受其父好学的影响，养成刚毅自强的性格，发奋读书，毕业于奉贤县师范学校，毕业后在奉贤南桥女校任教。抗日战争爆发后，日军由金山卫登陆，奉贤首当其冲，无奈避居上海表姐家，受出身于中医世家并在沪行医的表姐夫王士良的影响，进中国医学院学岐黄之术，业从章次公、李培卿等名师，1941年毕业后，在奉贤南桥开业，诊务亦颇兴盛。

1943年，陆瘦燕与朱汝功结为伉俪，婚后在上海八仙桥各自设诊行医。他们医术高明，医德高尚，日诊数百号，并有很多前来投帖拜师者，但在当时，中医颇受歧视，针灸更被认为"不科学"，当局者大有消灭废除中医之势。他们对此深感气愤和忧虑，并坚信中医流传数千年，是以临床实践为基础，以系统理论做指导的一门医学，是中华民族赖以生存、繁衍的一门医学，是任何人都否定和消灭不了的。陆瘦燕在《金针心传》按语中说："余不辞辛苦，埋头苦干，于中国针灸界或稍有贡献也。"他是这样说的，也是这样做的。

二、医术精湛，蜚声海上

中华人民共和国成立后，随着中医政策的颁发和落实，中医针灸得到新生。他们在自己诊所内首先改变"隔衣进针"自古相沿的旧习惯，采用暴露体表治疗部位，皮肤经消毒后再进行针刺的操作方法。同时，对针具也用煮沸或乙醇浸泡方法进行消毒，这在当时是一个了不起的创举，是针灸临床上的一大改革和进步，以后逐步成为广大针灸工作者的操作常规，亦为针灸进入医院打下了基础。

他们改进针具，创制"瘦燕式"金、银质毫针及各种规格的不锈钢毫针，认为针具的好坏，主要在于针柄绕得是否均匀紧凑，针尖是否圆利得当，在他们的倡导下，逐步发展成目前部定的"松针形"毫针针尖的统一规格。每日诊毕，对使用过的针具都要逐一整修，务使针体挺直，无弯曲，无缺损，针尖没有勾毛。

1952 年,陆氏伉俪除私人开业外,还一起参加了上海市公费医疗第五门诊部的特约门诊工作。1955 年,陆瘦燕又被聘为第二军医大学中医顾问,朱汝功被聘为上海市干部疗养院、上海市第二肺结核病院的中医顾问。除此之外,自20 世纪 50 年代始,陆瘦燕一直担任上海市针灸学会主任委员及上海市中医学会副主任委员,他定期组织学术讲座、开办进修班,为提高整体针灸队伍的水平,做了大量工作。上海的针灸医学在 20 世纪五六十年代发展迅速,陆瘦燕功不可没。

当时,陆氏伉俪已合并诊所,分别看上午和下午,诊所业务鼎盛,"陆瘦燕"三个字在上海可以说家喻户晓、妇孺皆知。前来求治的不仅有各种风湿痹证及内科杂病,还有精神病、麻风病之类的特殊病证。在夏季,前来打"伏针"的患者更多,不得不每日限额挂号(上午半日 400 号),以致患者通宵排队候诊,这成了当时一道奇特的景观。其中,有的请人代为排队,有的向人租借板凳排队,由此,"陆瘦燕针灸"诊所的邻居多把"代人排队""出租板凳"当作一个难得的商机。陆瘦燕从清晨 6 点开始门诊,30～40 个患者一批,他亲自逐个切脉问诊、处方配穴、书写病历(初诊病史由学生提前写就),然后由学生安排治疗床位,同时依据病历上的处方,进行体表穴位消毒,他再进行针刺治疗,而装艾、点火、起针、拔罐等辅助工作则均由学生完成。这样一批接着一批,一直要到午后 1 点多才能结束门诊。朱汝功从下午 2 点开始门诊,要治疗 200 多个患者,到 6 点多结束。除了门诊外,朱汝功还要出诊,为中风瘫痪等行动不便的患者进行治疗。私人诊所每日要治疗如此多的患者,完成如此多的门诊量,不能说后无来者,也是前无古人、绝无仅有的。

陆瘦燕生前曾多次参加下乡巡回医疗,最后一次是 1965 年到南汇县黄路公社。在短短的 3 个月中,他下生产队登门送医、随访,悉心治愈了许多几十年没有被治好的疑难病证。有一个 6 岁儿童,在 3 岁时左耳因用发夹挖耳垢而致聋,去许多医院求治均无效果,经陆瘦燕针刺治疗十余次,基本恢复了听力;有一位患者下肢疼痛不能行走已 8 年,稍动则剧痛,彻夜不能安眠,虽经中西医调治,病势不减,陆瘦燕为她每周治疗 2 次,连续 6 周,病情日益好转;有一位患者患"老胃病"已 40 多年,稍受风寒或心情不好就要发作,经陆瘦燕针刺治疗 11 次就解除了病痛;还有用针灸结合中药,治疗 4 次,治愈患者 20 年的鼻炎;有用 4 次灸法治愈 6 年的阳痿……当地农民交口称颂,纷纷写信,表达感激之情,方圆几十里的患者都赶来请他治疗。当时,香港《大公报》为介绍大陆医学专家下乡为广大农民治病的事迹,登载了一篇题名《"针灸大王"下乡记》的文章,此后,"针灸大王"陆瘦燕更蜚声海内外。

三、无私传授,桃李天下

除了私人带徒外,1948 年,陆氏伉俪共同创办了"新中国针灸学研究社"及针灸函授班,分别担任社长及副社长。他们亲自编写讲义,答复函授学员的来信提问,慕名前来参加针灸函授班的学子遍及海内外,全国各地及东南亚均办有"新中国针灸学研究社"分社,影响极大。

与此同时,他们研制针灸经络穴位模型;整理中医学理论,总结 20 余年之临床经验,撰著了《针灸正宗》第 1 集(《中风预防法》《金针实验录》)和第 2 集(《金针心传》《穴位释义》);还在报刊上连载《燕庐医话》,宣传推广针灸医学。在中医衰退,针灸更是难以为继的境况下,陆氏伉俪大力宣传并兴办针灸教育,实是延续中医命脉的重要之举。

中华人民共和国成立后,为针灸医学蓬勃发展的需要,他们在 1952 年及 1955 年先后开办了两期针灸学习班,采用边教学、边临诊,集体上课,个别带教的模式进行教学,除针灸专业课外,还设置了中医基础理论和西医生理、解剖等课程,邀请有关专业老师授课。这样,既继承了传统的带徒模式,又吸收了医学院校集中上课、系统教学的方法,理论与实践相结合,学制 3 年,培养了一批学有专长的针灸医务人才,其中有不少后来成为针灸事业的骨干。他们创办针灸学习班的成功经验,为后来上海市历届中医带徒班所吸取。集中教,个别带,自"陆瘦燕朱汝功针灸学习班"始,成为中医教育界一种新的传授方式。

1958 年春,为更好地继承发扬针灸医学,培养针灸事业接班人,陆瘦燕毅然放弃了收入丰厚的私人门诊,接受上海中医学院的聘请,担任针灸教研室主任,并着手筹建针灸系。1959 年,又受卫生部委派,作为中华人民共和国成立后第 1 个中国医学代表团成员,赴苏联讲学、会诊,进行学术交流,将中国针灸较为系统地作了介绍,引起了苏联医学界的极大兴趣,回国后,陆瘦燕被任命为国家科学技术委员会委员、全国政协特邀委员等职。

1960 年,全国第 1 个针灸系在上海中医学院成立,陆瘦燕被任命为系主任,后又兼任上海中医学院附属龙华医院(以下简称"龙华医院")针灸科主任、上海市针灸研究所所长。同年,朱汝功亦结束了私人门诊,接受龙华医院的聘请,任针灸科副主任,至此,他们夫妇又共同在中医高等学府医疗、教育、科研各个领域携手并进。

陆瘦燕深感肩上责任重大,始终谦虚谨慎、脚踏实地、一丝不苟地工作。他亲自为针灸系、医疗系、西医学习中医研究班、针灸培训班的同学上课,做手法示教;主持编写针灸学不同层次的教材;研制教具,主持设计创制了我国第 1 台与成人同样大小的光电显示经络腧穴电动玻璃人模型,并于 1964 年获全国工业产品二等奖;主持设计创制了我国第 1 套脉象模型,亦于 1964 年获全国工业产品三等奖。通过直观的教具配合上课,大大提高了教学效果。

为促进针灸学术的发展和传播,他们共同整理总结了经络、腧穴、刺灸、治疗等方面的中医理论和临床经验,主持编写了《针灸学习丛书》,先后出版了《经络学图说》《腧穴学概论》《刺灸法汇论》《针灸腧穴图谱》等专著,作为学习针灸者和针灸工作者的参考读物,对推动针灸学术的发展起了积极作用。其中《针灸腧穴图谱》还被海外出版社多次翻印发行,影响极为深远。

四、热补凉泻,推陈出新

在临床上他们一贯坚持运用针刺手法,认为针灸治病,除了辨证正确、处方配穴得当外,还要运用适当的手法,这如同内科治病,辨证、用药、剂量三者缺一不可,是相辅相成的。尤其在治疗脏腑病时,运用补泻手法的疗效确实比不用补泻手法为佳。经过几十年的实践探索,他们的针刺手法已达得心应手、炉火纯青之境。

陆瘦燕曾说:"针刺手法一旦失传,不仅会降低疗效,更可怕的是,针灸学中具有特色的操作技术将毁灭在我们这一代,实在是上愧对祖先,下愧对子孙。"故他对针刺基本手法、辅助手法、补泻手法进行了深入的研究和科学的分类,特别对"烧山火"与"透天凉"这两种复式补泻手法,从源到流,从理论到操作,做了深入而精辟的讨论,提出了较为规范的具体操作方法:"烧山火"手法,以徐疾、提插、九六、开阖四法的补法为主,结合捻转补法组成;"透天凉"手法,以徐疾、提插、九六、开阖四法的泻法为主,结合捻转泻法组成。并指出了手法成败的主要关键所在。

1958 年夏季,全国第 1 次针灸经络学术会议在上海召开,卫生部、各省市的领导及针灸专家参加了这次盛会,共同探讨了针灸医学的继承和发展等问题。陆瘦燕在会上表演了"烧山火""透天凉"针刺补泻手法,使受试者当即分别产生热或凉的感觉,对此,会场为之震惊和振奋。此后,在全国针灸界掀起了研究针刺手法的热潮。

在参加上海中医学院工作后,更为他们研究针刺手法的物质基础及原理机制提供了有利条件。20世纪60年代初,他们率先与上海中医学院生化教研室协作,观察了"烧山火""透天凉"手法对体温、血糖和血浆柠檬酸含量变化的影响,结果是:"烧山火"使体温普遍上升,血糖和血浆柠檬酸含量明显增加($P<0.01$);"透天凉"使体温普遍下降,血糖和血浆柠檬酸含量明显降低($P<0.01$);而"平针"手法对上述三者均无明显影响。对"烧山火""透天凉"手法的一系列研究,不仅使中国具有特色的针刺技法得以薪传,而且通过实验研究证实,不同的补泻手法不仅有不同的主观的感觉变化,而且有实际发生的生理过程和物质基础。

另外,他们还与上海医科大学附属中山医院协作,用多方位经穴肌电测绘的方法,观察行气手法对针感的产生、针感的走向和相应经穴电变化的影响。这些研究,在当时无论是国内还是国外均居领先地位。他们将古老的针刺手法与现代的实验方法相结合,为以后的经络、手法研究提供了借鉴,亦开创了针灸实验的先河,为《实验针灸学》积累了经验,打下了基础。

五、谦和律己,仁心仁术

陆瘦燕久负盛名,但他从不以名医自居,在刚参加上海中医学院工作时,学院根据他在中医界的学术地位,社会上的知名度及私人门诊时的业务状况(门诊量每日数百人,每月收入近万元,当时上海地区一个大学毕业生每月的工资是48元5角),给他工资级别定为"一等一级"。他知悉后,立即找领导,说:"上海名医甚多,除程门雪院长外,还没有其他人被定为'一等一级',黄文东、杨永璇等医师都定为'一等二级',请领导也把我定为'一等二级'吧。"他自参加上海中医学院工作,历任针灸教研室主任、针灸系主任、上海市针灸研究所所长,工资一直按"一等二级"标准计算,每月为302元。他如此谦和律己的美德,一直被传为佳话。

对待患者,不论其地位和身份的高低,他都一视同仁,热情认真地给予诊治。

有一位被其他医院诊断为不治之症并拒绝治疗的胃癌晚期患者,因相信中医针灸,到龙华医院针灸科观察了多次,看到陆瘦燕治疗患者极其认真仔细,怀着求生的希望,走到陆瘦燕面前,向他诉说病情,要求针灸治疗。陆瘦燕二话不说,立即答应了,并当场为他做了详细的四诊检查,之后,要他将在其他医院诊治的病历卡都带来,以便仔细研究,制定周密的治疗方案。经过一年多针刺、艾灸及中药的综合治疗,这位患者经摄片检查,证实胃癌已被治愈,他又获得了新生。20年后,当这位89岁的退休工人在报上看到"原上海市针灸研究所所长陆瘦燕同志追悼会在沪举行"的消息后,不禁老泪纵横,失声痛哭,立即写信给当时上海中医学院院长黄文东,诉说当年陆所长为他治病的经过。20年过去了,当年的癌症患者仍旧健在,可为他治病的医生却含冤而逝,怎不令人悲痛不已呢?在信中,他写道:"父母生我身,陆所长活我命,此恩此德无法报答,只有嘱子孙们为祖国四个现代化贡献力量,来报答陆所长救活我命于万一。"

陆瘦燕任上海市针灸研究所所长期间,社会活动及学术活动十分频繁,行政工作也多,但他坚持每周3个半天门诊。有一位双目失明的患者慕名而来,陆瘦燕为他做针灸治疗,制定了局部与远端相结合的配穴原则,运用导气与补泻相结合的针刺手法,通过一个疗程的治疗,这位患者重见了光明。这一消息不胫而走,顿时有不少患者前来求治,报社也闻讯前来采访,准备报道他治病的神奇疗效。然而,陆瘦燕却对记者说:"此病还在探索研究阶段,很不成熟,不宜过早报道,以免造成患者不必要的损失。"这种实事求是、谦虚谨慎的态度,是他一贯的工作作风。

他们平易近人,没有名医架子,待人和蔼热情,平日下班回家,路过邻居家时,也总要和邻居聊聊家常。1959年家里凭票买了18英寸电视机,在当时电视机是稀罕物,遇有好的节目,他们总要邀请邻居们来家中一起观看。行医济世几十年,凡有求于他们的,总是尽力给予帮助,在私人门诊时,遇贫困患者不但分文不取,有时还反资助其财物。一位经常送陆瘦燕上下班的三轮车工人的妻子患病,他闻讯后,嘱其带妻子去龙华医院检查,经医生诊断,患的是急性胆囊炎,需马上手术。陆瘦燕立即替患者安排住院。患者出院时,需支付医药费、手术费、住院费600多元,但家境贫寒难以承担,陆瘦燕闻讯后,替他缴清了所有费用,还另外出资给患者补养身体。他们为人善良,以助人为乐,受到他们帮助的,真是不计其数。

陆瘦燕自幼出嗣陆门,养父早逝,养母陆俞渊是教师,对他要求很严,如每日必须练习毛笔字,要写完规定的张数才能休息,对养母的养育之恩,陆瘦燕始终铭记于心。成名后,他对养母更是孝顺,家里最好的朝南有阳台的房间是养母的卧室,每日下班回家,都要先到养母房中问好,养母晚年双目失明,他们夫妇对她更是关心照顾得无微不至。1959年陆瘦燕到苏联讲学,每次写信回家,都要问候她,说:"母亲已经80多岁了,风烛之年,很担忧她的身体,要多关心和照顾她。"

他们常年工作繁忙,但热爱生活,兴趣广泛,常于闲暇之时外出旅游及摄影,使自己融于大自然中,暂时忘却尘世的喧嚣和诊务的繁忙。年轻时,在家中还专门布置了一间暗房,自己冲胶卷、印照片、放照片,所以在家中,除了书籍外,最多的就是照片了。

他们还喜欢欣赏戏剧,只要有空,就会去书场听书,去剧场观看演出。遇到老朋友相聚时,还自娱自乐,自弹自唱。陆瘦燕的三弦弹得很好,蒋调的评弹开篇竟也能模仿得惟妙惟肖。

鉴赏书画是他们的又一个爱好,与陆抑非、唐云、陶冷月等著名画家多有交往。曾邀画家孔小瑜至家中作画达数月之久。家中客厅、书房、卧室,甚至走廊都悬挂有名家的中堂、条屏及对联。他们自己在书法上亦有很深的造诣,诊余,陆瘦燕常挥毫书写横幅、对联、扇面以自娱,他既爱六朝书法之工整,又喜板桥书法之险怪,其作品布局大气,运笔流畅洒脱,字体苍劲清逸,自成一体。朱汝功自幼随父练习书法,字体刚健有力,全无脂粉之气。

六、风雨同舟,传承发扬

1966年,十年动乱开始了,正在深入进行的针刺研究项目不得不中止了,陆瘦燕被戴上"反动学术权威""牛鬼蛇神"帽子,半天监督劳动,半天写检查挨批斗。朱汝功亦是停止工作,边劳动,边检查。

他们身处逆境,但深信自己是无辜的,他们相互开导、安慰和鼓励,在这一段十分艰难的岁月中,始终能正确地对待群众运动,乐观地对待生活。

1969年4月17日,陆瘦燕又遭诬陷,被隔离审查,10日之后,于4月27日在原上海市针灸研究所隔离室被迫害致死,终年60岁。

1979年3月10日,陆瘦燕获平反昭雪,恢复名誉,并得到了公正的评价。

1981年1月26日《人民日报》登载的《中华人民共和国最高人民法院特别法庭判决书》："……由于林彪、江青反革命集团的指挥和煽动而造成的冤案，使各级党政军机关、各民主党派、各人民团体和社会各界的大批干部和群众以及大批归国华侨遭受诬陷迫害。社会各界知名人士被迫害致死的有……卫生界著名专家胡正祥、张昌绍、计苏华、陆瘦燕、叶熙春、李重人等人……"历史终究恢复了它的本来面目，洗刷了陆瘦燕的冤案。

十年动乱结束后，朱汝功恢复原职，后又任上海市针灸经络研究所室主任（"文革"后，龙华医院针灸科并入上海市针灸经络研究所）、上海市针灸学会副主任委员、《上海中医药杂志》及《上海针灸杂志》编委等职，她以宽宏大度的胸怀，一如既往，一心事业。在临床上开展以针灸为主，辅以中药治疗肿瘤的课题工作；并率子女和及门弟子，以高度的责任心和对亲人的深切怀念之情，将陆瘦燕生前的论著及医案进行搜集整理，先后出版了《陆瘦燕针灸论著医案选》《针灸腧穴图谱》修订本、《陆瘦燕朱汝功针灸学术经验选》《针灸名家陆瘦燕学术经验集》等专著，将陆氏针灸流派的理论体系和医疗特点做了详尽介绍。

1981年，朱汝功年近七十，应胞兄汝霖之邀，移居美国，继续为传播和发扬针灸医学尽力。她多次为针灸学习班的学员授课，应邀在世界针灸学术交流会上做报告及手法示范，奇迹般地治愈了许多当地医院束手无策的患者，使中国古老的针灸医学得到国外更多人士的认同和赞扬。1981~2001年，朱汝功在美国行医20年，深受当地民众的爱戴及同行的尊崇，自1986年起历任美国针灸医学会第6、第7届副理事长，美东针灸医师联合会第1、第2届常务理事兼学术研究部主任等职，为在国外传播和发扬针灸医学做出了很大的贡献。

1989年11月，为了纪念陆瘦燕对我国针灸事业所做巨大的贡献，继承和发扬他的学术思想和医疗经验，上海市针灸经络研究所等单位在上海组织召开了"纪念陆瘦燕诞辰八十周年暨陆氏针灸学术经验交流会"，并编印了论文专辑，全国各地赴会者数百人。朱汝功专程从美国返沪参加了这次盛会，并做了"陆瘦燕先生传略"专题报告。世界卫生组织传统医学合作中心、中国针灸学会、中国中医研究院等12个组织机构，以及全国人大常务委员会副委员长周谷城，卫生部部长钱信忠，卫生部中医药管理局局长吕炳奎，中国针灸学会会长、世界针灸学会联合会终身名誉主席鲁之俊等来电来函致贺，美国针灸学会会长、世界针灸学会联合会执委洪伯荣，美国纽约针灸医师公会会长丁景源，美东针灸医师联合会会长徐觉己等也发来或送来了贺电、贺词、锦旗和花篮。会上，大家缅怀陆瘦燕的一生，探讨他的学术思想和成就，并交流了各自在学习陆氏针灸学术基础上的体会和运用陆氏学术思想所做出的新成绩，可谓盛况空前。会后成立了"陆瘦燕针灸学术研究会"，以期进一步整理研究陆氏针灸学术思想。

1997年，朱汝功84岁，她日常生活非常节俭，但为培养中医针灸人才，特地回国向上海中医药大学捐资设立"朱汝功奖学金"，用于资助生活贫困、品学兼优的针灸专业学生。

2008年，在朱汝功96岁高龄时，还重辑再版了陆瘦燕早年出版的《针灸正宗》第1集和第2集，定名为《陆瘦燕金针实验录》，使陆氏针灸流派得以更广泛地传播、继承和发扬。

2009年10月，《中华中医昆仑·陆瘦燕卷》出版，此卷名为《陆瘦燕卷》，实为丛书特设陆瘦燕与夫人朱汝功合传，记载他们的生平事迹、医术专长、学术思想、传承教育、医风医德、养生之道和突出贡献，使这些宝贵的医学成就和精神财富发扬光大，千古流传。

2009年11月，由上海中医药大学主办，上海市针灸经络研究所、上海中医药大学针灸推拿学院、上海中医药大学附属龙华医院、上海中医药大学附属岳阳中西医结合医院、上海中医药大学附属曙光医院等八个单位联合承办，召开了"纪念陆瘦燕先生百年诞辰暨陆氏针灸学术思想交流大会"，97岁的陆氏针灸流派共创人朱汝功出席了大会，并向大会赠送了纪念图书，全国各中医院校专家教授及陆氏弟子400余人出席了大会，在会上交流了学习陆氏学术经验的体会，陆氏针灸传人表演了"陆氏针灸"特色手法。大家深切缅怀陆瘦燕为发展中医针灸事业做出的巨大贡献。

2011年7月，由上海中医药大学、上海中医药大学附属岳阳中西医结合医院、上海市针灸经络研究所等单位，在"上海老饭店"为朱汝功的百岁华诞举行了隆重的庆贺盛会。朱汝功虽于2001年曾患脑梗死，右侧肢体行动不便，但在子女的搀扶下，稳步走上寿台，脸色红润，神采奕奕，还微笑着向大家致意。时任上海市政协副主席、中国农工民主党上海市委主委蔡威，上海中医药大学党委书记、常务副校长谢建群等领导出席了盛会并致辞，美国纽约州执照针灸医师公会敬赠了锦旗，中国农工民主党上海市委、上海市卫生局、上海市针灸学会、上海中医药大学附属岳阳中西医结合医院、上海中医药大学附属龙华医院、上海中医药大学附属曙光医院、上海市针灸经络研究所、上海中医药大学针推学院等单位及众多的学生、亲朋好友共 300 余人对寿星献上了祝福。

在祝寿人群中，最引人注目的是朱汝功那些七八十岁、白发苍苍的弟子由他们的年轻弟子搀扶着向寿星行礼献花，这一情景，不能不让人动容。虽然经历了十年浩劫，在浩劫中失去了很多，但他们精湛的医术和崇高的医德还是被传承了下来。

2012 年上海中医药大学附属龙华医院成立了"陆瘦燕名老中医工作室"及"海派中医陆氏针灸流派传承研究基地"，这朵针灸奇葩定会代代相传，不断提高和发展。

回顾陆氏伉俪的一生，经历了针灸医学的衰退、兴旺和发展，也经历了人生的辉煌和低谷，但不管遭受何种境遇，无论遇到什么挫折，他们都能以平常之心面对，并极尽一己之力，为针灸事业做无私的奉献。他们可贵的品德，永远是我们学习的楷模。他们阐发经络理论并指导临床；全面切诊，整体治疗，注重肾气和胃气对人体的影响；权衡缓急，处方配穴有常有变；重视爪切，研究行气、补泻手法；针法与灸法并重，辅以中药，进行综合治疗；提倡温针、伏针、伏灸等陆氏针灸流派的学术思想和医疗特色，极大地丰富了针灸学术理论和内涵，给后辈留下了宝贵的文化遗产，他们将永远铭记在我们心中。

整理者：陆焱垚、王佐良、席时召

2013 年 12 月于上海

陈　序

　　已被列入国家级非物质文化遗产名录的"陆氏针灸"流派,是由中医名家陆瘦燕、朱汝功伉俪共同创建的。他们长期比翼齐飞,相互启发、合作,共同奋斗,被颂为医坛佳话。

　　笔者已届坐七望八之年,但对二老的某些记忆却是清晰的。陆、朱二老毕生致力于针灸医学临床、教学和研究,在国内外享有较高的学术声誉。所谓"北郑南陆"(郑指郑毓麟,陆即指陆瘦燕)的习惯性表达,反映了陆瘦燕在业界的尊崇地位。随着他1959年受卫生部委派作为中国医学代表团成员赴苏联讲学交流,也让国外同行对他针刺手法的造诣表示认同。

　　二老是笔者尊敬的师长。作为当年上海中医学院(现上海中医药大学)的学生,不仅在课堂聆听二位老师授课或讲座,还跟随他们临床实习。1963年秋,大学医疗专业毕业后,笔者奉派入上海中医学院附属龙华医院以陆老、朱老担任正副主任的针灸科任医师,得以时常侍诊于二老左右,迄今笔者仍珍藏着部分诊疗医案的抄件。

　　陆、朱伉俪在学术和治学上一脉相承,均强调以脏腑经络学说为指导;讲究爪切进针古法之应用,笃信"知为针者信其左,不知为针者信其右"之古训;善施针刺手法,操针宛若穴上舞蹈;重视人迎、太冲、冲阳及太溪脉切诊;喜用五输配穴法。此外,还专注于病案记录,二老书体虽各呈异趣,但每案笔墨几乎都堪当书法作品。这些均对笔者此后学术生涯产生潜移默化的影响。

　　陆、朱二老认真栽培后学,潜心医治患者的情景,也让笔者印象深刻。入科不久,二位老师设家宴欢迎笔者成为科室一员。当尚显青涩的笔者走进"燕庐",仿佛有"得气"的感觉。令人难忘的是,在1964年11月笔者赴京参加卫生部举办的为期1年的进修班前夕,二老特意送给笔者一件连帽的大衣,让缺乏厚实冬衣的"南蛮子"顺利度过京城严寒之长冬。这些往事随着记忆在笔者脑中复活起来，如此温暖，笔者似乎再次触摸到它的温度。

1965 年秋，笔者随朱老到中国福利会国际和平妇幼保健院做针灸麻醉下施行输卵管结扎术的临床研究，以后又向朱老学习针刺治疗乳糜尿和艾灸调节免疫功能的临床经验。记得在一次针灸科内学术交流时，笔者有幸被瘦燕主任选中，通过曲池穴亲身感受他示范的"烧山火"针刺手法操作和效应。始料不及的是这现代经典版针刺手法的演示竟成了历史的绝唱。当笔者也已古稀之年时，遥想当年，倘使当时早居权威地位的二位上级顶头主管对中医针灸还有些懵懂、羽翼未丰的笔者，哪怕有丝毫的歧视乃至压制，就难以想象笔者会有此后颇为顺畅的成长。我是幸运的，这大约就是可遇而不可求的人生机缘吧。由于对陆、朱二老在我初出茅庐阶段给予的关照记忆深刻，以至 50 年后仍能想起某些相关细节。

1964 年，在学习雷锋的活动中，精神振奋的陆老，主动泼墨挥毫，用遒劲的板桥体为针灸病区及门诊书写多幅学习雷锋的标语。更难能可贵的是，盛名之下的陆瘦燕和朱汝功不浮躁，不停步，不抱残守缺，在坚守传统的同时，致力于针灸-现代生命科学的探索。

20 世纪 60 年代初，陆、朱二老同上海第一医学院（现复旦大学上海医学院）研究人员合作，借助多方位肌电测绘技术，对导气手法诱发循经感传时相应经穴电学变化进行观察，以后又与上海中医学院（现上海中医药大学）生化教研室老师协作，不顾学术风险，用双盲法，对助其成名的针刺复式手法"烧山火""透天凉"的生理学效应做人体试验观察，并在杂志上向同仁介绍了这两项试探性实验研究的初步结论，即针刺手法效应具有生理学的依据。这些在当时中医针灸学现代研究思维和设计均不成熟、设备条件简陋的情况下获得的观察资料，弥足珍贵，在中医学领域无疑是一桩具开创意义的学术事件。把陆、朱二老比喻为针灸-现代生命科学研究的拓荒者，肯定是不过分的。他们的探索性实践闪烁着海派文化的光芒。

今天，可告慰瘦燕先生于九泉的是，改革开放 30 多年中，针灸学术获得长足的进步，海派治学理念得到肯定和发扬。由瘦燕先生和汝功先生创立的"陆氏针灸"流派，在列入上海市和国家级非物质文化遗产名录后，受到学界和社会公众的关注，其研究获得政府资金的赞助。二位先生的女儿陆焱垚（1967 年毕业于上海中医学院，系上海中医药大学针推学院经络教研室原主任），被命名为"陆氏

针灸疗法"代表性传承人,虽其长兄陆筱燕已故,其他胞兄弟陆李还、陆明、陆伦,
胞姐陆利霞、陆利芳等医师以及师兄师姐们,均从旁给她以支持。"陆氏针灸"的
学术思想和经验得到持续的传承,是完全可以期待的。

陆瘦燕、朱汝功老师数十年如一日,在繁忙诊务之余,努力著述,给后人留下
了众多著作和文章。如今"陆瘦燕朱汝功针灸集成"丛书即将问世,此乃针灸学
界一桩盛事。本书则集中展示二位先生刺灸法应用和研究之心得。本丛书出版
必将有力推动"陆氏针灸"流派的传承。

兹蒙陆焱垚主任邀约,不惮粗陋写下以上文字,权为本分册序言,聊表我这
个曾亲炙二位名师教诲、出身闽东农家之后学者的此刻心情。

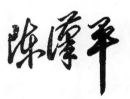

于癸巳大暑

陈汉平系陆瘦燕针灸学术研究会会长,上海市名中医,上海市中医药研究院原副院长,上海市针灸经
络研究所原所长。

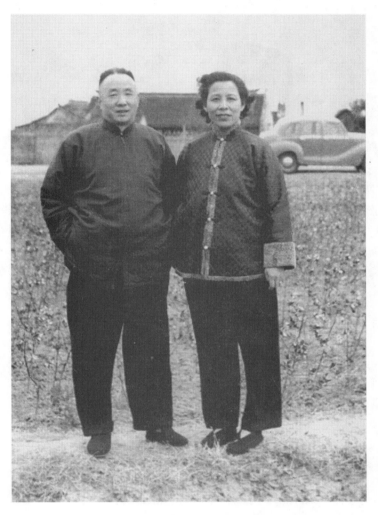

20 世纪 50 年代, 陆氏伉俪参加学生婚礼, 留影于市郊农村

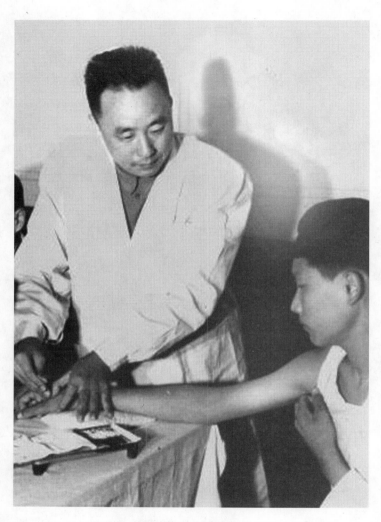

20 世纪 50 年代,陆瘦燕在为患者诊疗

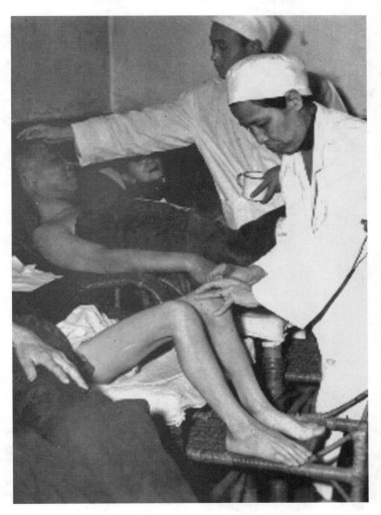

20 世纪 50 年代,朱汝功在为患者诊疗

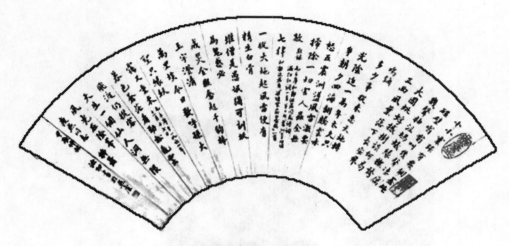

朱汝功为陆瘦燕书写的扇面

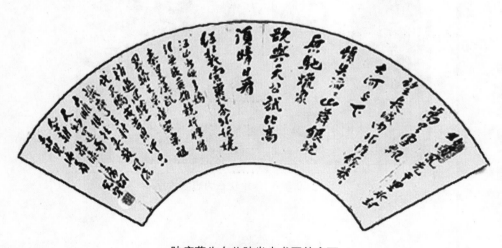

陆瘦燕为女儿陆焱垚书写的扇面

目　录

第一章 刺灸的原始

　　"刺法"就是"针法"，"灸法"古称"灸焫"，是两种不同的医疗措施，皆为我们祖先在长时期劳动中所创造。起源于何时，很难考证确定，但据历史资料推查，灸法的应用可能要比较晚些。苏联伟大的生理学家巴甫洛夫曾经说过："有了人类，就有医药的活动。"针灸医学当然也不例外。当人类的双手能够制造简单的劳动工具，即从类人猿进化为人类时，针灸医学也就开始萌芽了。根据1921～1931年北京周口店发掘出来的"北京猿人"头骨牙齿等化石证实，大约距今50万年以前，在我国洪荒的大陆上就居住着人类。从很多文物中可以证明，那时我们的祖先已经能够制造劳动工具——石器和木棒了，这就是旧石器时代。勤劳的祖先们，在不断的劳动中，有时偶然触碰了身体某部，或者在某处有了痛楚时，很自然地会用手去揉按捶击，有时竟因此解除了疾病的痛苦，在无数次这样的巧合和实践中积累了宝贵的经验，渐渐奠定了腧穴的基础。以后由于石器的发展，发现某一种楔形的石块，在捶击身体某部时，疗效格外显著，由是逐渐用以代替拳击，这就是砭石，乃是针的前身。

　　灸的发明，应该在人类能够利用火以后。据当时的社会情况来推测，古人在原始生活中，由于居住条件的限制，湿侵雨淋，很容易生寒痹的疾病。我们知道，寒痹病者，常常主诉患部怕冷，甚至重裘不温。在这样的情况下，祖先们也一定会本能地将有病的肢体，在火焰处烘烤取暖，有时偶一不慎，烫伤了某部，反而减轻或治愈了疾病，由是发明了灸法。

一、针具的发展

　　从石质的针具，演变到铁制的九针，经过了一段漫长的过程。《山海经》记载："高氏之山，其上多玉，其下多箴石。"晋代郭璞注解说："可以为砥（砭）针，治痈肿者。"《礼记·内则》也记载着："古者以石为箴，所以刺病。"从这些文献中，我们可以肯定远在上古，我们的祖先已经用砭石刺入皮肤来治病了，这就是刺法。其后随着针具的发展，刺法也有了长足的进步。根据近代出土的文物，例如锦西沙锅屯掘出的石锥、石刀等，周口店掘出的骨针，可以推知，大概在距今五万年以

1

前,山顶洞人已经能够用石刀等工具制造比较精细的骨针了。此外,从"箴"字的字形上来推求,既从"竹"头,当然在古代某一时期,一定有竹制的针具存在。到了距今五六千年时,黄河流域发展了彩陶文化,因此就出现了陶针。直到目前,广西僮族尚保存有这种针具,可能是古代遗风。

在中国历史上夏、商、周三代的时候,由于冶金术的发明,从新石器时代进入了青铜器时代。殷商时(公元前 18～公元前 12 世纪)青铜器的冶炼和铸造技术,已达很高水平,想必金属的针具已有条件铸造,因此,"九针"也可能在此时产生。

铁针的出现,可能在公元前 10 世纪左右。相传周族的祖先"公刘"发明了冶铁术,由是也就有了铁制的针具。以后随着生产的发展,还出现了金针、银针、白铜针、合金针等。现代社会,科学高度发达,冶金技术已达空前的高峰,有了不锈钢的合成。这种金属既具钢铁的坚韧性,又不易生锈,经久耐用,优于其他金属,所以目前的针具,一般都由不锈钢制造。

从上古的砭石到目前应用的毫针,其形态的改变也经历了一段漫长的历史过程。当时的砭石也有大小的不同。《素问·宝命全形论篇》记载:"制砭石小大。"全元起注曰:"砭石者,是古外治之法,有三名:一针石,二砭石,三镵石。"镵石和九针中的镵针名称相近,可能就是镵针的前身。以后又有铜针、铁针的出现。由于金属的性能不论在延性或展性方面都大大地超过了石器,所以随着医疗上的需要,逐渐精分细析,发展成为九种不同形状的针具,就是《内经》记载的"九针"(图 1-1)。

砭石和金属针具,在古代一个相当长的时期内是并存的,后来因为砭石在各方面都不如金属

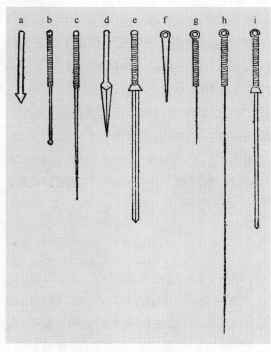

图 1-1 《内经》九针

a. 镵针;b. 员针;c. 鍉针;d. 锋针;e. 铍针;f. 员利针;g. 毫针;h. 长针;i. 大针

针具优越,才逐渐被自然淘汰。《灵枢·九针十二原》说:"余欲勿使被毒药,无用砭石,欲以微针通其经脉,调其血气⋯⋯"可见在那时,金属针具已渐取砭石而代之,成为刺治的主要工具了。

"九针"的形态各不相同,其对疾病的适应也各有所异。所谓"九针"就是镵针、员针、锃针、锋针、铍针、员利针、毫针、长针、大针。这九种针具的形状,由于去古已远,甚难正确考据,历代注家见解也不一致,兹参考前人绘制的图样,画成前图并附表于下(表1-1)。

表1-1 九针长短形状及用途

应数	名称	尺 寸	形 状	用 途
1	镵针	1寸6分	头大末锐,形如箭头	主热在头身,用以泄泻阳气
2	员针	1寸6分	身如圆柱,锋作卵形	主泻分肉间的邪气
3	锃针	3寸5分	形如黍粟尖端一样的锐利	主按压血脉,以泄邪气
4	锋针	1寸6分	身为三棱形,针锋三面有口,十分锐利	主治热毒痈疡和用来泻络出血
5	铍针	长4寸,阔2.5分	形如宝剑的锋芒	用作排脓出毒
6	员利针	1寸6分	圆而且锐,针末微大,针身较小	主治暴痹和痛证
7	毫针	1寸6分	纤细如毫毛,针尖如蚊虻之喙	主治痹痛
8	长针	7寸	针身最长,针锋锐利	主治邪气深入,为时久远的痹证
9	大针	4寸	针尖如棍棒,其锋微圆	用作火针,并可主治大气不能通过关节的病证

注:1寸≈3.33厘米,1分≈0.33厘米。

九针的用途,兹据《灵枢》记载,分类如下(图1-2)。

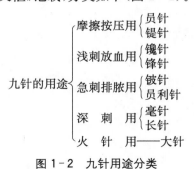

图1-2 九针用途分类

目前临床上应用的毫针和环跳针，就是取法古代九针中的第七种毫针和第八种长针而制成的，锋针就是现在的三棱针，大针在外科痈疽时也还使用，其他几种针具，已经比较少用了。

二、艾灸的发展

自从古人发现火伤可以治病以后，当时也一定经历了一段很长的时间，才找到今日的施灸原料——艾叶。最初由于取材的便利，可能用过树枝作为灸治的燃料。明代李梴著《医学入门》中记载的桑枝灸，或许就是古代用树枝作灸的遗迹。

用艾叶灸燃治病，我们从各种文献上看是由来甚久的。《灵枢·官能》说："语徐而安静，手巧而心审谛者，可使行针艾。"《灵枢·经水》也说："十二经之多血少气，与其少血多气，与其皆多血气，与其皆少血气，皆有大数，其治以针艾，各调其经气，固其常有合乎。"《孟子·离娄》亦记载："七年之病，求三年之艾。"可见用艾灸治病，在战国以前已极盛行。由此推论，则其用为施灸的原料，必然远出古代，殆无可疑。

所以刺法和灸法的成长与发展，并不是短期而偶然的，必然是在漫长的岁月中，经过了亿万次临床实践而逐渐成熟的，因此，也是相当科学的。后面各章分别予以讨论之。

第二章 刺 法

一、什么是刺法

刺法是运用不同式样的针具,刺入机体表面的腧穴,施以一定的手法,使达到补虚泻实、调和气血、疏通经脉的治疗作用;或用三棱针在血络上刺泻出血,祛除络脉之间壅滞的瘀血;或在痈疡局部,刺脓排血,清泄污毒,从而使机体恢复健康,这些措施均称为"刺法"。

二、刺的作用

狭义地说,就是毫针的作用。《灵枢·九针十二原》说:"欲以微针通其经脉,调其血气。"《千金翼方》也说:"凡病皆由血气壅滞不得宣通,针以开导之……"针刺的作用,从上面的引文中可以初步知道有开壅决滞、宣行血气、疏通经脉的功效。为什么呢?要明白这个原因,必须先了解一下气和血在运行时的关系。《难经·二十二难》说:"气主呴之,血主濡之。"人体内血液的流行,必须依靠气来推送,气不行,则血液就不能注濡到全身各部中去。这种关系,宋代杨士瀛作了一个比喻说:"血譬则水也,气譬则风也,风行水上,有血气之象焉。盖气者血之帅也,气行则血行,气止则血止,气有一息之不运,则血有一息之不行。"基于这种关系,所以张子和也说:"诸病皆生于气,诸痛皆因于气。"由于"气"在人体生理和病理上关系重大,所以杨士瀛又总结治疗方针说:"人之一身,调气为上,调血次之。"

针刺腧穴,通过经络与内脏躯干的联系而能治疗疾病,就是因为针刺有疏调经气的功效。经气的意义包括经络本身的原气和荣卫气血在经脉内流行的两个方面。机体若能经气充盛,气血和通,则一切病证,当可消除。故针灸虽然不用汤药,同样能够治疗百病,其理由即在于此。

三、刺的器具——针

针的种类,除了前节所述古代的九针以外,目前常用的有如下几种。

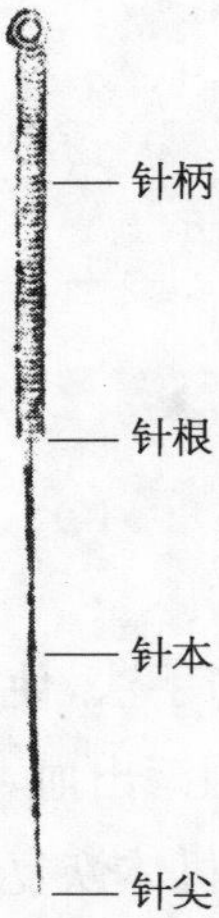

1. 毫针　取法《内经》中古代的毫针而制成。目前市上出售的有长短不同的 0.5 寸、1.5 寸、2.5 寸、3 寸、3.5 寸等数种。粗细的号数，也有 26、28、30、32 号 4 种。其中 32 号针最细；在临床应用上，一般以 28 和 30 号最为普遍。针质也有不锈钢针、钢针、金针、合金针等的不同。钢针易于生锈，金针质地柔软，都有缺点，所以应用最广的首推不锈钢针。毫针的形状和构造如图 2-1。

针柄由金属丝缠绕而成，是捻运时手持之处，针柄和针身相接处叫针根，针身是针的本体，即以此部刺入皮肤，针身的末端叫针尖。选择毫针必须注意针身是否挺直，更不能稍有缺损之处，而且要光滑坚韧，不易折断。如针身有锈斑或裂痕，就当摒弃不用，否则往往会造成折针事故。毫针的针柄必须和针身相称，不宜过长，也不能太短。因为针柄太长，进针后由于重量的不均，往往会倾斜而妨碍使用温针；相反，如针柄太短而针身较长，则在捻运时也会感觉不便。此外，毫针的针尖一般不宜太锐，必须圆利适当。因为针尖过锐就易卷毛，这样在施术时往往会使患者增加痛感。

检查针尖是否卷毛，可用拇示两指挟持针柄稍稍旋捻，并以环指抵触针尖，频频试探，若针芒卷曲，就可感到毛而不滑。这种针具必须加以修缮后才能继续使用。

2. 三棱针　是从古代的锋针演变而成的，目前市上也有出售。形状如图 2-2，长约 2 寸，针柄为圆柱形，针身呈三角形，尖端三面有刃，便于点刺放血之用，也是一种常用的针具。

图 2-1
毫针式样

― 针柄

― 针根

― 针本

― 针尖

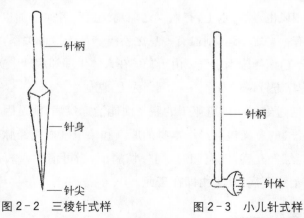

― 针柄

― 针身

― 针尖

图 2-2　三棱针式样

― 针柄

― 针体

图 2-3　小儿针式样

3. 小儿针　又名皮肤针，形状如旱烟管，针柄长五六寸，末端有一状如莲蓬头的针体，上装小针数枚（图 2-3），7 枚者名七星针，5 枚者名梅花针。这种针具专作叩打皮肤部位之用,安全而效著,目前应用也很广泛。

4. 皮内针　状如揿钉,由极细的不锈钢丝制成,针身长仅一二分,用时揿入皮内,可以代替持久的留针(图2-4)。这种针具是我国针灸工作者,在日本赤羽幸兵卫氏所发明的一粒星式皮内针基础上改良而成的。和赤羽氏原来的针式比较,不论在使用便利上和安全程度上都已大大地迈进了一步。由于这种揿钉式针具有一环形针尾,所以在针身埋入皮肤后,不致因为身体的运动使针尾受肌肉牵拉的影响而没入皮内。同时环状的针尾,扁平而大,故在埋入时不必应用特种器械,只要用手指一揿即能刺入,并且藏入后也平正服帖,所以推行很广。

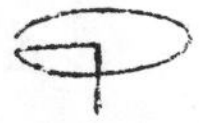

图2-4　皮内针式样

四、针具的保藏

为了防止针尖因碰触而卷毛,或因保藏不善而发生锈斑,甚至折弯、折断,所以在用毕后,必须妥为保存。保存针具的用具有藏针管和藏针匣两种。目前,市售的藏针管都用塑胶料制成。使用时必须先在管底及管套底部塞上棉花,然后将针倒置藏入,取出时不能在桌上猛然一倾,必须慢慢取出,勿使碰坏针尖。至于藏针的匣子,有皮制的,也有金属制的,内衬绒布,只要将针插在布上就行,比前者简单;但缺点是仍旧不免要受潮生锈,仅有防止卷毛和折弯、折断的作用。

保藏毫针,除了针质是不锈钢的,本身不易生锈者外,一般钢质的针具每次用后必须勤加揩擦,揩擦针具平时可用粗草纸,但必须注意揩时用力不可过猛,否则会使针身折曲,严重的甚至难于修复。如针身已经发生锈斑,则须用细砂纸揩擦,擦针用的砂纸市上也有出售,擦去锈斑后还须注意检查,是否锈处发生斑驳裂痕,若有则应弃去不用,以免进针捻转时,突然发生折针事故。

五、针具的修缮

针具由于使用时不慎或保护不善,往往易致各种损坏,例如针身弯曲、针尖卷毛等。这时就须加以修缮,常用的方法有下列两种。

1. 指揩法　用左手捻住针柄,右手拇示两指捻住针身(必须稍紧),针尖朝上,右手指自针根部向针尖部由下而上渐渐的揩,连续几次,就可把针揩直。如针身只有一个大弯,而没有折弯处,可以向相反的方向揩,若有几个弯处,就须先把针捋成一个大弯,然后依前法捋直。

2. **迫压法**　针身如为硬弯,折曲处就不易用前法捋直,这时须用一硬质木块,最好用旧红木家具上拆下的木条,锯成长约 3 寸的短棒,使用时将折弯的针,用左手捻住针柄,针身平贴在桌面上,使折弯处立直,然后拿短木棒压紧,渐渐地向后抽出针身,反复数次,针就可以直了。

如针尖折断或过钝,就应该用细砂纸或细磨石,按需要的角度斜磨磨尖;如发生卷毛,应先将弯钩处磨断,然后磨尖;过锐的针芒,须先正磨磨短些,再行斜磨,磨至需要的圆度。

六、针刺的练习

一个初学针灸操作的医生,一定会觉得针体柔软难以刺入皮肤,所以在开始临床前必须先期勤加练习指力。指力的有无是一件十分重要的事,指力强,操作熟练,就能使进针无痛,得气迅速,疗效当然就会提高;反之,指力弱,则进针时往往针身弯曲,不能一刺透过皮肤,患者的痛苦必然因此加深;同时捻运不够纯熟,得气也必较为迟缓,奏效自然就慢。兹将常用的练针方法分述如下。

1. **叠纸法**　用干净草纸或质地松软的纸片折叠至 1.5 厘米厚,7～8 厘米见方,四边用线拦住如“井”字形。练针时以拇示两指持住针柄,垂直向纸面旋捻进出,反复施行,必须一次能将针捻穿全部纸片,经过数日的操作,才能手指有力。如若不用专门制成的纸叠,而有旧式账簿,也可应用。

2. **棉纱球法**　用棉花一握,揉成一团,外用棉纱线裹扎,缠绕数层,状如皮球大小,外面再包布一层,同样用针垂直旋转进出,反复练习,在练熟捻转指力后,还须上下提插,并练习从不同角度针刺的操作方法。姿势参阅图 2-5。

这两种方法,前者对练习捻转和进针时的指力较为适宜;后者兼能练习提插和针刺的角度,故常交替使用。

七、针刺前的准备

1. 针具的检查和消毒

(1) 检查:在施针前对所用的针具应该先做一次精密的检查,看看针根有否被剥蚀,针身有无锈斑或裂痕,针尖有无卷毛,若有发现即当摒弃不用。此外需要检查一下患者的座椅卧床是否平稳、清洁;针盘、钳子、艾绒、火罐等应用器具是否

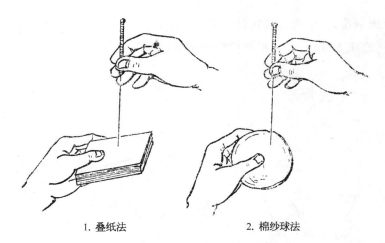

1. 叠纸法　　　　　　2. 棉纱球法

图 2-5　练针姿势

齐全,取用是否便利。这些问题,均须一一考虑周到。

（2）消毒：如若有条件的单位,最好能用高压蒸气消毒,不然的话也必须用煮沸法消毒,其方法是将针具放置在密封的消毒器内,里面盛水,盖紧器盖,在火上煮沸 15～20 分钟,俟冷备用;如无特制的消毒器具,可以借用针筒消毒器。施术时挟针用的镊子也应一并煮沸,千万不能用未经消毒的镊子碰触针具,以防污染。消毒过的针,必须用灭菌纱布衬盖,安放在针盘内,用时拿镊子取出。如若不用煮沸法消毒,也可以用 75％的乙醇,将针浸置 10～20 分钟,不过后者总不及前法彻底和安全。

除了针具以外,医生的手也必须用药水、肥皂洗净,并浸入 5％的氯仿溶液中数分钟,然后冲洗清洁,用无菌毛巾拭干。

施术前,对所要取用的腧穴部也必须严密消毒。其方法先以棉花棒蘸碘酊在腧穴部涂敷,再用 75％乙醇擦去,注意不要被污衣碰到,然后方可刺针。

2. 注意患者的体位　腧穴分布全身,若干特殊穴位,必须掌握一定的姿势才能取穴准确,这一点在本丛书《陆瘦燕朱汝功论腧穴》中已讨论。施术时的体位,包括两种意义。① 能使医者便于施术,同时因为有些疾病需要较长时间的留针,体位不当,要使患者在一个固定的姿势下维持十余分钟,甚至数十分钟不变,必定会给患者带来很大的痛苦,使他感觉十分难受,轻则引起疲劳,重则可能发生晕针的危险。② 便利暴露穴位,以便取穴准确,同时患者保持在适宜的体位上不动,一方面可以免去因姿势改变,腧穴移位的麻烦,另外也可防止因移动身体,肌肉牵拉,发生弯针和折针的事故。所以施术前体位的检查也是十分必要的。兹将临床上常用的 12 种体位绘图于下(图 2-6)。

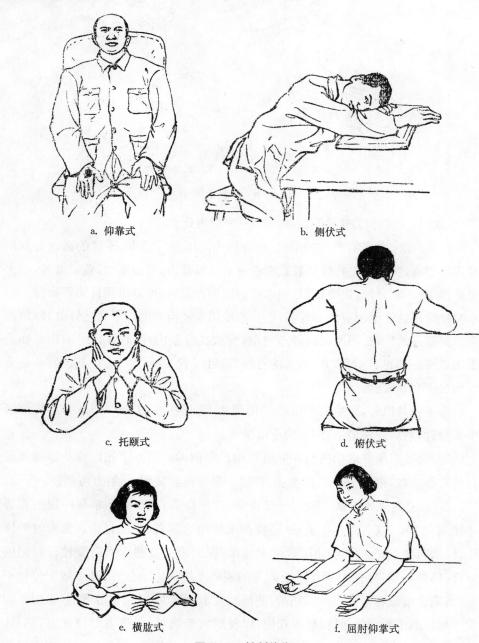

　　a. 仰靠式　　　　　　　　　　　　　b. 侧伏式

　　c. 托颐式　　　　　　　　　　　　　d. 俯伏式

　　e. 横肱式　　　　　　　　　　　　　f. 屈肘仰掌式

图 2-6　针刺体位

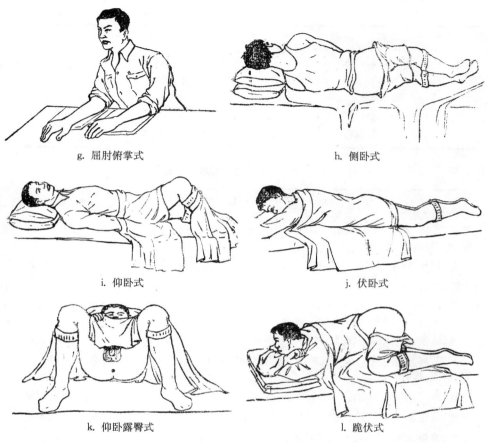

g. 屈肘俯掌式　　　　　　　　　　　h. 侧卧式

i. 仰卧式　　　　　　　　　　　j. 伏卧式

k. 仰卧露臀式　　　　　　　　　　l. 跪伏式

图 2-6　针刺体位(续)

在人体各部取穴施术时,以何种体位为最适宜,可以参考表 2-1,表 2-2。

表 2-1　取穴部位适宜体位

部　　位	体　　位
头面侧部	侧伏式　侧卧式
头后部	俯伏式　伏卧式
头面前部	仰靠式　仰卧式　托颐式
颈胸腹部	仰卧式
侧腹部	侧卧式
项　肩胛　背部	俯伏式　伏卧式
下肢　　　　前面	仰卧式(屈膝)
侧面	侧卧式
后面	伏卧式

部　　位		体　　位
上肢	掌侧	屈肘仰掌式
	背侧	屈肘俯掌式
	拇指侧	横肱式
	会阴部	仰卧露臀式
	尾骶部	伏卧式、跪伏式

表 2－2　常用腧穴施术时体位

腧　　　　穴	体　　位
迎香、巨髎、水沟、颧髎、四白、阳白、太阳、睛明、攒竹、丝竹空、瞳子髎、鱼腰、承浆、印堂、天突、气户	仰靠式
听会、翳风、听宫、耳门、下关、颊车、地仓、率谷、头维、完骨、悬颅	侧伏式
上星、百会、通天	托颐式
风府、哑门、风池、天柱、大椎、陶道、灵台、身柱、至阳、风门、肺俞、大杼、膏肓、心俞、膈俞、肩井、曲垣、天宗、秉风、肩中俞、肩外俞、魄户	俯伏式
肩髃、曲池、合谷、偏历、臂臑、少商、列缺、手三里	横肱式
鱼际、劳宫、大陵、内关、郄门、神门、通里、阴郄、尺泽、曲泽、间使、少海、小海、后溪、腕骨	屈肘仰掌式
十宣、液门、中渚、阳池、阳溪、外关、支沟、天井	屈肘俯掌式
申脉、昆仑、绝骨、丰隆、风市、环跳、章门、带脉、居髎、大包、渊液	侧卧式
犊鼻、曲泉、阳陵泉、阴陵泉、足三里、血海、阴谷、委阳、绝骨、丘墟、太冲、大敦、内庭、行间、解溪、侠溪、申脉、三阴交、地机	屈膝　仰卧式
中极、关元、归来、水道、气冲、阴廉、气海、石门、神阙、中脘、水分、下脘、上脘、鸠尾、膻中、云门、气户、俞府、中府、天枢、期门、太溪、照海、然谷、公孙、商丘	一般
承山、委中、承扶、殷门、命门、阳关、上髎、次髎、肝俞、大肠俞、白环俞、小肠俞、肾俞、志室、胆俞、阳纲、秩边	伏卧式
会阴	仰卧露臀式
长强	跪伏式

　　当然，在施术时由于取穴的具体情况不同，不能过分拘泥于以上两表所述，还须灵活掌握，体位相近的，应该尽量精简。例如一个患下肢风湿痛而兼脾胃不和的患者，临床上应该取犊鼻、足三里、商丘、丘墟、内关、中脘等穴，这时就可以将屈膝仰卧式和屈肘仰掌式结合起来应用，在床上以屈膝仰卧为基础，并令患者

仰掌伸臂于卧床上，这样就可以将上列穴位一次针治完毕。

考虑采用何种体位时，还必须结合患者的体质和病情。一般面色㿠白，身体瘦弱，气血不足的患者，或者小儿老人，胆小畏针者，在施术时应该尽量采用卧位，这样常可避免晕针的事故。对呼吸道有病的气喘患者，应该尽量避用伏卧位，以防患者呼吸困难。此外肢体某部有创伤肿痛时，应注意采用的体位不要碰触到痛处，必要时还须用柔软的枕垫将痛肢垫平，防备在施术过程中，不慎触及而引起患者变动体位。

八、医生在施术时的态度

《素问·针解篇》说："手如握虎者，欲其壮也，神无营于众物者，静志观病人，无左右视也。"《标幽赋》也说："目无外视，手如握虎，心无内慕，如待贵人。"这都是说，医生施术时必须十分专心，审慎从事，持针的手必须牢实，如握虎之状，不可轻浮，注意力须全部集中在患者身上和针下的反应，不可意有他属，慌乱粗心，同时还须镇静自然，庄重和蔼，随时注意患者的表情和神态，与针下轻重的感应。因为晕针事故的发生，若医生能细心注意，往往事先就可以发现患者的神态已有异样，如面色改变，恐惧紧张等，如在这时设法防止，往往可以避免。又因针灸的有效与否，关键在于得气，而得气的感觉，也必须医生细心留意才能觉察，所以《灵枢·九针十二原》要求医生必须"属意病者，神在秋毫"。唯有这样，在施术时才能切实掌握适当的补泻刺激量。

九、对患者应说明的问题

在一个未曾经过针灸治疗的患者来就诊时，医生于施行手术前，先介绍一些针刺常有的现象给患者是有必要的。例如应说明针入以后的酸、麻、胀、重、掣电样等感觉是应有的现象，不要惊慌；同时也不要因此而随便变动体位；并且还要告诉患者只要能和医生充分合作，针灸一般不会发生什么危险，以解除患者的思想顾虑，可以免去因此而引起的晕针事故。

十、《内经》中的刺法

《内经》中记载针刺方法的篇幅很多，其中最有代表性的，首推《灵枢·官针》所载的 26 种刺法，这可以说是集上古刺法的大成了。后世所用的各种针刺方法,很多由此而衍生。所以在讨论各种针具的刺法以前,有必要先将九变刺、十二节刺、五刺进行讨论。

1. 九变刺 《灵枢·官针》说:"凡刺有九,以应九变。"所谓变者是指九类不同的变异的疾病,故"九变刺"主要内容就是讨论这九类变异所生疾病的刺法。现据《内经》原文,分别说明于下。

(1) 输刺:"输刺者,刺诸经荥输藏(脏)腧也。"这是一种五脏有病时的刺治方法,严格地讲,应列入配穴法的范围内,不能算是刺法。《灵枢·寿夭刚柔》说:"病在阴之阴者,取阴之荥输。"人体上的阴阳,内为阴,外为阳;脏为阴,腑为阳;脏经属阴,腑经属阳,故此"阴之阴"即指五脏,"阴之荥输"是指五脏经脉的荥穴和输穴。拿这段《内经》原文来引证输刺,则其意义就是说:五脏有病应该取用阴经的荥穴和输穴来治疗。至于"藏输"二字的含义,与后面远道刺中的"腑输"一样,都是分别指应该取用的"脏经输穴"和"腑经输穴"而言。

(2) 远道刺:"远道刺者,病在上取之下,刺府(腑)输也。"这是一种上病取下,在离病处较远部取穴施治的刺法,所以也属于配穴法的范畴,一般适宜于治疗六腑的疾病。《灵枢·邪气藏府病形》说:"合治内府……胃合于三里,大肠合入于巨虚上廉,小肠合入于巨虚下廉,三焦合入于委阳,膀胱合入于委中央,胆合入于阳陵泉。"六腑之合均在足三阳府经,腑在躯干,位居下肢之上,内腑有病取合穴施治,故曰"病在上,取之下。"《灵枢·刺节真邪》中也说:"刺府输,去府病。"所以远道刺是治疗腑病的刺法。

(3) 经刺:"经刺者,刺大经之结络经分也。"此法用于经脉之间气血瘀滞不通,所谓本经自病之时。临床上治疗经脉本身的病,常常单独取用病经的输穴治疗,故名为"经刺",也是一种取穴的方法。

(4) 络刺:"络刺者,刺小络之血脉也。"这是浅刺皮下浮络的方法,故名"络刺"。目的在泻去郁滞于络脉之间的瘀血,所以可治络脉的疾病。

(5) 分刺:"分刺者,刺分肉之间也。"分肉就是深部的肌肉,邪在分肉,必须深刺方能蠲除,故名为"分刺",专治深部肌肉的疾病。

(6) 大泻刺:"大泻刺者,刺大脓以铍针也。"这是一种切开引流,排脓放血的刺法,故名"大泻刺",多用于外科疾病方面。

(7) 毛刺:"毛刺者,刺浮痹皮肤也。"六淫外邪闭塞皮毛之间,就需要应用浮浅的刺法来治疗,故名毛刺。目前临床上所用的小儿针之类的针具,就是受此种刺法的启示,改进而成的。

（8）巨刺:"巨刺者,左取右,右取左。"这是一种左病取右,右病取左,在健侧取穴施治的方法。《素问·调经论篇》说:"痛在于左,而右脉病者,巨刺之。"由于经脉在人体上交互错综,大都有左右相交会的腧穴,例如手足三阳皆左右交会在督脉的大椎穴,足之三阴也都左右相交会在任脉的中极、关元穴,所以脉气能够左右交贯,转输传送。基于这种生理关系,故左经有病,取右经的腧穴也能治疗,右经有病,常因取治左经的腧穴而获痊愈,这种刺法就叫"巨刺"。例如风中于经而发生的半身不遂证,临床上往往左瘫针右,右瘫针左,就是"巨刺法"的应用。

与巨刺类似的,还有一种"缪刺",也出自《内经》。其法亦是左病取右,右病取左,交叉施治,但是在适应证和方法上是有所区别的。《素问·调经论篇》中说:"身形有痛,九候莫病,则缪刺之。"邪在于络,未传入经脉,所以九候之脉没有病态,这时就需要用缪刺法来治疗。所谓九候,就是"三部九候"的动脉,三部是指人体头、手、足即上、中、下而言,九候指每部中天、地、人三才而言。三部九候的动脉,《素问·三部九候论篇》中有详细的记载。兹列成表格如下(表2-3)。

表2-3 三部九候

三部	九候	经络	诊脉部位	所候脏器疾病
上部	天	足少阳胆经	悬厘穴处	头额病
	人	手少阳三焦经	和窌穴处	耳目病
	地	足阳明胃经	四白穴处	口齿病
中部	天	手太阴肺经	经渠、太渊穴处	肺脏病
	人	手少阴心经	神门穴处	心脏病
	地	手阳明大肠经	合谷穴处	胸中病
下部	天	足厥阴肝经	阴廉穴处	肝脏病
	人	足太阴脾经	期门穴处	脾脏病
	地	足少阴肾经	太溪穴处	肾脏病

缪刺的方法,《素问·缪刺论篇》说:"有痛而经不病者,缪刺之,因视其皮部有血络者,尽取之。"又说:"邪客于五藏之间,其病也,脉引而痛,时来时止,视其

病,缪刺之于手足爪甲上,视其脉,出其血。"所以缪刺的部位,一般都刺各经的井穴和所属皮部的血络。兹将巨刺与缪刺的区别列表如下(表2-4)。

表2-4　巨刺与缪刺区别

项目　　　　刺法	巨　　　刺	缪　　　刺
病　　理	邪在于经	邪在于络
诊　　断	身形有痛而脉病者	身形有痛而脉不病者
刺的部位	左病取右侧的经穴 右病取左侧的经穴	取各经的井穴和皮部的血络,亦 左取右,右取左

(9)焠刺:"焠刺者,刺燔针则取痹也。"燔针是以火烧针之意,即将针烧红后刺入皮肤,就是后代文献中所称的火针,可以用来治疗痹证。此种刺法目前在外科治疗瘰疬、阴疽等证时应用最多。

2. 十二节刺　《灵枢·官针》说:"凡刺有十二节,以应十二经。"节是节要之意,由于刺法中有十二节要,所以能应合于十二经。现据《内经》原文,分述十二节刺如下。

(1)偶刺:"偶刺者,以手直心,若背,直痛所,一刺前,一刺后,以治心痹,刺此者,傍针之也。"此法以一手按其前心,一手按其后背,当前后有压痛处进针。这种一前一后相对配偶的针法,故名偶刺,又称"阴阳刺"。古人用来治疗心气窒塞不通,不思饮食的心痹证。但是必须傍针斜刺,以免刺伤内脏,发生意外事故。

(2)报刺:"报刺者,刺痛无常处也,上下行者,直内无拔针,以左手随病所按之,乃出针复刺之也。"此法多用在游走不定的行痹证。如疼痛部位上下窜行的,可以用针直刺而入,采用留针法,并以左手随痛处按摩,然后出针,隔适当时间,再进针刺。这种刺而再刺的方法,称为报刺。

(3)恢刺:"恢刺者,直刺傍之举也,前后恢筋急,以治筋痹也。""恢"是大的意思。这种刺法,用针在拘挛的筋部附近刺入,前后上下地摇大针孔,用来治疗筋肉拘急的筋痹证。

(4)齐刺:"齐刺者,直入一,傍入二,以治寒气小深者;或曰三刺,三刺者,治痹气小深者也。"这种刺法是直入正中一针,并于两旁各刺一针,三针齐下,故名齐刺,又称三刺。适宜于治疗寒痹证中受病较深而面积不大的病例。

（5）扬刺:"扬刺者,正内一,傍内四而浮之,以治寒气之博大者也。"这是中间刺入一针,周围刺入四针的一种刺法,但是必须浅而轻浮,故名为扬刺。适宜于治疗寒气浅而面积较大的痹证。例如治疗头肿重痛,取用百会、前顶、后顶、通天等穴;治疗腰痛,常取阳关、肾俞、大肠俞等,都属于这种方法。目前的梅花针也由此法改进而成。

（6）直针刺:"直针刺者,引皮乃刺之,以治寒气之浅者也。"直针刺是一种沿皮卧针直刺的方法,故以为名,并非将针90°垂直而刺的意思。必须先用挟持押手法,把皮肤挟起,然后针身沿皮自挟起处横刺而入。临床上适宜于治疗寒气较浅无须深刺的疾病,盖因邪浅针深,反致引邪深入,所以从皮下刺之,以泄表浅部的寒邪。

（7）输刺:"输刺者,直入直出,稀发针而深之,以治气盛而热者也。"这种刺法,是垂直刺入,垂直提出,针入较深,出针较慢,乃系从阴引阳,输泻热邪的一种手法,故名输刺。和后代针灸家所应用的"透天凉",在手法上和理论上均有相同之处,所以可治气盛而热的疾病。

（8）短刺:"短刺者,刺骨痹,稍摇而深之,致针骨所,以上下摩骨也。"所谓"短",是慢慢进针的意思。当进针之时,需要稍稍摇针,而逐渐刺入深处,使针尖直达骨骼附近,然后上下提插。这种渐摇渐入的刺法,乃是从阳引阴的意思,故可治疗寒气入骨的骨痹证。

（9）浮刺:"浮刺者,傍入而浮之,以治肌急而寒者也。"此是斜针浅刺的一种方法,故名浮刺。和毛刺、扬刺同属浅刺法,但是毛刺为少针而浅刺,扬刺是多针而浅刺,与本法不同,可资鉴别。在临床上适宜治疗因寒而肌肉拘急的疾病。操作时必须注意,留针的时间不能太短。

（10）阴刺:"阴刺者,左右率刺之,以治寒厥,中寒厥,足踝后少阴也。"阴刺是取足少阴经在足踝后的太溪穴,左右同刺的一种方法。适宜于治疗少阴病时手足逆冷,脉不至的寒厥证,阴刺之名即因此而得。

（11）傍针刺:"傍针刺者,直刺、傍刺各一,以治留痹久居者也。"这是一种经和络并刺的方法,一是正刺,即是刺经,一为傍刺,乃系刺络,故名傍针刺。这种刺法宜于病程久远,经络同病的痹证。

（12）赞刺:"赞刺者,直入直出,数发针而浅之出血,是谓治痈肿也。"赞是助的意思,以能帮助痈肿消散,故名赞刺。方法是直入直出,刺入浅而出针快,目的在使患处出血。这种刺法目前多用于痈肿、流火之类的疾病。

3. 五刺 《灵枢·官针》说:"凡刺有五,以应五藏。"刺法中这五种方法,可以应合于五脏,故又名"五脏刺"。现据《内经》原文,分别说明于下。

(1) 半刺:"半刺者,浅内而疾发针,无针伤肉,如拔毛状,以取皮气,此肺之应也。"这种刺法也是一种浅刺的方法。所谓半刺,刺不到半分,刺得浅,出针快,好像拔去一根毫毛的样子。主要作用是宣泄在皮肤表分的邪气,因为肺主皮毛,所以能和肺脏相应,但是要注意的是不能刺得太深,以免伤肌肉。本法在临床上适宜于治疗伤风发热、咳嗽喘息等和肺脏有关的疾病。

(2) 豹文(纹)刺:"豹文刺者,左右前后针之,中脉为故,以取经络之血者,此心之应也。"此法刺的部位较多,左右前后均刺,像豹的斑纹一样,所以名为豹文刺。目的在刺中血脉,使之出血,因为心主血脉,故本法和心气相应,能治红肿热痛等证。

(3) 关刺:"关刺者,直刺左右,尽筋上,以取筋痹,慎无出血,此肝之应也;或曰渊刺,一曰岂刺。"这种刺法多刺在四肢关节部,因为筋会于节,四肢筋肉的尽端都在关节,故名为关刺,可治筋痹证。操作时常左右并刺,但是必须注意不可伤脉出血,免使营气耗损。由于肝主筋,故能与肝脏相应。此种刺法又名渊刺或岂刺。

(4) 合谷刺:"合谷刺者,左右鸡足,针于分肉之间,以取肌痹,此脾之应也。"这是一种三四针攒合,形状像鸡足的刺法,并非指刺合谷穴,所谓合谷者,乃指肉之大会处而言。操作时必须刺得较深,直达分肉,然后提至皮下,再左右各斜刺一针,使成"个"字形。本法刺于分肉之间,为脾脏所主,故能应合脾气,临床上用于治疗肌痹证。

(5) 输刺:"输刺者,直入直出,深内之至骨,以取骨痹,以肾之应也。"本法也是直入直出,深刺至骨,用来治疗骨痹。这种方法和十二刺中的短刺近似,可以相互参考。由于肾主骨,故本法能和肾气相应。

前述《内经》上的各种刺法,是很质朴而含有深奥意义的,目前应用的针刺方法中,有很多是从这些刺法中变化而来的。为了使大家能够在繁中求同,同中求异,进一步得到比较系统的概念,兹再按其性质分类,列成下表(表2-5)。

表2-5　《内经》刺法性质分类

类别	刺法名	特　　点	备　　注
浅刺类	毛　刺	刺在皮表,如小儿针等,宜六淫外邪,闭塞皮毛之疾	近代针术对浅刺的适应,一般用于肌表浅层的痹痛,外感发热病,以及小儿、体弱、久病的患者,均可参考这四种针法
	半　刺	刺入皮肤约半分许,以应肺气,治伤风发热,咳嗽喘息	
	浮　刺	斜刺久留,适宜治疗因寒而肌肉拘急的病	
	直针刺	挟起皮肤,沿皮斜刺,宜于治疗寒气较浅的病	
深刺类	分　刺	深刺至分肉,和合谷刺类似,但此法为单刺,合谷刺为多针刺,均可治疗肌痹	刺肉
	短　刺	摇针徐徐深入,直达骨之附近,可治骨痹,和五刺中输刺相似	刺骨
	输　刺	直入直出,深至骨处,可治骨痹,和肾相应,近似上法	刺骨 本法属五刺
	输　刺	直入直出,深刺慢出,宜治气盛而热之证。此法用治热证,和前法的输刺治疗寒痹证相异,虽手法上同为深刺,但操作时,进出针的快慢应相反	泻热 本法属十二节刺
	关　刺	刺于左右关节,不宜出血,恐伤营气,治筋痹,应于肝	刺筋
	恢　刺	刺于筋的附近,摇大针孔以解除筋急,可治筋痹	刺筋
多针刺类	合谷刺	状如鸡足,刺至分肉,针入较深,以治肌痹,应脾脏	
	偶　刺	胸背痛处并刺,可治心痹证	
	齐　刺	正入一,傍入二,三针齐刺,治寒痹病邪不深,面积不大者	
	扬　刺	正入一,傍入四,针入较浅,治寒痹面积较大者	
	傍针刺	直刺一,斜刺一,经络并刺,以治留邪久居的痹证	
刺血类	络　刺	浅刺皮下血络,以治邪在络脉者	
	赞　刺	直入直出,浅而快速,以使出血,可治痈肿、流火	
	豹文刺	左右前后均刺,形如豹纹,亦属多针刺类,但目的在放血,可治红肿热痛,以应心脏	
	大泻刺	用铍针,排脓放血,用于外科	

类别	刺法名	特　　点	备　　注
循经刺类	经　刺	循经而刺，主治本经之病	
脏腑病刺类	输　刺	取阴经的荥输穴施针，专治脏病	本法属九变刺
	远道刺	取六腑的合穴施针，专治腑病	
交经刺类	巨　刺	左病刺右，右病刺左，身形有痛而脉病者，多取经穴	刺经
	缪　刺	左病刺右，右病刺左，身形有痛，九候不病者，多刺井穴及血络	刺络
其他类	焠　刺	将针烧红刺入，治疗阴疽、瘰疬、寒痹等	
	阴　刺	刺左右足少阴经的太溪穴，治疗阴厥证	
	报　刺	直刺留针，出针复刺，用治行痹	

十一、各种针具和不同种类的刺法

（一）毫针刺法

一般所称的"刺法"就是指毫针刺法而言。毫针由于针体柔细，圆利相当，有蠲邪而不伤正的特点，故用途最广。《标幽赋》说："观夫九针之法，毫针最微，七星上应，众穴主持。"毫针的针体纤细如毫毛，在行针施术时，对肌腠的损伤当然也最轻微，故以此针刺治全身各穴，比较安全而可靠。临床上在治疗各种疾病时，极大部分采用毫针，故于讨论刺法时，也居首要的地位，下面分别论之。

1. **刺手和押手**　由于毫针纤细柔软，故需一定的持针姿势和押手方法来辅助进针。所谓"刺手"就是指持针的手，"押手"即俗谓爪切的手，多数针灸医生都以右手持针，左手爪切，故刺手是指右手，押手即是左手。《灵枢·九针十二原》说："右主推之，左持而御之。"就是这种意思。持针的姿势，须以能够进退自如，提捻方便为前提，目前都以右手拇示两指持住针柄，中指、环指抵着针身，这样能使中指、环指在进针时可帮助支持针身防止弯曲，以使着力点和皮肤面成一直线（图2-7）。

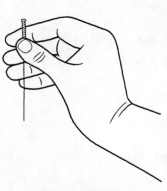

图2-7　持针姿势

押手的作用：可以固定穴位不使移位，另外重压皮肤可使气血分散，以免损伤荣卫。押手的操作姿势，有下列五种。

（1）指切押手法：此法适用于一般腧穴，在临床上应用最多。操作时先以左手拇指紧切所针腧穴部，针尖稍离爪切手指约 0.5 厘米进针（图 2－8）。这种方法除了长针及个别头面部和皮肤褶皱处的腧穴外，均可采用。

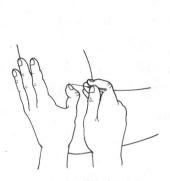
图 2－8　指切押手法

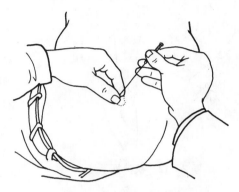
图 2－9　拇示指押手法

（2）拇示指押手法：此法多用于长针进针时，用左手拇示两指挟持针身下端，固定角度，然后两手同时用力，右手边捻边按，左手协助将针插入皮肤（图 2－9）。

（3）舒张押手法：此法适用于皮肤松弛的腹部腧穴或瘦瘪的老人。施术时用左手拇示两指将腧穴处的皮肤撑开，目的在使进针时减少痛感（图 2－10）。

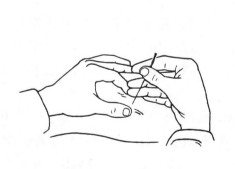
图 2－10　舒张押手法

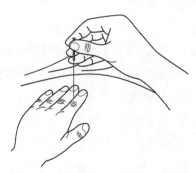
图 2－11　平掌押手法

（4）平掌押手法：此法的作用和拇示指押手法相同，也在长针进针时应用。操作时以左手平贴在患者的腧穴部，示中两指挟住针身，针从指缝中刺入（图 2－11）。

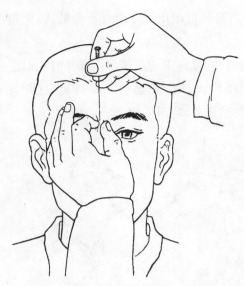

图 2-12 挟持押手法

（5）挟持押手法：此法多用在头面部的腧穴以及在横刺进针时，例如鱼腰、印堂等穴。施行这种押手法，以左手拇示两指将穴位处的皮肤捏起，然后在捏起处进针（图 2-12）。

2. 进针法　进针时，昔人每令患者咳嗽一声，针随声入，其用意是为了分散患者的注意力，从而解除患者"针刺必痛"的顾虑。在目前很多针灸家提倡无痛进针法，其主要原理也不外此。笔者的经验，要使进针不痛，医生须有纯熟的指力，及所用针具必然要细柔而富有弹性，并且针尖必须小圆形而不能太锐或弯毛，刺入时先用左手拇指爪甲在穴点上重切，然后右手持针紧压穴点中央，将针尖用柔力一旋，刺穿皮肤，动作必须敏捷，不可过度旋捻。

但在使用长针时，由于针身过长，易于倾斜弯曲，难使着力点和重点成一直轴，所以除了掌握上述进针原则外，在押手姿势方面要改用拇示指押手法或平掌押手法来固定角度，帮助进针。这样才能使针迅速刺入皮肤，减少痛感。

还有一点也可提出来供作参考，就是医生在施行针刺时可故意和患者谈谈家常，或找患者最感兴趣的问题来分散其注意力，往往对无痛进针也有帮助。

针尖刺入皮肤后，一般应在皮下略留片刻，然后按腧穴的深浅及手法的需要，结合所应采取的方向进至一定深度。

3. 出针法　出针时一般要用巧力和缓地退出，不可猛然一抽而去。因为在留针或温针后，针体往往和皮下组织黏着，若抽拔过猛，一定会使患者感觉剧痛，或者引起出血。如果感觉针下沉重，必须首先轻轻捻旋，待松动后才可出针。至于出针的快慢，必须结合疾病的类型和各种补泻手法的需要来考虑，将在下面讨论。

4. 刺的手法　对毫针刺法的论述，古今医家各有体会和发挥，所以往往各不相同。为了使学者能够有比较全面的认识和系统的理解，下面分别论述之。

（1）基本手法

1）行针法：自《内经》而下，历代针灸家秉承经意充实了很多行针的手法。这些手法乃是一切毫针刺法中最基本的动作。兹举比较重要的三种记述于后。

甲、杨继洲十二诀：主要内容叙述如下。

爪切："凡下针，用左手大指爪甲，重切其针之穴，令气血宣散，然后下针，不伤于荣卫也。"爪切的作用有以下四点：使穴点固定，下针时不致差错；可令气血宣散，不致有伤荣卫之气；转移患者的注意力，减轻针刺痛感；可以避免出血。

指持："凡下针，以右手持针于穴上，着力旋插，直至腠理，吸气三口，提于天部，依前口气，徐徐而用。正谓持针者，手如握虎，势若擒龙，心无他慕，若待贵人之说也。"持针时首先须注意的就是要着实和专心，"手如握虎，势若擒龙"即指前者，"心无他慕，若待贵人"即指后者。至于持针施术的步骤，杨继洲认为必须用右手持住针柄在穴位上着力一旋一插，直透腠理，然后吸气三口，再提于天部，又吸气三口。这样可使针刺易于得气，待得气后方可施行各种手法。

口温："凡下针，入口中必须温热，方可与刺，使血气调和，冷热不相争斗也。"但是此法早已不用了。

进针："凡下针，要患者神气定，息数匀，医者亦如之，切不可太忙；又须审穴在何部分，如在阳部，必取筋骨之间陷下为真；如在阴分，郄腘之内动脉相应，以爪重切经络，少待方可下手。"进针的方法，杨继洲认为，第一医者和患者都须安神定息，不可忙乱。第二取穴必须准确，如在阳经必取筋骨骱缝之间，阴经必求动脉应手之处。这是一般腧穴的天然取穴标志，当然也有例外，读者可在腧穴学中领会。总的原则还是昭示后人，进针取穴务必要十分审慎，不可草率马虎。

指循：如果针刺后而气不至，这时就要用指循之法来催动经气。指循之法，杨继洲说："用指于所属部分，经络之路，上下左右循之，使气血往来，上下均匀，针下自然气至沉紧。"这种方法在临床上应用很多。

爪摄：此法用在针已刺入后，邪气滞涩，经气不行，针下感觉沉紧，甚至出针困难，虽经提插，不能使邪气散泄之时，在这样的情况下，就需要用爪摄法来迫散滞于经络之间的外邪。杨继洲说："如针下邪气滞涩不行者，随经络上下用大指爪甲切之，其气自通行也。"指循和爪摄，同为用手在经络上下按摩施术的一种方法，但是前者多用在经气不足，气至迟缓的虚证，后者用在邪气有余，经气涩滞的实证。在施行指循法时不必十分重压，须随经脉的顺逆，用柔力上下按摩，目的在使气行加速，血脉和通，所以是一种补的作用。但在施行爪摄法时，就需要用大指爪甲重压经脉上下，以迫令邪气散泄，故属于泻的范围。

针退：退针的方法，依照古人的见解，必须分别补泻。补时重"进"，泻时重"退"，所以杨继洲说："欲退之际，一部一部，以针缓缓而退也。"这种分部徐退的出针方法在泻法时常用。

指搓：这是一种转针捻旋的方法。操作时"转针如搓线之状，勿转太紧，随其气而用之；若转太紧，使肌纤缠针，则有大痛之患。若气滞涩，即以第六爪摄法切之"。此项手法，目的在推动血气，宣行荣卫，就是后节中的捻转补泻法。

指拈：这种方法也以捻旋为基础，但是目的在于行气。操作时"治上大指向外拈（针向患者右方旋转），治下大指向内拈（针向患者左方旋转）；外拈者，令气向上而治病，内拈者，令气至下而治病。如出至人部，内拈者为之补，转针头向病所（此病所位于施针腧穴的下方），令取真气以至病所；如出至人部，外拈者为之泻，转针头向病所，令侠邪气退至针下出也"。此法在通关过节时可以配合应用。

指留：杨继洲所说的指留法并不是目前一般所用的留针法。其法曰："如出针至于天部之际，须在皮肤之间留一豆许，少时方出针也。"这种手法专用在出针之时，目的欲使荣卫之气疏散，不致随针而外逸。

针摇：此术专用在泻法，杨继洲说："欲泻之际，每一部摇二次，计六摇而已，以指捻针，如扶人头摇之状，庶使孔穴开大也。"这种分三部而退，结合六次摇针的方法，完全是古人从阴阳的原理，演绎而得，并且经过实践而肯定的。其理由可以参阅后面九六补泻法和透天凉法。

指拔：这是一种拔针的技术，在出针之时，先用第十法在皮下（天部）留置片刻，待针下气缓，不觉沉紧之时，方可拔出。拔针的动作，杨继洲将其形容为"如拔虎尾之状"。意思是要沉着仔细，随势提出，不能妄用强力，粗心大意，致使患者感受不必要的痛苦。

乙、杨继洲下手八法：除了上面十二诀以外，杨继洲还补充了下手针刺时的八种基本手法。但是内容很多地方和十二诀重复，所以不作重点讨论，仅列表备作参考（表2-6）。

表 2‑6　杨继洲下手八法

名称	目　的	方　　法	附　注
揣	取准孔穴	凡点穴,以手揣摸其处,以法取之,按而正之,以大指爪切掐其穴,于中庶得,进退方有准也	
	免伤荣卫	刺荣掐按其穴,以针而刺;刺卫撮起其穴,卧针刺之	
爪	宣散气血欲使不痛	爪而下之,左手重而切按,右手轻而徐入	即十二诀中的爪切法
搓	补泻	搓而转者,如搓线之貌,勿转太紧,左补右泻	即十二诀中的指搓法
弹	补	先弹针头,待气至,却进一豆许,先浅后深,自外推内	常结合补法同用
摇	泻	先摇动针头,待气至,却退一豆许,乃先深后浅	常结合泻法同用
扪	真补	欲补时出针,扪闭其穴	不令气出,使气血不泄
循	令气血宣散(泻)	凡泻针,必以手指于穴上四旁循之	与指循法同
拈	行气	治上大指向外拈,治下大指向内拈;如出针内拈,令气行至病所,外拈令邪气至针下而出	与指拈法同

　　丙、《针灸问对》所载十四法:此种方法是明代汪机在《针灸问对》中所记载的,现列表介绍如下(表 2‑7)。

表 2‑7　《针灸问对》所载十四法

名称	作　用	手　　法	附　注
切	血气宣散	下针之时,用两手大指甲,于穴傍上下左右四周掐而动之,如刀切割,次用爪法,爪者掐也,用左手大指甲着力掐穴,右手持针插,才能准确	此法用两手切压,与杨氏十二法左手切压不同,但作用一样
摇	行气	退针出穴之时,必须摆撼而出之(和指摇法操作上的区别,参阅青龙摆尾法)	此法之摇为行气作用,与十二法中指摇为开大孔穴,泄气作用不同,青龙摆尾法中用此手法
退	清气	先出针豆许,补时出针宜泻三吸,泻时出针宜补三呼,再停少时方可出针又法一进三退(参看透天凉手法)	补时为恐邪随针入,故宜泻之,泻时为恐正气大虚,故兼补之,此变法也

续 表

名称	作用	手 法	附 注
动	运气	下针之时,如气不行,将针摇之,如摇铃之状,动而振之,每穴每次须五息,一呼一摇,按针左转,一吸一摇,提针右转	此法在白虎摇头法中常用
进	助气	下针之后,气不至,男左女右,转而进之,外转为左,内转为右(此以医生的左右为标准),又法一退三进(参看烧山火手法)	转而进之,可以推动经气,帮助气至
循	至气	下针后,气不至,用手上下循之	如针合谷而气不至,可自针边至曲池穴上下循之,使气血循经而来与指循同
摄	行气	下针之后,气或涩滞,用拇指、示指、中指三指甲于所属经分,来往摄之	以使气血流行,和指摄相同
弩	上气	下针至地,复出人部,补泻务待气至,如欲上行,将拇指示指捻住针头,不得转动,却用中指将针腰轻轻按之四五息,按之在前,使气在后,按之在后,使气在前	施行本法必须结合经脉循行的顺逆方向才能理解运用
搓	使气	下针之后,将针或内或外如搓线之状,勿转太紧,令人肌肉缠针,难以进退,左转插之为补,右转提之为泻	此法与十二法中指搓同
弹	催气	针下不得气时,以指轻轻弹之,每穴各7下	与八法中的弹法类似
盘	和气	此法以360°的盘转为特征,左盘按针为补,右盘提针为泻,多用在腹部	如针关元,先刺2.5寸,退出1寸,留1.5寸,在内盘之;取上焦病,针头迎向上,刺入0.2寸补之,使气攻上;下焦病退出0.2寸泻之,使气下行
扪	无令气泄	补时出针,用手掩闭其穴	出针扪穴,真气留存,故命为补
按	添气(补)	欲补之时,以手紧捻其针按之,毋得挪移,每次按之,令细细吹气5口	按之添助其气,气出针入,故为补法
提	抽气(泻)	欲泻之时,以手捻针,慢慢伸提豆许,毋得转动,每次提之,令细细吸气5口	提则气往,气入针入,故为泻法

2) 催气法:气是人体生存的根本,也是针灸治病的关键。《标幽赋》中说:"气速至而速效,气迟至而不治。"可见针治时经气的至与不至,对针灸的疗效影

响很大。"气至"就是一般所称的"得气"。得气的感应在医生方面只要细心去体会一定可以觉察。《标幽赋》中描写道："轻滑慢而未来，沉涩紧而已至""气之至也，如鱼吞钩饵之沉浮，气未至也，如闲处幽堂之深邃"。在患者方面如已得气，就会有酸麻胀重的感觉，反之则对针刺一无所觉或仅有疼痛而已。临床上一个经气旺盛、血气充盈的患者，针刺时得气应该迅速，感觉也应强烈，这说明疾病的预后良好。但是有的患者，针入以后久不得气，这时就要采取措施来催动经气了。催气的方法常用的有下列三种。

留针法：将针留置在腧穴内，以等待气至，并且还须结合提插和捻转，直到得气为止。这种方法和前面杨继洲十二诀中的指留法是不同的，兹区别如下（表2-8）。

表 2-8　留针法与指留法区别

名　　　称	留针催气法	杨继洲指留法
深浅	留于一定深处	留于天部皮下
作用	留待气至	使荣卫之气疏散

循摄法：就是杨继洲十二诀中的指循法，前已详述。

顺经取穴法：在取穴施针时，可以按经脉流注的方向，依次取穴进针，引导经气渐至。如针手太阴肺经的太渊穴不得气，可以顺经取云门、侠白、尺泽、孔最等穴依次下针，往往能使太渊随着得气。

这三种催气的方法，临床上以前面两种应用较广，在操作时常可相互结合；第三种除非在麻木不仁的患者身上不得已而使用外，应避免多针滥刺的禁忌。目前有人提出，在施针以前，先在腧穴上下循经推拿若干分钟，或在腧穴上加用灸法，往往可使针刺迅速得气，这些办法颇有参考的价值。

3）行气法：《针灸大成·论补泻得宜》一节中说："有病远道者，必先使气直到病所。"这种行气直至病所，治疗较远距离处疾病的方法，称为"行气法"。临床上很多人体会到，若能控制针刺时的感应使达病灶所在处，往往效果特别良好，为此古人结合经验，指出了下面几种原则。

捻转法：就是杨继洲十二诀中的指拈法，前已详述。

提插法：《针灸大成》中说："徐推其针气自往，微引其针气自来。"推就是插，引就是提，插针于经络上的腧穴中，可以阻滞经气的流行，使之产生两种作用：

其一，使上行的气不致退回；其二，阻滞经气前行使之回流向后。提针的作用，犹如河堤的闸门开放，可让经气畅行无阻，流向前方。此种行气的方法很少单独施用，常须结合呼吸才能有效。

呼吸法：呼吸有推行血气的作用。人一呼气行 3 寸，一吸气行也是 3 寸，一呼一吸气行 6 寸，荣血也在经脉内前行 6 寸。这种关系在本丛书《陆瘦燕朱汝功论经络》中已经讨论过。如果结合经脉的长短，在针刺时令患者呼吸一定的息数，使气行至病所发生治疗的作用，称为"生成息数"。操作时，手三阳经令患者呼吸 9 息，足三阳经令患者呼吸 14 息，手三阴经 7 息，足三阴经 12 息。因为手之三阳脉长 5 尺（1 尺≈33 厘米），9 息气行 5 尺 4 寸，足之三阳脉长 8 尺，14 息气行 8 尺 4 寸，皆行过本经 4 寸；手之三阴脉长 3 尺 5 寸，7 息气行 4 尺 2 寸，足之三阴脉长 6 尺 5 寸，12 息气行 7 尺 2 寸，皆行过本经 7 寸。这种方法常在通关过经时应用。此外由于呼吸有行气的作用，故欲使经气上行可令患者多吸少呼，欲使经气下行当令患者多呼少吸。

按压法：《金针赋》中说："按之在前，使气在后，按之在后，使气在前。"操作时，欲使经气上行，医者可用左手爪切的手指紧压施针腧穴的下方，闭其下气，经气就会向上；相反，如要经气下行，医者可用手指紧压腧穴的上方，闭其上气，经气就会下行。这种方法对控制经气的行向很有效果。

针芒法：针芒的刺入方向对控制经气的行向也有很大的影响。如要经气向上，针芒应该上刺，如要经气向下，针芒必须下刺。此种方法临床上用之颇有效验。

以上五种行气的方法，古人常结合施用，有时也和下面的各种补泻方法同用，后面讨论复式手法时可以见到。

4) 补泻法：凡病皆有虚实，所以治疗当分补泻。补法和泻法乃是针灸治病的两大纲领，补泻适当，应用得法，在临床上确能效如桴鼓。这一点不但已为古今针灸家所公认，而且从不断出现的事实中，补泻的价值，殆已毋庸置疑了。一个针灸医生治病不明补泻，无异内科用药不辨药性的温凉一样。我们知道，在内科方面，热证用了温药，寒证用了凉药，不但不能治病，反而可以造成严重的事故。针灸治病如补泻不当，实证用补，虚证用泻，虚虚实实，也必然会造成阴阳四溢，精气内夺，正虚邪实，不堪设想的后果。所以《灵枢·邪气藏府病形》中说："补泻反则病益笃。"

补泻的意义和作用，扼要地说，就是通过一定的手法来调整机体内部的平衡关系，其作用在于蠲邪扶正，疏通经脉，以使荣卫调和，阴阳平秘，而达到治愈疾病的目的。这些效果的取得，总的原因即是由于针刺能激发经气，疏泄邪气而致，所以补泻的作用对经气的影响特别重要。

补泻的标准，《素问·宝命全形论篇》中说："刺虚者须其实，刺实者须其虚。"所谓虚和实，在《素问·刺志论篇》中说道："夫实者气入也，虚者气出也。"故在临床上当经气已补而实的时候，针下就会有饱满沉重，好像若有所得，若有所存的感觉。相反，在邪气已泻而虚的时候，针下就会有空虚松滑，若有所亡，若有所失的感觉。这种反应，《灵枢·九针十二原》描写道："言实与虚，若有若无，察后与先，若存若亡，为虚为实，若得若失。"这短短的几句话，概括了整个补虚泻实时激刺量的标准，学者当熟记之。

还有一点必须提出，就是施行补泻手术的时机，一般而论，必须在针入得气之后才可施术，并且还要及时，不能错过适当的时间。《素问·宝命全形论篇》中特慎重提出："经气已至，慎守勿失。"至于气至的反应，古人在实践中体会到"邪气之来"和"真气之来"是不同的。《灵枢·终始》说："邪气来也，紧而疾，谷气来也，徐而和。"谷气就是指真气，也就是经气。同样一种得气的反应，但是邪气之来在沉满中常兼有紧涩滞针的感觉，而真气之来，虽然也觉沉满，可是徐而和缓，决不致妨碍针刺的捻转。这种区别医生必须在临床上细心体验才能觉察，这对掌握针灸的补泻刺激量也很重要。兹将补泻的单式操作规律分述于后。

徐疾法：《灵枢·九针十二原》说："徐而疾则实，疾而徐则虚。"《灵枢·小针解》解释说："徐而疾则实者，言徐内而疾出也，疾而徐则虚者，言疾内而徐出也。"这种方法是以进针、出针的快慢来决定补泻的。操作时，使用补法，要慢慢地进针到一定的深度，出针时疾速地提至皮下，稍待片刻后出针，此种徐进疾退手法的目的，在引导阳气由浅入深，由表达里，属于从阳引阴的范畴，故是补法；在用泻法时，进针要快，一次就插到所需的深度，出针时要慢慢地分层而退，目的在使邪气随针由深出浅，由里达表而散泄，系从阴引阳，所以能起泻的作用。

提插法：内经中有"提针为泻，按针为补"的话，就是提插补泻的总则。后代医家加以发挥，认为用补法时须"慢提紧按"，行泻法时要"紧提慢按"。所谓提插，就是针芒在人体组织内一上一下地运动之意，这和前法进针出针快慢的手法是截然不同的。操作时完全依靠针芒上下时用力的轻重来分别补泻。补时以按为主,就是插针的力量须大须重,提针的力量须小须轻,此种手法的目的,是要借针力的推送,引导阳气内入,故也是从阳引阴法;相反,泻法以提为主,指力在提针时应该稍大稍重,插针时必须稍小稍轻,目的在使邪气随针芒提引之力而外泄,故亦系从阴引阳之法。

以上两种方法,由于皆能补阳泻阴,所以宜于调补经脉的原气,泻除有余的邪气,可治一切寒热虚实之病。

迎随法:《灵枢·九针十二原》说:"迎而夺之,恶得无虚,追而济之,恶得无实,迎之随之,以意和之。"《灵枢·终始》也说:"泻者迎之,补者随之,知迎知随,气可令和。"迎随之理,总的来说就是在于疏调荣卫。在本丛书《陆瘦燕朱汝功论经络》中已经讲过,荣卫之气循脉而行的关系。《难经·三十二难》曾说:"血为荣,气为卫,相随上下,谓之荣卫。"荣卫气血循经脉而运行,当然也会出现有余或不足的盛衰情况,这时就需要通过补泻的方法来促使其调和。在气血循环过盛的时候,用泻法迎而夺之,靠针力的牵制,以使之减弱;在不足的时候,随而济之,借针力的推送而使气血循环作用加强。所以迎随补泻法能够调和气血的循环,疏通经气的流行,其原理就是依据荣卫气血的生理现象而来的。因此,施术时必须结合经脉循行顺逆的方向来考虑。

杨继洲说:"手三阳经,从手上头,手三阴经,从胸至手,足三阳经,从头下足,足三阴经,从足入腹,故手三阳泻者,针芒望外,逆而迎之,补者针芒望内,顺而追之,余皆仿此。"手三阳和足三阴是向心性的经脉,气血自肢端流向躯干,所以操作时针尖向外,迎其经脉,逆经而刺是为泻法,针尖向内,随其经脉,顺经而刺是为补法。手三阴和足三阳与此相反,这就是针芒迎随法。基于这种原则,我们还可以结合取穴和施针的先后来进一步充实此法,就是顺经取穴,依次用针的为补;逆经取穴,依次用针的是泻。这是迎随补泻的另一变法。

捻转法:其实也是属于迎随原则的另一种操作方法。目的在借针体旋转的影响,以推送经气前行,或牵制经气前行,来使之起补虚泻实的作用。所以也必须依照经脉循行的顺逆,而分别捻转方向。操作时,手三阳、足三阴,以拇指向后左转为补,向前右转为泻;手三阴、足三阳,以拇指向前右转为补,向后左转为泻。为什么呢?根据内经学说,左为阳,右为阴,手三阳经、足三阴经,同由四肢末端走向躯干,医生右手执针,拇指向后,示指向前旋捻时,针向患者左方转成"ↄ"形,左属阳,箭头自下而上,推送气血行向躯干,所以是补法;反之拇指向前,示指向后旋捻,则针体向患者右方转成↻形,右属阴,箭头自上而下,牵制气血向肢端退行,和经脉循行的方向相反,所以是泻法。其他手之三阴,足之三阳,循行方向自躯干走向四肢,故操作方法也和前者相反(图2-13)。

$$捻转补泻法\begin{cases}手三阳、足三阴\begin{cases}补——拇指向后左转↺\\泻——拇指向前右转↻\end{cases}\\手三阴、足三阳\begin{cases}补——拇指向前右转↻\\泻——拇指向后左转↺\end{cases}\end{cases}$$

图2-13 捻转法

由于本法和前面迎随法的理由一致,所以作用也相类同。

呼吸法:此法也出自《内经》,兹摘录《素问·离合真邪论篇》原文如下:"吸则内针……候呼引针,呼尽乃去,大气皆出,故命曰泻……呼尽内针……候吸引针,气不得出……令神气存,大气留止,故命曰补。"这就是呼吸补泻的总纲,基本原理是以"气"的留逸为根据的。因为吸气进针,气入针入,针与气相迎的结果可以损其有余,呼气出针,气出针出,可令邪气随针散逸,所以是一种泻的方法;反之,呼气进针,气出针入,追而济之,吸气出针,气入针出,令真气存留,不得外逸,故这是补的方法。这种手法,由于和进针出针相结合,同时其作用主要对气分的虚实而设,在临床上常须结合徐疾、提插和下面的开阖法同用。

开阖法:《素问·刺志论篇》说:"入实者,左手开针空也,入虚者,左手闭针空也。"所谓开和闭就是指出针时扪穴和不扪穴而言,目的是为了使气能够留存或外逸。在用泻法时,常结合指摇法,摇大针孔,不闭其穴,听凭邪气逸出,这是"刺实者须其虚"的方法;用补法时,在气至而实的时候,迅速出针,扪闭其孔,不使真气外出,此即"大气留止,故命曰补"的原则。临床上多结合徐疾、提插、呼吸等法同用。

留针法:补法和泻法中都有留针,但是由于操作的方法不同,就会起相反的作用(表2-9)。对补法的留针,《素问·离合真邪论篇》说:"静以久留,以气至为故,如待所贵,不知日暮,其气已至,适而自护。"所以补法中的留针,目的在于待气,若气已至,针下沉紧饱满时,就须引针疾退,勿令气逸,调适而卫护之,这当然是补的作用了;泻法的留针,《素问·针解篇》说:"刺实须其虚者,留针,阴气隆至,乃去针也。"卫为阳,营为阴,所谓阴气者,也就是指营气而言,营行脉中,营气得以大至,当然要在邪实已除,脉气畅通的条件下方才能够如此,所以在泻法中的留针,目的就在于要泻尽壅滞在经脉之中的邪实,已泻而虚,则为泻法无疑了。由于本法目的在于待气和散邪,所以常常配合各法同用。

表 2-9　留针补泻区别

名　称	补　法	泻　法
作用	留针以待气至	留针以待邪散
操作	静以留之,也可结合捻转和提插,待气至速出针	留针待得气后,继续不断捻运,须邪气散尽才能出针

九六法:此法是昔人根据《周易》理论,结合阴阳奇偶的关系而创造的。其具体内容以九数属阳为补,六数属阴为泻。临床上往往和提插、捻转等法配合应用,并以疾病的轻重,配别阴阳数的大小,决定提插捻转的次数多少。在古人文献中,一般的病例,如用补法,可以紧按慢提或向左捻转九下,如不得气,未达补法的要求,少停又行九下,这样三次,使成三九二十七数;在泻法时,慢按紧提或向右捻转六下,若邪气仍盛,未曾散泄,少停当再行六下,以至三六十八之数。倘病势较重,则须应用少阳或少阴之数,操作时,少阳数行针七七四十九下,是每七数,连续七次;少阴数行针六六三十六下,分六次施行。若病势沉重,那就要用老阳或老阴数了。老阳数者是九九八十一下,分三次施术,每次二十七下;老阴数者是八八六十四下,每次十八下,也分三次进行。这就是九六补泻法的大概情况,在先辈讨论补泻的文献记载中常可见到,所以在这里也有略加叙述的必要。

纳支法:这是以十二经脉纳支时刻为基础的一种补泻法。《素问·针解篇》说:"补泻之时者,与气开阖相合也。"十二经脉的血气盛衰,各有一定的时刻,这个问题,已经在本丛书《陆瘦燕朱汝功论经络》中讨论过了。血气盛衰的时刻关系,古人以十二地支来相配,一时一经,依次而行,称为纳支,纳支法就是利用这种生理特点来作为补泻根据的。《灵枢·卫气行》说:"刺实者,刺其来也,刺虚者,刺其去也,此言气存亡之时,以候虚实而刺之。"这里所说的"气",就是指经脉的原气而言。由于十二经脉的原气各禀其所属的脏腑而生,而五脏六腑因为各自的天赋作用不同,在功能上并不一样,因此经脉的原气也各按时刻而有盛衰的现象。基于这种理由,所以经脉中的血气,在同受宗气推送的条件下,才会出现纳支流注的情况。前面《素问·针解篇》中所说的开阖,即是经气大盛之时谓之开,已过而现衰退之时谓之阖,纳支、迎随法必须以此开阖时刻为施术的基础。临床上,待经脉流注时刻已至,正当经气大盛之时,用针迎而夺之,损其有余,是为泻法;经气流注时刻已过,正渐衰退而后进针,随而济之,以补充其不足,这是补法。此项方法,古人虽也列入补泻之内,其实不是针刺的手法,仅仅指出了施行补泻所适宜的时刻而已。临床上常结合五行关系和五输穴的性质,用来治疗内脏的疾病。虽然类似迎随法则,但因为是对经脉原气的盛衰而设,故作用和徐疾、提插二法相同。

子母法:此法是专用肘膝以下的五输穴,利用五行生克关系,以"虚补其母,实泻其子"为原则,按经络和脏腑的属性以及相互之间的病理影响为基础来选配穴位,使起补泻的作用,所以是一种配穴的方法。此间不作详细的解释,在论述治疗法时再予讨论。

此外补泻作用和针具也有关系,施行补法时,针须较细;施行泻法时,针要较粗。掌握了以上十种补泻方法后,则对古人的各种综合手法,自然可以一一理解。兹将各种手法作一简表(表2-10)。

表 2-10 补泻手法归类

名称	操作		作用	适应证
	补法	泻法		
徐疾法	徐进针,疾出针	疾进针,徐出针	调和经脉之原气,祛邪扶正	一切脏腑经络寒热虚实等病
提插法	紧按慢提	慢按紧提		
纳支法	气衰而刺	气盛时刺		
开阖法	出针扪穴	摇大针孔,不闭其穴		
呼吸法	呼气进针,吸气出针	吸气进针,呼气出针		
迎随法	(1)针芒顺经而刺 (2)顺经取穴进针	(1)针芒逆经而刺 (2)逆经取穴进针	调和荣卫疏通经脉	一切经脉壅滞、疼痛痒麻等病
捻转法	手三阳、足三阴左转 手三阴、足三阳右转	手三阳、足三阴右转 手三阴、足三阳左转		
留针法	气至而出针	久留以待气散		一切补泻法中皆可结合使用
九六法	九数为补	六数为泻		常结合提插、捻转同用
子母法	虚补其母	实泻其子		宜于内脏病

（2）复式手法：所谓复式手法，就是前面所述的各种基本手法的综合应用。古人从实践中体会到某些手法混合在一起同用能够对某类疾病产生独特的效果，因此创造了多种复式手法。这些手法由于其本身皆从实践中产生，所以确实能在治疗上发挥积极作用。兹分别论述于下。

1）烧山火法：这种方法主要是由徐疾、提插、九六等补泻法中的补法组成，因为本法在施术时，患者常有针下温热的感觉，所以名叫烧山火。《素问·针解篇》说："刺虚则实之者，针下热也，气实乃热也。"可见补法中的温热感觉，乃是经气已补而实之后的应有现象。本法汇集了若干方法中补的手法，是一种综合性的补法，故可治疗一切虚寒性的疾病。例如肢冷脉伏，久患瘫痪，顽麻冷痹，以及癫风、寒疟等证，有祛退阴寒的功用。操作手法，分天地人三部徐徐进针，先浅后深，三进（徐进）一退（疾出）；当针进入 0.5 寸，到达天部时，用紧按慢提法，上下提插 9 次，待得气后，将针插入 1 寸而至人部，照样施术，再待得气，更深入 1.5 寸，到达地部，施术同前。如此由浅入深，频频提插，目的在引导天部的阳气入于地部，等到阳气充实后，针下自然会感觉温热，这时可以迅速退针，扪闭其穴。如果第一次施术失败，针下没有热感，可以照前法重复施行，以 3 次为度。这种方法在施术的同时也可结合呼吸法中的补法同用，就是乘患者呼气时进针及插针，免得针与气逆，损伤不足的原气。

2）透天凉法：此法恰和前者相反，是汇集了徐疾、提插、九六等补泻法中的泻法而成。《素问·针解篇》也说："满而泄之者，针下寒也，气虚乃寒也。"泻之而气虚，因虚而生寒，所以名为透天凉。在临床上多用于中风闭证，肝阳冲逆，癫狂温疟，骨蒸劳热等一切阳气有余的疾病，有泄阳退热的作用。操作时先深后浅，一进（疾进）三退（徐出），针体首先深入 1.5 寸，直入地部，然后慢按紧提 6 次，气散之后，将针提到 1 寸的人部，提插如前，再待气散，退至天部，提插而待患者产生凉感后即可退针。如目的未曾达到，也可反复施术至 3 次。这种一进三退，先深后浅的针刺手法，为了要引导邪气由里出外，待邪已散尽，则针下自然会感觉清凉。此外，和烧山火一样，本法也可结合呼吸，不过方法相反，必须乘患者吸气的时候进针或插针，以使针与气相迎逆，增加泻实的作用。

3）阳中隐阴法：此乃补泻兼施，双管齐下的方法，阳为补，阴为泻，阳中隐阴，就是补中有泻的意思。操作时，先运针进入 0.5 寸，紧按慢提，结合九阳之数,直到针下微热时,便再运针深入 1 寸,慢按紧提,行六阴之数,到已泻而虚之后,乃可退针。所以这是一种先补后泻的方法,适应于先寒后热,虚中夹实的各种疾病,是为补泻中的变法。

4) 阴中隐阳法:这是先泻后补之法,适与前者相反,故用于先热后寒,实中有虚的疾病。操作时运针先入 1 寸,慢按紧提,行六阴之数,觉针下凉时,却退出0.5 寸,用九阳之数,紧按慢提,至得气后,速即出针。

5) 留气法:本法名为留气,实则是破气行气的作用,故可治疗痃癖癥瘕等疾。操作时先运针内入 0.7 寸,行九阳之数(紧按慢提),待气至,便深入 1 寸之中,并行六阴之数(慢按紧提),微微退至原处,如不得气,可依前法再行。这种操作的要求,是要起益气温阳的作用。先入 0.7 寸,行九阳之数,就是补阳之意,更入 0.3 寸,用六阴之数,就是泻阴之法,补阳则气得以行,泻阴则瘀积可散,阳布阴消,故能治疗上述各证。

6) 运气法:此法能通行经气、住痛止疼,是由补泻和行气两种手法综合组成。古人说,痛者为实,所以是泻的性质。其法在施术之时,先行六阴之数(慢按紧提),若觉针下气满,经气已至,便向病所倒卧针身,令患者吸气 5 口,使气行至病所,然后引针退出。因为疼痛诸证,皆是经脉之气壅滞不通所致,即所谓不通则痛的缘故,所以治疗当以行气为先。本法进针之后,先慢按紧提六阴数的用意,就是在于泻除壅遏不通的邪气,待邪气已泻而尽,真气大至,针下有徐和沉满的感觉时,便顺经倒卧针身,并令患者呼吸,使用行气的方法,如此经脉畅通,自然通则不痛了。

7) 提气法:此为治疗冷麻等证的专法,也是由补泻和行气两种手法综合组成。《素问·逆调论篇》说:"荣气虚而不仁,卫气虚而不用。"故一切冷麻不仁的疾病,皆和荣卫不足有关,刺法当然也必须以通调荣卫为主。本法施术时先用提插法,若由邪实壅滞,荣卫不行而致者,当先慢按紧提行六阴之数,泻去邪气;如因经气不足,荣卫失调而致者,应先紧按慢提行九阳之数,补充其原气,待邪实已去,真气大至,手下感觉沉满之时,即一面微微捻针使经气行运加速,一面轻轻将针上提,使荣卫之气聚集于针下,荣行卫布,冷麻之证自然就痊愈了。这是提针行气的方法,故名提气法。

8) 中气法:此法又名纳气法,因本法在施术时通过一定的手法操作,使经气上行后纳塞之不让反流而得名。杨继洲认为其主要的作用在于除积,其实局部气血偏衰,经气行运不及的一切痿痹偏枯等证同样也可应用。施术时,先用运气法,根据病情的虚实,或用阳数紧按慢提先补,或用阴数慢按紧提先泻,待已补而实,已泻而虚,真气大至之时,即倒卧针身,顺经向病,令患者吸气,催送经气上行,然后扶针直插,静留片刻,使上行之气不复倒回。如此反复施行,不断逼气前行的结果,积聚自然就会渐渐地消散。

9)青龙摆尾法:此法目的在于行气,故用针芒行气法为主。操作时,进针得气后,不进不退,扳倒针身以针头朝向病所,执之不转,一左一右,慢慢拨动,如扶船舵之状,摇摆九数或三九二十七数,故名青龙摆尾。在应用本法进针之后,若即时得气,则可纯用补法;如下针后,感觉沉紧涩滞,此邪气大盛之故,必须应用泻法,先去邪实,然后真气才能随至。但是必须注意,本法和前述杨继洲十二诀中的针摇法是有所不同的,列表于下,以资鉴别(表2-11)。

表2-11 针摇法与青龙摆尾法区别

名 称	针 摇 法	青龙摆尾法
作用	泻气	行气
手法	分天地人三部出针,每部摇之,前后左右,以扩大针孔,令气散逸	不进不退,针头朝病所,执之不转,左右拨动,摇摆如扶船舵,目的在推动经气流行

10)白虎摇头法:《针灸大成》中名为"赤凤摇头"。其特点是结合了行气法中提插、捻转、呼吸三种方法而成,目的在于行血。当针进入到一定的深度,随着患者的呼吸,插针时左转,一呼一摇,导气下行;提针时右转,一吸一摇,催气上行,一上一下经气流动的结果,营血自然也就畅通。这种手法就是《针灸问对》所载十四法中的动法,和前面青龙摆尾法中扳倒针身,不进不退,左右摇摆的方法,是有所不同的。由于本法直立针身而摇动,有如摇头之状,故有此名。

11)苍龟探穴法:这是以徐疾补泻法和针芒行气法综合而组成。其法一退三进,钻剔"四方",如龟入土之状,故以为名。所谓四方,即指"上下左右"而言。操作时,以两指扳倒针身,先上后下,自左而右,依次针刺。当向每一方向针刺时,都必须由浅入深,分三部徐徐而进,待得气后,一次退至皮下,然后改换方向,仍以前法针刺。这种手法使用徐疾补泻法中的补法,目的在补充经脉的原气,结合针芒行气法,分上下左右四个方向行针,可使经气四通流布。

12) 赤凤迎源法:本法又名凤凰展翅法,也是结合徐疾补泻和提插、捻转两种行气法而成的一种复式手法。操作时,先深入地部,再提至天部,待针得气后,即插入人部,上下左右(即指提插、捻转行气法,可参阅白虎摇头法),四围飞旋,一拈一放,如凤凰冲风摆翼之状,故以为名。此法进针时先深后浅,最后在人部施术的理由,乃是根据经脉深处,孙络浮居,络脉自经脉别出,介于两者之间的经络学说而来的,故可行络脉之气。

上面四种手法都有通关过节、运行气血的作用,所以称为"飞经走气"法,应用在经络壅滞、痹闭不通的疾病最为相宜。在施行手法的时候,还可以在上述四法的基础上,配合各种行气的手法。如病在流注方向之前,施术时可令患者多吸少呼,退针待之,以使气血上行至病所,然后用爪切的手指,压抑施术部的后方,闭其下气,使经脉中上行的气血不致退回;如病在流注方向的后面,施术时应令患者少吸多呼,医生同时将针深入留之,并以手指压迫腧穴的前方,闭其上气,使上行的气血,回流到病所。在抑压的同时也可结合杨继洲十二诀中的指循法或指拈法,效果就会更好。

13) 龙虎交战法:这也是一种补泻交错施术的手法,适用于止痛。概括地说,就是前面阳中隐阴、阴中隐阳两种手法的混合应用。但是前面两法的目的在于调和阴阳,治疗寒热,所以和提插补泻法结合,而本法的目的在于止痛,必须疏行经气,故结合捻转补泻为原则,这是同中之异。操作时,先左转行九阳之数,称为左龙,后右转行六阴之数,称为右虎,这样先左后右,一龙一虎的反复捻转,形如龙虎交战,是以为名。

14) 龙虎升降法:也是一种行气的手法。操作时,先进针到天部,使用《针灸问对》所载十四法中的盘法,左盘一转,紧按至人部,慢提至天部,右盘一转,再紧按至人部,慢提至天部,如此9次,合青龙纯阳之数,引天部阳气深入,然后插针入于地部,右盘一转,紧提慢按,左盘一转,亦紧提慢按,如此6次,合白虎纯阴之数,引地部阴气外出。这样龙降虎升,所以名为龙虎升降法,可治气血凝滞不行的一切疾病。

15) 子午捣臼法:专治水蛊膈气。操作时,待下针得气后,将针上下提插,三进二退,如此三度,计为九入六出,在进针时分三部紧按慢提行老阳之数(九九八十一数);退针之时分二部慢按紧提行老阴之数(八八六十四数)。这样在每次行针时,三进二出,要提插 371 次,三度行针,共要提插 1 113 次,并须结合左右捻转,以通营卫之气。所以《金针赋》说:"九入六出,左右转之,千遭自平。"本法的目的是为了补阳泻阴,宣行经气,故可除蛊消膈。

16) 五脏交经法:此法施术目的在使气血行至脏腑。操作时,首先须以五行生克的关系,按子母补泻配穴原则选取与脏腑有关的经脉所属的五输穴,作为施治的根据(当然也可取用各该有病脏腑经脉的原穴或六腑之合穴)。例如欲使气血上行至肺脏,要取用太渊穴施治。若肺气郁积不宣,欲使其行散,则须取尺泽穴。取定穴位之后,下针待得气而有徐和沉重的感觉之时,乃施行青龙摆尾法以行气。气行则血行,可使各该经脉之中的气血,宣行流布到脏腑中去,或者使郁滞在脏腑中的气血,行过脏腑而流散,"五脏交经"之名,即因此而得。

17) 通关交经法:此法使用之时,可以宣通关节中的气血,祛除邪实。操作时,先用青龙摆尾法以行气,后用白虎摇头法以行血,俾使关节中的气血调和流布,然后按疾病的情况,虚补实泻,施行一定的手法。

18) 膈角交经法:本法也是以五行生克关系为根据来配穴施治的一种方法。目的在调整膈上膈下五脏六腑之间因五行制化失常而发生的病理矛盾,故以为名。要使这种病理矛盾关系恢复正常,必须依照五行相生相克的机转来处理,同时还要考虑疾病的虚实性质和寒热病型来决定先补后泻或先泻后补的治疗方针。例如木实侮土而致脾胃不和时,必先泻除肝木之实,不使继续侵侮脾土,然后补益脾胃,才能振扶其不足。再如水虚火盛的病例,须先补不足的肾水,然后再泻有余的心火,才能使水火相济,趋于平衡。但是取用这种手法时,应使患者仰卧平稳,气息调匀后再行施术,这样气血平和,可以加强治疗效果。

19) 关节交经法:本法乃反复地使用纳气法,使经气行至关节处而不反流的一种手法,故可用于关节中血气不行而不泽利的疾病。例如风寒湿三气,久滞关节而致血气不行,咿轧作响的各种关节痹证皆可应用,并且也可逼气行过关节以治疗较远处的疾病。

为使读者便于阅读起见,兹将上述十九种操作手法归纳成简表如下(表 2 - 12)。

表2-12 复式手法一览

名称	基 本	作 用		操作法	适应证
烧山火法	徐疾、提插、九六、开合四法中的补法组成	(补)祛寒		三进一退,紧按慢提,行九阳数,呼气时进针、插针,出针扪穴	肢冷脉伏、瘫痪痿痹、癫风不仁、寒疟阳虚等证
透天凉法	徐疾、提插、九六、开合四法中的泻法组成	(泻)泄热		一进三退,紧提慢按,行六阴数,吸气时进针、插针,出针开穴	风痰壅盛、中风喉风、癫狂温疟,以及骨蒸劳热,一切阳气有余的实证
阳中隐阴法	结合九六、提插、徐疾三种补泻法而成	补泻兼施	先补后泻	先运针进入0.5寸,紧按慢提9次,再插针深入1寸,慢按紧提6次	先寒后热,一切虚中夹实之证
阴中隐阳法	结合九六、提插、徐疾三种补泻法而成		先泻后补	先运针深入1寸,慢按紧提6次,再提针退出0.5寸,紧按慢提9次	先热后寒,一切实中夹虚之证
留气法	九六、提插、徐疾三种补泻法组成	益气温阳,消积散瘀		先运针内入0.7寸,重按九阳数,待气至便深入1寸,并提六阴数	疝瘕癥瘕
运气法	九六、提插两补泻法和呼吸、针芒两行气法组成	通调经气,住痛止疼		用针之时,先重提六阴数,觉针下气满,便向病所倒卧针身,令患者吸气5口,使气行至病所	一切痛证
提气法	九六、提插补泻法及指拈法组成	疏调营卫		实证先重提六阴数,虚证先重按九阳数,待针下气满,微拈轻提	一切冷麻等证
中气法	九六、提插两补泻法和呼吸、针芒、提插三行气法组成	行气破积		先行运气法,待气行至病所,扶针直插,使气血不反流	一切痿痹偏枯、积聚等证
青龙摆尾法	九六法结合针芒行气法和摇针法而组成	通关过节运行气血	行气	进针得气后,针头朝病所,执之不转,一左一右,慢慢摆动九数或三九二十七数	一切经络壅滞、痹闭不通诸证
白虎摇头法	由呼吸、提插、捻转三种行气法组成		行血	随患者呼吸,插针时左转,一呼一摇,提针时右转,一吸一摇	
苍龟探穴法	由徐疾补泻法和针芒行气法组成		行经气	一退三进,扳倒针身,钻剔四方	
赤凤迎源法	徐疾补泻法和提插、捻转两行气法组成		行络气	先进针地部,再至天部,待针得气自摇,插入人部,上下左右飞旋,一拈一放	

39

名称	基　本	作　用		操作法	适应证
龙虎交战法	由九六、捻转两补泻法组成	通行气血，住痛移疼		左转九阳之数，右转六阴之数，反复施行	一切痛证
龙虎升降法	捻转、提插、九六等补泻法合成	行气血		左盘一转，紧按至人部，慢提至天部，右盘一转，提按如前，如此 9 次，然后插针入于地部，右盘一转，紧提慢按，左盘一转，提按如前，如此 6 次	一切气血壅滞之证
子午捣臼法	九六、提插、徐疾、捻转四种补泻法合成	引导阴阳，通行经气		待针下得气后，以针上下行，每次三进二出，如此三度，计九入六出，并在进针时重按老阳之数，出针时重提老阴数，结合左右捻转	水蛊膈气
五脏交经法	子母补泻与青龙摆尾两法组成	运行气血之法	行气至脏腑	先按子母法，在病脏经脉取定穴位，下针以待气行，却施青龙摆尾法令气血宣散，行至脏腑	脏腑疾病
通关交经法	以青龙摆尾与白虎摇头两法为主		行气至关节	先用青龙摆尾法以行气，后用白虎将头法以行血，然后再施补泻	关节中邪气壅滞，气血不行诸证
膈角交经法	此是以配穴为主的刺法		调和脏腑之气	令患者仰卧，气息调匀后，以五行生克之理，结合疾病的虚实施治	脏腑五行相乘相侮的疾病
关节交经法	纳气法		行气过关节	反复使用纳气法，使气行过关节而不反流	关节中气血不足诸疾

（二）三棱针刺法

三棱针一般应用在泻络出血时。《灵枢·九针十二原》说："菀陈则除之。"《素问·针解篇》又说："菀陈则除之者，出恶血也。"这就是《内经》九变刺中的"络刺"法，在本丛书《陆瘦燕朱汝功论经络》中已经讨论过。当邪气中于人体，络脉首当其冲，邪在于络，则络脉之间的气血壅滞不通，久而不去，传入于经脉，也可传入于内脏，发生种种病变，所以需要泻出恶血。《灵枢·经脉》说："故诸刺络脉者,必刺其结上甚血者,虽无结,急取之,以泻其邪而出其血,留之发为痹也。"痹是闭的意思,络脉之中中了邪气积而不泻,传入于经,就是壅塞经气,发生痹证,故刺络泻血必需适时,不可因循而令邪气深入。

泻络放血的点刺操作方法:先将拟刺部位用碘酊消毒,然后用75%乙醇擦去,医生右手持三棱针,对准郁血的络脉,迅速刺入0.5~1分,立刻退出,以能出血为度。出针以后不可用棉花按闭其处,须令黑血自流,待恶血流尽后才能用消毒干棉花揉闭针孔;当出血时,也可以轻轻按摩经脉的上端,以帮助邪毒外出。

如果要刺较大的络脉,像肘窝之尺泽部,膝腘之委中部等,可先按压刺处的上下部,使郁血结聚在一处,这样可使原来隐没不现的络脉,显现出来。若恶血已尽,血色由暗黑而转鲜红,但仍不止者,可用消毒棉花,压住针孔,轻轻地揉按片刻,即能止住。

此外还有一种散刺的方法,适用于痈肿流火等疾病。操作时,在患处红肿部用三棱针前后左右地多刺几针,然后揉压上下部,放出郁血,往往能使红肿迅速消散。

三棱针泻络出血的方法,以应用在实证为宜,如血瘀腰痛刺委中,中风闭证刺十宣等,对虚证气血两亏者不宜应用。

(三)火针刺法

火针就是九变刺中的"焠刺"。明代吴崑在《素问注》中说:"焠针者,用火先赤其针而后刺,此治寒痹之在骨也。"目前这种针刺方法在临床上的应用,大约可分为下列三种。

1. 单针深刺　此法适用于痈疽、瘰疬以及大脚风等病。刺时先将针在酒精灯上烧红,对准穴位或患部,迅刺速出,动作要快,随用棉絮按住针孔。在施行这种刺法时,医生必须有熟练的技术,一刺即达所要求的深度,同时必须十分注意,避开血管和内脏,千万不可轻率和造次,免致严重的后果。

2. 单针浅刺　本法对各种痹证的疗效较好。其法在针体上装置一个把柄,如小儿针的样子,应用时将针烧红,手持针柄在皮肤上叩刺,即能起治疗作用。

3. 多针浅刺　此和前者相似,不过在针柄上多装几枚钢针,一般为3~9枚。这样可以加强治疗作用,适宜于医治痹证和顽癣等病。

(四)温针法

此法由古时的燔针改良而成,最早见于《伤寒论》。明代王节斋说:"乃楚人之法。"目前苏南一带，流行最广。温针的作用，是在温通经脉中的气血，借以加强针刺之力，所以和灸法是截然不同的。操作时，先在选定穴处，按病情的需要，部位的所在，于施行补泻手法之后，在适当的深浅部予以留针，并以如枣核大的艾绒，包于针尾，着火燃烧，一般以燃烧一壮为宜，需要时也可增至三五壮，只要患者感觉针下温热就够了，不必烧至灼热，以免烫伤皮肤组织，徒增患者的痛苦，有失温针的用意（图2-14）。

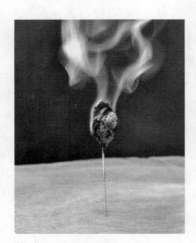

图2-14 温针

温针的适应范围，如冷麻不仁，走注酸痛，关节不利，肿胀腹满以及瘫痪痿痹四大苛疾，皆可应用，特别对一切属于阴寒性的疾病，用之较为恰当。

温针的禁忌证：凡发热、肝阳、惊悸、怔忡等一切阳热有余的疾病皆所不宜，此外抽筋、震颤、癫痫、喘息等一切不能留针的疾病，也不相宜。

（五）小儿针叩打法

小儿针叩打皮肤以治病的原理，从经络学说上来解释，就是由于十二经皮部属于十二经脉之故。十二经脉内连脏腑外络肢节，十二经皮部皆以经脉为纲纪，所以说得明白些，十二经皮部是十二经脉、十二脏腑在机体表面的代表区。叩击皮部可借经脉之气将刺激转达内脏，从而起调整功能的作用。因此，小儿针叩击法不但能治疗位在体表部的局部酸痛痒麻等证，还可以治疗内脏的疾病。

使用小儿针时，叩击的快慢和轻重必须均匀，不能忽快忽慢，忽轻忽重，更不可将针重叩，刺入皮肤内，须以腕部的柔力随势叩打。叩击的次序一般以自上而下，自内而外为原则，一排一排地叩打。但是部分气虚下堕，如脱肛、阴挺等证，也可以自下而上，以引导气血上行，这就需要结合病情来考虑了。

对施术的部位，若治内脏疾病，应以背部足太阳膀胱经所属的各该脏腑的背俞穴部为基础，分排向两旁叩打，并须配合四肢肘膝以下各该脏腑的经脉循行所过处的部位为辅助，也可以在内脏病变作用于体表的反应区——压痛点上叩治，都能发生疗效。例如胃病可以叩击背部11、12胸椎的两旁即脾俞、胃俞处，直到意舍、胃仓穴附近,并且配合足部胫外廉胃经循行所过处的皮部同时施治。其他脏腑也是一样。至于局部筋肉酸痛,痒麻不仁等的疾病,可以于患处局部施治,也能收效。

一般的情况,小儿针叩击的部位,基本上和刺灸的取穴部位是一致的,所以掌握了刺灸的处方配穴和经络学说的理论以后,对小儿针的运用也就可以迎刃而解,不致发生多大困难了。

（六）皮内针使用法

人体在正常的生理状态下,由于禀受脏腑之气和营卫气血的匀称,所以左右两侧基本上是对称的。但是一旦中了外邪,或脏腑之气有所偏胜时,就会出现不同的反应。《灵枢·邪气脏腑病形篇》说:"邪之中人,或中于阴,或中于阳,上下左右,无有恒常。"当邪气袭中于经络之后,或在于左,或在于右,必然影响该部的气血循行;或因脏腑经气的不足,也会形成体表部与之相关处的气血循行不良。而人体之内不论何部都是依靠气血以为营养的,若某部分的气血不和,则该部的感觉就会丧失常态,而产生左右不同的差异。日本赤羽幸兵卫氏,在他患病的过程中,发现自己两足对"汤婆子"的温热感觉有了显著的高低,于是引起了他的研究兴趣,通过测定,肯定了感觉减退的部位,以四肢的末端为最著,而且和病位经络相一致。因此,发明了知热感度测定法和皮内针法。兹将其概要摘述于后。

1. 知热感度测定法

（1）四肢部井穴测定法:医生右手持定点燃的线香,左手轻轻地握住患者受测的手指或足趾,然后将香头一起一落地在肢端十二井穴所在部点测,约距皮肤0.2厘米,点时速度要绝对平均,大约每秒钟 2 次,注意不要碰触到患者的皮肤,医生要默数点测次数,直至患者觉烫时为止,将测得数字记入检查表内,然后再测对侧的同名井穴。

十二井穴之中,肾经的"涌泉"穴位在足底心,皮肤较厚,感觉迟钝,可在足小趾内侧爪甲角处测之。该处赤羽氏命名为"内至阴",因为肾经之脉上接膀胱经而起于足小趾之下,故赤羽氏用来代替"涌泉"穴,测探肾经的知热感度,基本上也是合理的。

如果患者的同名左右井穴部有灰指甲,或爪甲有厚薄时,可以视其厚薄的情况,用胶布剪成0.5厘米见方,粘贴在穴位上,然后在胶布上进行测定。

（2）背俞穴测定法：先检查患者背部十二脏腑的俞穴，用手触压，如发现某一俞穴部有压痛或硬结时，即在该处作一记号，并在对侧的同名穴上也作一记号，然后将纸片一张（旧明信片亦可），中央开一小洞，复在背部欲测的俞穴部，让记号露出在小洞中，然后如前面一样，拿线香点燃的一头，在上面频频点测，在无病的一方，会一抽一抽地发生痉挛，而在有病的一方则毫无此种现象。

施行此种方法时，必须左右同样操作，放纸时左右两方要同样压住，如果用力太强，皮肤会突出洞外，若用力太小，皮肤又会隐没在下面，这样对施术都是有碍的。

据赤羽氏的见解，若在背部俞穴附近有压痛点时，与此有关的经络末端的井穴，也常有知热感的左右差异，但是不能认为右边有压痛点，则右边的井穴便必定会有对热度的感觉低下的现象，相反，往往会在对侧的井穴出现。

所以对一个指趾缺失的残废者来说，若用背俞穴来探测何脏何经有病，尚有一定的价值，欲求测定左右经络的知热感度差异，则恐未必准确。

（3）测定的记录法和诊断：测定后的记录，必须有一定格式的检查表，这样一方面可以作出诊断，另一方面也可以作为治疗前后的对照比较。编者据赤羽氏的大意，试拟成下表（表2-13），以供参考。

表2-13　×××医院知热感度测定记录表

姓名＿＿＿＿＿＿＿＿＿＿　门诊或住院号＿＿＿＿＿＿＿＿＿＿＿＿＿＿＿

性别＿＿＿＿＿＿＿＿＿　年龄＿＿＿＿＿＿＿＿　职业＿＿＿＿＿＿＿＿＿

临床诊断＿＿＿＿＿＿＿＿＿　日期＿＿＿＿＿＿　年＿＿＿＿月＿＿＿＿日

经络	测定穴	日／月							
肺	少商	左							
		右							
	肺俞	左							
		右							
大肠	商阳	左							
		右							
	大肠俞	左							
		右							

续　表

经络	测定穴	日 月								
胃	厉兑	左								
		右								
	胃俞	左								
		右								
脾	隐白	左								
		右								
	脾俞	左								
		右								
心	少冲	左								
		右								
	心俞	左								
		右								
小肠	少泽	左								
		右								
	小肠俞	左								
		右								
膀胱	至阴	左								
		右								
	膀胱俞	左								
		右								
肾	内至阴	左								
		右								
	肾俞	左								
		右								
心包	中冲	左								
		右								
	厥阴俞	左								
		右								

续　表

经络	测定穴	日月								
三焦	关冲	左								
		右								
	三焦俞	左								
		右								
胆	窍阴	左								
		右								
	胆俞	左								
		右								
肝	大敦	左								
		右								
	肝俞	左								
		右								

记录医师＿＿＿＿＿

必须注意,在测完一穴以后即将测得的数字填入表内,以免忘记或弄错;测定一经再测另一经,不要颠倒次序。

一般左右两侧测得的差数,超过 1 倍,就算是有病了。例如肺经左手的少商穴处,点测到 25 次即已觉灼烫,而右手的少商穴,点到 50 次才觉烫痛,则左右温觉之差为 1:2,就是右手的经脉对温热的感觉已经减弱,或是左手的经脉对温热的感觉过敏所致,这就是病态了。但是有时左右温觉差异仅在 1:1.5 时,即已出现经络所过处的病态,这就不能拘泥于超过一倍才算有病的论点了。

2. 皮内针埋藏法　赤羽氏原制的皮内针,由于针尾是颗粒状的,所以埋针时,必须要用一定的镊子。目前国内所用揿钉式皮内针,应用时比较便利,只要先用左手拇示两指绷住皮肤表面,右手持针安放在腧穴上,用拇指按压一下,如按揿钉状,即能将针埋入皮下,但须注意,动作要轻,否则会起泻的作用,埋针妥帖后用胶布封好。一般需埋藏一二日,甚至有时要到四五日,才能有效。

根据赤羽氏的治疗经验,在知热感度差的一侧,被认为是虚弱,所以埋入皮内针,使起补的作用,同时健侧(即知热感度强的一侧),因被认为是强实,故须用普通毫针,使用泻法,以达到平衡目的。若有压痛点者,可于压痛点上埋针,同时也可根据病情需要,照一般处方配穴法则,选配穴位埋针。

3. 皮内针的适应证　据目前文献报道,对于若干疼痛性疾病,疗效颇高,如项背痛、腰痛、头痛、痹痛等。其他如胃痛、腹痛、月经痛、尿频等也有良好的疗效。

〔附〕皮下针法和芒针刺法:这两种方法和皮内针类似,都需要长期埋针。皮下针法是用普通30~32号不易折断的毫针,先刺入腧穴,施行手法后,将针提到皮下,沿皮平刺2~5分,然后用橡皮膏封住,固定针柄,留针3~5天,必要时也可留针1~2周,对头痛、痹证、哮喘等证有效。在施术时应注意留针腧穴的部位和埋针的方向,不能影响运动,倘若有碍动作,必须取出重埋。

另外还有一种芒针,也是用来埋藏于皮下,借以治疗疾病的。这类针具比较细长,自五六寸至一二尺均有。用时沿皮下刺入,回绕身体而成环形;并且也须结合病情,予以适当时间的留针。临床上对半身不遂、癫狂、痹痛、胃痛、月经痛等皆有一定的疗效。

(七) 指针法

此亦我国古代的遗法,可能是针灸最早的雏形。《灵枢·背腧》有"按其处,应在中而痛解"的记载,实和指针法有十分近似之处。此外晋代葛洪的《肘后备急方》,也有记录,可见其由来已甚古远。从其施术的方法上来归纳,也可算是按摩疗法的一种。

施术时,可先在患者拟按部位撒布滑石粉或淀粉等粉末,然后用手指按压10~20分钟,依照病情的缓急,分别压迫的轻重,取穴也和一般针灸疗法相似。适宜于治疗各种痛证,包括痹证、胃气痛、妇女月经痛等。对中风后遗半身不遂、高血压、月经不调等也都有效。

(八) 水针法

这是一种中医学和现代医学相互结合而成的医疗方法,兹简介于后。

1. 准备器材　5毫升、10毫升和20毫升的注射器各1支,最细的针头,长短各若干只,灭菌生理盐水以及其他各种需用的针剂。

2. 操作法　患者一律采取卧位,用注射器吸取生理盐水1~10毫升,视病情及穴位的深浅决定注射剂量,头胸部皮肤浅薄,注射量应较少,四肢及臀部可以较多;欲使作用增强,注射量宜多,一般以 2~5 毫升为宜。

在进行穴下浅刺时,针尖斜向穴点处刺入皮下,然后注射药剂,使觉酸胀即可。若行穴下深刺,针尖应垂直或斜向刺入,达一定深度,觉得酸胀后,先将针筒向上略抽一下,如有血液进入,则须提起少许,避开血管,方可徐徐注入盐水,待酸胀的感觉加强时,即已达到目的。

但是必须注意,如果针尖刺入后,感觉疼痛,即须立刻退出,不能久留或乱捣,避免损伤肌腠。

一般的病例,在注射盐水时,须先将针液加温,但是不宜超过 37℃,治疗间隔以每 1~2 日 1 次为宜。

3. 适应证和禁忌　凡针灸所适应的病证,大都可以采用水针疗法,但急性发热病等不甚相宜。此外对老人、小儿以及体弱者也当慎用,或者一律用皮内注射法。

水针疗法有时也可以配入药效,如以 0.25% 的普鲁卡因注射入穴内,就是经穴封闭疗法。

除此以外,最近还有将抗生素注入腧穴和用紫外线在腧穴部照射等的治疗方法,也都能取得一定的疗效,这是针灸疗法的新发展。

(九) 电针法

本法是结合中医学和现代医学的特长而创造的,目前正在临床上推广应用,而取得了一定的疗效。兹特介绍于后。

1. 电针机的种类　电针机的种类很多,各具不同的特性,若从其输出的电流性能来分类,则有直流机、交流机、断续脉动机、低频率振荡机等数种。下面分别讨论之。

(1) 直流机:这种机器随着取用电源的不同,在装置上有很大的差别。利用市用交流电为电源的,名为全波整流机,其构造是将市用交流电经过真空管的整流以后改变为直流电输出,目前一般机器的能量,电压约为 10 伏特,电流量约 15 毫安。另有一种用直流电作电源的,名为直流控制机,是以蓄电池或若干干电池串联后供给直流电源,通过调节开关而制成,它输出的电压,一般为 6 伏特左右,可以适用于农村。

以上两种电针机使用时,只要打开电源开关,待指示灯发亮后即表示机器已经通电,然后将调节开关旋至电位器上指针指示零度的位置,一面将输出线头分别接于不同的针柄上,徐徐开大调节开关至所需要的电流强度为止。

直流电针机的性能,对若干顽癣、瘰疬等的治疗效果比较好,但是使用时间不宜过久,需要多次变换电极,不然的话,就容易烧伤皮肤。由于直流电针机在使用时常须反复变换电极,所以在机器上大都装有变极开关,只要一扭开关,电极方向就能彼此变换,应用时也很便利。

(2)交流机:此种机器构造简单,比较节约,只要把市用交流电用变压器降压到所需要的强度即可。一般所用的输出电压为 0.1～25 伏特,电流为0.001～0.05 毫安,周率为 50～60 周。使用方法也和直流机相同。由于本机输出电流是交流性质,所以可免去不断变换电极的麻烦。但其泻实的作用不如前者。

(3)断续脉动机:这种机器的构造原理和电铃相似,就是利用电流的磁效应性质,通电于一个线圈使砂铁片发生磁性,吸动一块固定的小铁片,使之输出断断续续的电流,可免直流机持续通电时灼伤皮肤的缺点。因为这种机器接电后由于小铁片的弹动,可以发出一种特殊的信号声,故不必再装指示灯。一般的输出电压为 0.01～0.6 伏特,电流为 0.001～0.05 毫安。可适用于一般的患者。

(4)低频率振荡机:本机对痹证的效果比较好,性质温和,副作用小。缺点是内部构造比较复杂,价值较贵,不能在农村中推广。一般的构造都以市用交流电为电源,通过整流,先使之变为直流电,再通过另一组真空管产生低频率振荡电流。大多数机器的输出周率均在 2 000 周以内,可以根据患者的需要,随意选择。输出电压为 0.01～40 伏特,电流为 0.01～3 毫安。

使用本机时,打开电源开关,将输出调节器的指针置于零位后,先将频率调节在所需的位置上,然后将连针柄,徐徐加强电力,到患者感觉舒快时为止。

2. 电针的操作法　电针的操作必须以毫针刺法为基础,施术部位一般也均和毫针取穴一致,其通电的作用,很像温针的燃艾,因此,各种进针、出针、体位、深浅、方向等操作规范也都和毫针相同,所异者,就是通电过程中的若干问题。兹分述于下。

(1)通电:毫针刺入组织后,在留针期间,将电针机的出力线分别接于针柄上(通常出力线端都有夹子,只要用夹子夹住针柄,电流就能接通),然后开大调节开关,使电流由小增大,直到患者自觉舒快时为度。切忌忽大忽小,或者电力由小突然加大,这样都会使患者难以忍受,以致发生惊跳或肌肉拘急等反应,严重时，甚至可以因此而引起晕针。

（2）分流：所谓分流，乃是出力线不敷应用时的一种措施。倘若患者针刺的部位较多，需要通电的出力线不够应用，这时可另用导线分别并联于未通电的针柄上，就能使比较多的毫针上同时有电流通过。此种方法在同时有两个患者需要施术时也可应用，能够补充电针机不足的困难。但是也不能无限度的增加，通常略增二三对是可以的，分流过多的后果，必然会使电流相应减弱，这对治疗效果会有一定影响。

（3）断电：在施术完毕后必须首先除去电流的刺激才能出针，移去电源的过程称作"断电"。断电时应该使电量由大到小，逐渐减弱，最后降至零度，然后关闭电源开关，在针柄上除去出力线即可。

（4）通电时间：通电的时间须结合疾病的虚实而决定，一般地说，虚证通电时间宜短，电流不宜太强；实证通电时间可酌量延长，电流也可适当加强；但是部分体质衰弱或对电针有过敏反应的患者，虽患实证也不能通电时间过长、通电量过大，甚至必须考虑列入禁忌之例。通常的情况，通电时间以 15～40 分钟为最宜。在此时间内，并须每隔 15 分钟将针捻动 1 次，以便提高疗效（行针时必须断电）。

3. 电针机的检查和修理　检查电针机是否正常，可以把出力线放在舌尖上试探（两极不能衔接），轻轻拨动调节开关，观察发麻的感觉是否随着开关的大小而增减，如感觉增加过快、过强或过弱，都表示机器发生故障，必须及时进行修理。修理电针机，由于技术比较复杂，所以如果医生没有足够的电学知识和必要的检修器具的话，最好不要自己随便拆修，以免损坏机件，反而难以修复。

4. 电针疗法的适应证和禁忌　电针疗法的适应证目前还在研究摸索阶段。一般地说，凡是可以用毫针治疗的疾病，都可应用电针，但是在抽搐、震颤、癫痫等无法留针的患者不能应用。同时体质十分瘦弱，对电针疗法敏感的患者也须禁忌。此外在施术时，还须注意绝缘，不宜用铁床等卧具，以防发生意外。

（十）耳针法

耳针是一种新兴的针灸医疗方法。其实在我国民间早已应用。1956 年山东莱西县卫生院首先报道针刺耳部能够治愈喉痹证。1957 年《德国针灸杂志》转载了法国 P. Nogier 氏有关耳针疗法的论文，于是引起了世界的重视。目前在国内经医务界的临床实践，都认为耳针疗法对某些疾病确实有卓越的疗效。故本书特将其辑入，以供学者参考。

1. 耳针的作用　《灵枢·邪气脏腑病形》说:"十二经脉,三百六十五络,其血气皆上于面而走空窍,其精阳气上走于目而为睛,其别气走于耳而为听。"元代赵以德说:"耳者肾之窍,足少阴经之所主,然心亦寄窍于耳⋯⋯盖肾治内之阴,心治外之阳,合天地之道,精气无处而不交通。"根据以上两段引文,则可见我们的祖先早就知道耳和全身十二经络、五脏六腑的精气相通。为此,针刺耳部能对全身各部起到治疗作用,其理十分明显。

2. 耳针的部位和痛点的检查　当全身不同的部位发生疾病时,在耳部也会出现不同的反应点,这就是"痛点"。耳针疗法必须在这些痛点上施术才能起治疗作用,所以痛点的检查乃是耳针操作过程中的先决条件。检查痛点,首须明确论断,知道疾病所在的部位,然后按下图(图 2-15)在耳部进行检查,用一支 30号的毫针(最好将针尖磨圆些)在左右耳部相应之处试行按压,遇有显著疼痛的区域,就是痛点。在检查痛点时还须注意以下两方面。

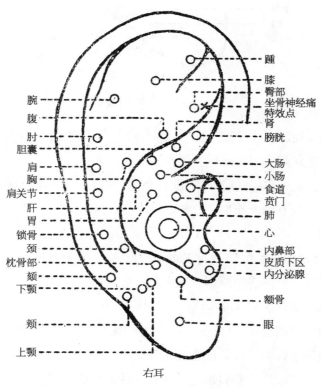

右耳

图 2-15　耳针部位

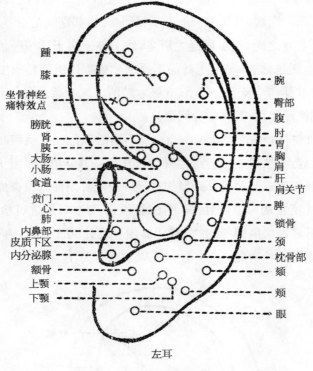

踵
膝
坐骨神经
痛特效点
膀胱
肾
胰
大肠
小肠
食道
贲门
心
肺
内鼻部
皮质下区
内分泌腺
额骨
上颚
下颚

腕
臀部
腹
肘
胃
胸
肩
肝
肩关节
脾
锁骨
颈
枕骨部
额
颊
眼

左耳

图 2-15 耳针部位(续)

（1）如检查规定区域没有痛点时，必须在邻近处寻找，因为在临床上有个别病例其痛点反应区域和附图有所差别。

（2）某些疾病所在部位，若图中没有介绍，则可按其系统或区域进行探查。倘若在检查时发现有两个或更多的痛点，可在压痛最强烈的点上进行针刺，也可两点同时并刺。

3. 针刺的方法　用 0.5～1 寸长的 30 号毫针在两侧耳部痛点上针刺，以深达软骨而不贯穿耳后皮肤为原则。其手法一般均用毫针刺法中的泻法，术后留针 20～60 分钟，留针期间每隔 10～20 分钟可左右捻转 1 次，以加强疗效。

除了应用毫针刺治外，也可在痛点上用埋藏皮内针的方法来进行治疗。一般病例都在使用毫针刺治后即行埋入皮内针，以 7 日为 1 个疗程，并须每隔 3～5 日检查 1 次。适宜于治疗哮喘、遗尿等长期性的疾病。

也有文献报道，在应用耳针的同时，结合针刺其他部位的腧穴施治，其疗效比单独使用耳针者更为显著,可供大家参考。

4. 应用范围 耳针的应用范围,目前尚在继续研究和观察中。根据文献报道,一般以疼痛性的疾病为最适宜。其他如气喘、胃痛、遗尿等证也都有效。今后随着经验的积累,依靠大家的努力,将不断扩大其应用范围,使在针灸医学中做出更大的贡献。

(十一) 挑针法

这是流传在民间的一种针刺方法,又名"截根法"。古代文献未见记载。据目前的报道,以治疗瘰疬病为最佳。兹将其施术部位和方法简单介绍于下。

1. 部位

(1) 背部穴位:用中指同身寸,从大椎穴下量 7 寸,左右横量 1 寸取 2 穴,再向外横量 1 寸取 2 穴,计 4 穴,又下量 1 寸,亦如前法取 4 穴,左右共 8 穴(图 2 - 16)。

(2) 臂部穴位:从曲池穴上量 7 寸,当三角肌终止部,即手阳明经的臂臑穴处。

2. 施术 上面两种施术部位可以任意选择。若用背部穴位,则每次须按 1、2、3、4 的次序轮流取用左右各一穴。操作时先将穴位附近消毒,然后在皮下注入 0.5% 的普鲁卡因 1~2 毫升进行局部麻

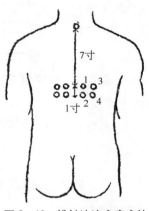

图 2 - 16　挑针法治疗瘰疬的背部穴位

醉,医生先用较粗的钢针挑起施术处的皮肤(不达肌层),次用手术刀开一宽约 1.6 毫米的切口,用针尖挑起皮下的组织纤维割断,再挑再割,直至挑净为止。

手术后再重新进行消毒,如出血不止,可撒上金伤散(《证治准绳》方,药店中有成药出售),并用纱布封固创口,一般 10 日左右即可愈合。

3. 治疗时间 每 3 个星期做 1 次手术,按上穴轮流施治,如果 4 个穴点均已做过手术,第 5 次可仍在第 1 次的部位附近进行治疗,其余依次类推。必要时也可以背部穴位和臂部穴位配合同用,效果会更好。

这种挑针治病的方法,目前适用范围还很狭窄,今后有待于大家的努力,以便推广。

(十二) 漆针法

此法也流传于民间,在浙西一带颇为盛行,因其在施术后皮面上留有蓝色的

针痕,状如漆染,故以为名。漆针的特点是针药并用,于皮肤上放些药物,借针尖刺破皮肤,使药力透入组织而发挥治疗作用。兹将其处方和刺法介绍于后。

1. 处方和制药

(1)处方:乳香、肉桂、乌药、血竭、京墨各等分,酸醋半斤,麝香少许。

(2)制法:先将酸醋煮沸,再将上列药物和匀放入锅内,文火煎沸,贮入清洁器皿内,每天在饭锅中蒸炖,次数越多越好。

2. 施术方法 在患部先将皮肤消毒,铺敷一层药物,一二分厚薄,次用7枚或更多一些的28号毫针扎成一束,于药物上先轻后重地点刺,针尖以刺入皮肤为限度,不宜过深,每一穴点约点刺50次,到皮面稍显凸起时住针,敷以松花粉,然后再刺别处。一般一次以不超过15处为原则。

3. 适应证和禁忌 本法主要用来治疗风湿痹痛诸证,凡一切冷麻不仁,历节痛风,鹤膝风,漏肩风等皆可治疗。但是局部红肿,全身发热以及热痹等阳证病例不宜使用,以防出现不良反应。

4. 术后护理 手术后必须卧床静养1周,并且禁入冷水,以防针处腐溃及失效。

十二、针刺的角度标准

依据腧穴所在部位的不同和使用各种刺法的需要,针刺的角度得有一定的标准(图2-17)。目前常用的有以下三种。

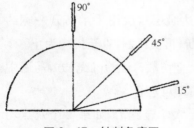

图2-17 针刺角度图

(1)直刺:是90°角垂直进针的姿势。一般肌肉丰厚的部位和使用毫针徐疾、提插等手法以及在温针、火针等刺法中采用最多。

(2)斜刺:针以45°角斜向刺入,适宜于肌肉比较浅薄处的腧穴和使用毫针针芒迎随行气时以及在行温针法时也常采用。

(3)横刺:针以15°角横向皮下刺入,宜于皮肤浅薄之处,如头面部的腧穴;在应用毫针针芒迎随行气时和皮下针法及针芒法时都要采用。

十三、针刺的深浅标准

古人针灸之法,对针刺深浅的法度,均有严格的限制。《灵枢·官针》曾说:

"疾浅针深,内伤良肉……病深针浅,病气不写。"所以在讨论刺法的时候,对针刺的深浅问题也是十分重要的一节。针刺深浅的标准,须从下列几方面来分别决定。

1. 时令 《灵枢·终始》说:"春气在毛,夏气在皮肤,秋气在分肉,冬气在筋骨,刺此病者,各以其时为齐。"这里的"齐"就是"剂"的意思,也就是说针刺深浅的剂量。《难经·七十难》解释说:"春夏者,阳气在上,人气亦在上,故当浅取之;秋冬者,阳气在下,人气亦在下,故当深取之。"春夏两季,万物生发之时,气候温暖,人气在上,在皮毛,邪之所中也浅,针刺当然不宜过深;秋冬两季,物主收藏,天寒地冻,人气在下,在分肉筋骨,邪气入中较深,所以针刺也当深入,这样才能祛除病邪。

2. 体质 《灵枢·逆顺肥瘦》说:"年质壮大,血气充盈,肤革坚固,因加以邪,刺此者,深而留之;此肥人也,广肩,腋项肉薄,厚皮而黑色,唇临临然,其血黑以浊,其气涩以迟,其为人也,贪于取与,刺此者,深而留之……瘦人者,皮薄色少,肉廉廉然,薄唇轻言,其血清气滑,易脱于气,易损于血,刺此者,浅而疾之……婴儿者,其肉脆,血少气弱,刺此者,以毫针,浅刺而疾发针,日再可也。"根据这段经文,我们可以归纳出:凡是年岁青壮,体质胖硕,血气充盈,骨节坚实,皮厚色黑者都宜深刺;年事衰老,体弱瘦削,血气不足,骨节松弛,皮薄色白者宜于浅刺;妇人新产,久病亏损,小儿肉脆,元气不充者,均宜浅刺。总的说来,体质和刺的关系,决定于下列三方面。① 胖人肉厚者深刺,瘦人肉薄者浅刺;② 气血充盈者深刺,气血衰少者浅刺;③ 老弱妇孺者浅刺,少壮强实者深刺。

3. 疾病 疾病的机转,是千变万化的,病位有表里深浅的不同,病型有寒热虚实的差别,因此针刺的深浅,当然也必须随着病情而有所变化。《素问·刺要论篇》说:"病有浮沉,刺有浅深,各至其理,无过其道,过之则内伤,不及则生外壅,壅则邪从之,浅深不得,反为大贼,内动五藏,后生大病。"可见针刺深浅不得其法,对疾病来说也是不利的。兹从病位和病型分别讨论之。

(1)病位:人体有表里之分,在外者为筋骨皮肉,在内者为五脏六腑,而经脉则介乎其间,邪气之入中,故亦有深浅之别。《素问·刺要论篇》说:"病有在毫毛腠理者,有在皮肤者,有在肌肉者,有在脉者,有在筋者,有在骨者,有在髓者。"所以针刺的深浅也当有一定的分寸,必须适当其度,不可过深或过浅。为此,《素问·刺要论篇》和《素问·刺齐论篇》曾作了反复告诫。兹据原文之意简介之(图2-18)。

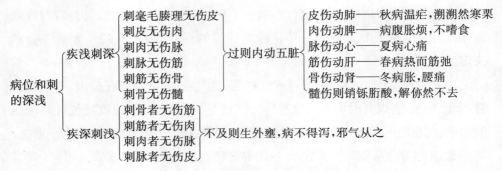

图 2-18　针刺深浅与病位的关系

（2）病型：在前面刺法的作用中已经说过，"诸病皆生于气"。气之与病，既然有如此重大的关系，当然在各种类型的疾病中，也必有其重要的地位，概括地说，热证气滑，寒证气涩，虚证气虚，实证气实，这是不变的法则。针刺既是调气的作用，故也应分别权变。《灵枢·根结》说："气滑即出疾，其气涩则出迟，气悍则针小而入浅，气涩则针大而入深。"《灵枢·终始》也说："一方实，深取之……一方虚，浅刺之……脉实者，深刺之，以泄其气；脉虚者，浅刺之，使精气无得出。"热证气行滑疾，易于散泄，所以不能深刺久留，必须浅刺速出，无令真气泻泄过多；寒证气涩行缓，难于得气，所以必须深刺久留，以待气至；实证邪气有余，脉实气实，当然要深刺以泄其邪气；虚证精气内夺，脉虚气虚，唯有浅刺，少使精气损耗。

4. 部位　人体的头面躯干，四肢百节，其皮肉之厚薄坚脆各有不同，内部脏器的所在也各有区别，所以刺法的深浅也须随着变化。总的原则，如《灵枢·阴阳清浊》说："刺阴者，深而留之；刺阳者，浅而疾之。"所谓"阴"就是指四肢的内侧和腹部手足三阴经脉所过处，该部肌肉丰厚，宜于深刺；"阳"就是四肢的外侧和背部头面手足三阳经脉循行所过处，其处多筋多骨，皮肉浅薄，故宜浅刺。另一方面，"阳"也就是指腰以上的胸背部，乃是心肺所居之处，当然不能刺深；"阴"就是腰以下，皮肉充实，故可深刺（图 2-19）。各个腧穴针刺的深浅，详见本丛书《陆瘦燕朱汝功论腧穴》。

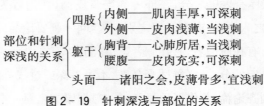

图 2-19　针刺深浅与部位的关系

十四、刺法的适应证

刺法的适应证,范围很广,有人说:"万病一针",虽然针刺法的应用,不能像这句话一样广泛,任何疾病只要一针就能见效,但是在临床上确实有很多疾病针刺能起主治或助治的作用。其范围包括内、外、妇、儿、五官等科的许多疾病以及传染病。还有很多的疾病几乎是难以想象能用针灸来治疗的,例如阑尾炎过去一直被认为必须用外科手术治疗,但是目前在党的中医政策光辉照耀下,使用针灸疗法,也可以治愈。这种伟大的成就,首先必须归功于党和政府的英明领导。所以过去一直被认为不适应于针灸治疗的疾病,目前正在不断发现针灸治疗的新方法,为此,殊难肯定其适应范围。若就其能起主治作用而疗效显著者,举其大端而言,则以气分之病最宜。故对各种痛证,如痹痛、胃痛、头痛、腹痛、疝痛、月经痛等都有显著的疗效。此外,对脏腑气分之病,也有疗效。例如脾气不运而致的消化不良,胃口不佳;膀胱气化不宣所致的癃闭证;气虚而致的遗尿证等。即如若干血分的病,因为气为血帅,所以也能收一定的效果。例如妇女经闭,崩中漏下,吐血咯血,挫闪瘀血等,针刺也能有效。

十五、刺的禁忌

由于针具的改良和方法的改进,对刺的禁忌,目前也已不如古法之严,但是为了能使学者掌握原则起见,还有提出来讨论的必要。

1. 部位的禁忌

(1) 重要脏器所在:《素问·刺禁论篇》记载得非常详细,例如:"刺缺盆,中内陷(中肺),气泄令人喘咳逆。""刺膺中陷,中肺,为喘逆仰息。""刺中心,一日死。""刺少腹,中膀胱,溺出,令人少腹满。""刺头,中脑户,入脑立死。"虽然《内经》中仅仅指出了心、肺、膀胱、脑等几个部位,但是实际上如果把肝、脾、胆等刺伤了,也往往会造成内出血,或者胆液外流而引起种种不良后果,所以应当十分谨慎,不可粗鲁大意,避免造成不幸事故。

(2) 重要血管所在:凡人体重要血管的所在处,尤其是动脉,均须避免刺伤。《素问·刺禁论篇》也记载说:"刺郄(膝腘部)中大脉,令人仆脱色。""刺气街中脉,血不出,为肿鼠仆。""刺阴股,中大脉,血出不止死。""刺跗上,中大脉,血出不止死。""刺面,中溜脉,不幸为盲。""刺舌下,中脉太过,血出不止,为痞。""刺臂太阴脉，出血多，立死。""刺足少阴脉，重虚出血，为舌难以言。""刺匡上陷骨中脉，为漏为盲。""刺客主人内陷中脉，为内漏为聋。"可见古人在刺伤大血管后，引起伤亡事故的惨痛教训中，积累了不少的经验，可以作为我们临床上的参考。

此外，刺手鱼腹（鱼际），内陷可以为肿；刺关节太过，液出而会屈伸不利；刺阴股下 3 寸，内陷，会使人遗溺；刺膝髌部，液出可以引起跛足等，也都是古人的经验，亦须重视。

2. 腧穴的禁忌　禁针的腧穴，基本上也是根据上面所述的情况而产生的，兹列举如下。

（1）禁针穴：神庭、脑户、囟会、玉枕、络却、承灵、角孙、承泣、神道、灵台、膻中、五里、青灵、神阙、横骨、气冲、箕门、承筋、水分、会阴、乳中、三阳络、急脉、伏兔。

（2）不可深针穴：缺盆、云门、肩井、上关、人迎、鸠尾。

（3）忌出血穴：然谷、冲阳、复溜、颅息。

（4）孕妇禁针穴：合谷、三阴交、缺盆，腹部腧穴不可深针，腰骶部腧穴不可重泻。

（5）妇女禁刺石门，针之不幸，有绝子不孕之虑。

3. 临时情况不良的禁忌　《素问·刺禁论篇》说："无刺大醉，令人气乱，无刺大怒，令人气逆，无刺大劳人，无刺新饱人，无刺大饥人……无刺大惊人。"《灵枢·终始》也说："凡刺之禁，新内（音纳，房事之意）勿刺，新刺勿内；已醉勿刺，已刺勿醉；新怒勿刺，已刺勿怒；新劳勿刺，已刺勿劳；已饱勿刺，已刺勿饱；已饥勿刺，已刺勿饥；已渴勿刺，已刺勿渴；大惊、大恐，必定其气，乃刺之；乘车来者，卧而休之，如食顷，乃刺之；出行来者，坐而休之，如行十里顷，乃刺之。凡此十二禁者（不足十二禁，但原文如此），其脉乱气散逆，其营卫经气不次。"从以上《内经》的引文中，我们可以看到，在针刺的事先和事后，必须注意患者的起居生活情况，凡大怒、大恐、大劳、大醉、过饥、过饱、房事、车舟之后，往往情绪不定，气血的循行失常，在这种时候进行针刺，常可造成晕针的事故，或不能得到应有的疗效，所以不可不慎。

4. 疾病情况不良的禁忌

（1）形气不足气血大伤者不可刺：《灵枢·五禁》中记载说："形肉已夺，是一夺也；大夺血之后，是二夺也；大汗出之后，是三夺也；大泄之后，是四夺也；新产及大血之后,是五夺也,此皆不可泻。"从上文五夺的情况来看,皆属元气耗伤,气血大亏的一种病理情况。《灵枢·根结》也说:"形气不足,病气不足,此阴阳气俱不足也,不可刺之,刺之则重不足,重不足则阴阳俱竭,血气皆尽,五藏空虚,筋骨髓枯,老者绝灭,壮者不复矣。"所以在针刺之前,还必须观察患者的形色,如面色苍白,气少脉微,形瘦骨烁者,俱应禁针,不可重虚其虚,以致造成严重的医疗事故。

(2)脉症不符者不可刺:《灵枢·五禁》还记载说:"热病脉静,汗已出,脉盛躁,是一逆也;病泄脉洪大,是二逆也;著痹不移,䐃肉破,身热,脉偏绝,是三逆也;淫而夺形,身热,色夭然白,及后下血衃,血衃笃重,是谓四逆也;寒热夺形,脉坚搏,是谓五逆也。"从这五逆的病情来分析:第一逆,热证之脉,本应洪数,今反见静,此是邪盛正衰,阳证见阴脉,汗已出,邪气应从汗解,脉应平静,今见躁疾,是汗出伤津,邪气反盛之候,所以是一种逆证;第二逆,凡泄泻之脉,本应沉弱,今脉洪大,此乃阴泄于下,阳盛于上,阴阳决离,所以是第二种逆证;第三逆,著痹者,本为湿气偏胜之病,今䐃肉已脱,而复身热,此是湿邪伤形,化热成痿之候,脉宜洪盛,今反偏绝者,乃脾胃之气已败,故亦为逆证;第四逆,好淫而损精,形肉已夺,此必精血耗伤已甚,色夭而白,血气大衰之候,而身反发热,是乃阴虚阳浮的虚热,而复阴络被伤,衃下不止,且甚重笃,此阴虚火旺之证,阴血日亡,阴邪愈张,阴阳相格,何有久持,所以是第四种恶性病理的逆证;第五逆,寒热交作而已夺形,此必正气大伤,脉反坚搏,是邪气正盛,邪实正虚,故为五逆。这五种所谓逆证的病理,皆是十分严重的疾病,苟一失治,患者立刻可以转归于死亡。因此,窦汉卿大声疾呼:"慎之,大患危疾,色脉不顺而莫针。"遇到这类脉症不符的疾病,医者必须十分谨慎。因为这五种逆证,都是正虚邪实,阴竭阳越,脾胃气败的坏证,医者欲泻有余之邪,而又忌于正虚。例如,阴虚发热,血衃之证,意欲泻火,又恐徒损虚浮之阳,若火气不除,血衃又不能止。又如湿热郁蒸,破䐃脱肉,痿痹之证,本当独取阳明,调补脾胃,以图治之,但是脉气偏绝,脾胃已败,补之也难即复。这样的病,使得医生左右为难,不论针治服药,皆有所顾忌,何况施行针刺,古人素有泻多补少之说,医生如果技术未精,稍一刺泻过度,即易损伤正气,在此危急的逆证病例中,岂容一再失误呢? 所以总须慎重为是。

(3)死期不可刺:凡病皆有逆顺,顺者易治而愈,逆者往往不治而死。上段的五种逆证,我们已可见到其病理上的复杂性,知其施治的困难。《灵枢·玉版》

复有逆病的死证记载,其文如下:"腹胀、身热、脉大,是一逆也;腹鸣而满,四肢清泄,其脉大,是二逆也;衄而不止,脉大,是三逆也;咳且溲血,脱形,其脉小劲,是四逆也;咳脱形,身热,脉小以疾,是谓五逆也。如是者,不过十五日而死矣。其腹大胀,四末清,脱形,泄甚,是一逆也;腹胀便血,其脉大,时绝,是二逆也;咳溲血,形肉脱,脉搏,是三逆也;呕血,胸满引背,脉小而疾,是四逆也;咳呕,腹胀,且飧泄,其脉绝,是五逆也。如是者不及一时(即一周时,也就是一天)而死矣。工不察此者而刺之,是谓逆治。"以上这十种逆病的死证,兹据病理解释如下。

1) 十五日死的逆证:第一逆,身热脉大,加以腹胀,这是表里之邪俱盛,所以是一逆;第二逆,腹鸣而满,四肢清冷,复兼下利清谷,这显然是属于阴证,脉象本应沉细,而反见洪大者,是阴证见阳脉,脉症不符,故亦为逆;第三逆,鼻衄不止,亡血伤阴,而脉大者,是阴虚于内,阳气浮越之故,阳邪不降,则衄不可止,衄血不止,则浮越之阳愈不能潜,转相因果,所以是三逆;第四逆,咳嗽,溲血,而且脱形,此肾阴亏损,精血已枯,阴虚火旺,热结下焦,上烁肺金所致,今脉见劲小,是火犹未衰,损络伤津,精血不复,故为四逆;第五逆,咳嗽,脱形,身反发热,此是真阴已亏,虚阳外越之候,脉小以疾,是阳邪正盛,未有欲敛之象,故为五逆。这五种逆病,虽然均属死证,但阳气尚在,所以还有待于时日,不致旦夕而毙。

2) 一日死的逆证:第一逆,腹大者,最忌中虚,今复见四肢清冷,脱形泄甚,此是脾元已败,后天之生气已绝,阳气将去之候,故为一逆;第二逆,腹胀者,阳虚于内,运化无权之故,便血者,阳虚不能摄血之故,若脉大,则浮越之阳尚有一线之牵,还可假以时日,今复见结代,是孤阳将脱之兆,当然是逆证了;第三逆,咳而溲血,兼之形肉已脱,此与前段十五日死的第四逆近似,亦火盛水亏之候,而本证肉脱者,脾气已败,脉复搏击,是真脏现,死在旦夕,故为三逆;第四逆,呕血,胸满引背,此乃胸中阳虚,不能运化,不能摄血之故,脉细而数,心阳将竭,故为四逆;第五逆,咳而兼呕,上焦受病,兼以腹胀,中焦邪实,再加飧泄,下焦虚寒,三焦皆病,而脉又不至,有邪无正,死在眉睫,故为五逆。这五种逆证,从病理上说,都是阳气将脱的危证。《素问·生气通天论篇》说:"阳气者,若天与日,失其所,则折寿而不彰。"所以患者的生命不过一时片刻而已。

这样危险的疾病,已至阴阳离脱的境地,去死不远,针刺恐亦不能收效,所以也列为禁例。

十六、特殊情况的处理

1. **拔针困难** 拔针困难的原因,归纳之,不外以下三点。

(1)针丝弯曲:这种情况,多由进针后或留针时,患者的体位移动,骨骼肌肉的牵引,使纤细的针体折弯或屈曲,以致造成出针困难。这时千万不可用力硬拔,以免损伤患者肌腠,增加患者的痛苦,医生应该首先纠正患者体位,使维持进针时的原来姿势,左手按定皮肤,右手顺着针丝折曲的方向,缓缓退出。

(2)肌肉纤维缠绕:在施术时,有因针身先有剥蚀伤痕,或者由于旋捻太紧,致使肌肉中的纤维缠住针身,而不易拔出。这时宜或左或右地从反对方向捻转,以使缠住的纤维松释,然后才可轻轻地慢慢退出。如用力拔针,不但会使患者感觉剧痛,而且由于针身已经剥伤,常可因此而折断,造成折针的事故。

(3)肌肉的紧张:患者肌肉的过度紧张,也可吸住针身,使得出针困难。在这种情况之下,医生可用指摄法,于施术部上下,反复切压,或者在距离施术穴旁相去一二寸处再进一针,这样可以解除肌肉的痉挛,即能将针起出。

2. **拔针后的酸胀感** 一般的情况,针刺时患者虽有酸、胀、重、麻等感觉,但是出针以后即应消失。若出针后患者仍有酸重的感觉,就是针刺的后遗感,这种感觉有时甚至持续一二日才能消失。其原因或由于施术时手法太重,捻运或提插的时间过长而致;或因针刺时得气未散,酸重的感觉尚未消失,即行出针之故。若要解除这种后遗感,医生可于酸胀感的附近,施以按摩,往往可以立刻消失。如其不然,则应告诉患者,不必惊慌,待一二日后,会自然消失,且对健康无害。

3. **拔针后的血肿和出血现象** 倘使医生施术时粗心大意,往往会刺伤皮下的血络,而使血液溢出,流入皮下,就可发生血肿,皮下显现青紫色的血癥。若针孔未闭,血液溢出皮肤之外,就成流血。这些现象,形似可怕,但是一般不会有十分严重的后果。因为针刺造成的血络损伤,都很轻微,很快就能自己结痂封闭,决不致造成长时间的流血,肿块或癥痕亦很快就能自然消失。如欲处理,流血者可用棉花扪住针孔,揉压片刻,即能止住;血肿者可在肿处按摩,或用热水袋敷罨,可以加速消退,很快痊愈。

十七、针刺事故的处理

1. **折针事故** 在针刺过程中,医生和患者若粗心大意,有时刺入皮肤的针体往往会折断而造成折针事故，如不妥善处理，会给患者带来不必要的痛苦。下面分三点来讨论。

（1）折针的原因

1）针体原来有伤痕，失于检查。

2）患者体位变动，针体折曲。

3）医生的技术尚未熟练，遇有涩针时仍强力捻旋。

4）患者的肌肉强力挛缩，将针折断。

（2）折针事故的处理：发生折针事故以后，医者和患者千万不可慌张，必须保持镇静，使全身肌肉松弛，然后纠正体位，不能乱动（因为随意乱动，往往可使针身陷入深部，所以必须注意）。如针身外露在皮上者，可用镊子挟住断针，缓缓拔出之；如针身微露在皮上，医生可用拇示两指，压迫两旁的皮肤，使断针更加显露，然用镊子拔出；倘断针深入皮下，则必须将患者转外科诊视，用手术取出。

（3）预防折针的方法

1）平时勤于检查，若发现针身已有剥蚀的痕迹，即当弃去不用，尤其是针身和针柄相接处，最易锈蚀，必须十分注意。

2）进针后，须嘱咐患者，不要乱动，不要太紧张；医生施术，倘觉针下沉涩，即须注意，千万不可强力捻运。

3）进针时，不可将针身全部刺入皮内，须留二三分在外，以防针柄针身相接处折断时，可以用镊子拔出。

2. 晕针事故　晕针也是针灸治疗过程中常见的一种现象。虽然一般的情况危险性不大，患者往往能够自己苏醒，但若处理不当，麻痹大意，也有造成伤亡的可能，所以必须十分注意。晕针事故固然危险，但有时却能取得特殊的疗效。这种情况，清代李守先将其解释为"气血交泰"的缘故。虽然如此，但在临床上仍须设法避免，以防不测。

（1）晕针的原因

1）患者体质虚弱，胆小惧怕，精神紧张所致。

2）久病元气虚损，或则患者气血散乱，以及大汗、大泄、大出血之后，气血两亏者，皆易发生晕针。

3）医生施术时手法太重，患者难以忍受，也易致晕针。

（2）晕针的症状：在将要发生晕针之时，患者往往先有前兆，如恶心、头晕、面色改变、心烦、胸闷、四肢发冷等；若晕针已经严重，则可发生昏厥，患者人事不省，冷汗淋漓，面色苍白，口唇、爪甲青紫，肢冷脉伏，二便失禁，险状丛生，甚至死亡。

（3）晕针事故的处理：在将要发生晕针时，应即停针，勿再捻运，若患者取坐位的，应立即扶其躺下，饮以热茶，或白兰地酒少许，略卧片刻，即可恢复；若已至昏厥，则须用手指重掐人中，或用针刺，再灸百会，补足三里，往往可以解救。

（4）预防晕针的方法：可在针刺时尽量令患者采取卧位，医者施术时必须随时注意患者的神色，如神色有变，即应停针，不可再事捻运，以防晕针。

3. 刺伤内脏　针灸医师如若不懂针禁，不知五脏部位所在，针刺过深，提插过度，有时可以损伤内脏，造成伤亡。在临床上如针刺胸背部腧穴，损伤肺脏时，常令人咳嗽、气急，这是肺膜破裂，发生气胸所致；刺腹部过深，如胆囊受伤，胆汁外流，或肝脾受伤，血液外溢，若膀胱被损，尿液流出，皆足以引起炎症，发生腹痛。所以针刺后若患者呼痛，或气促唇青者，必须立刻进行急救，不可听其自然，致令死亡。

第三章　灸　　法

一、什么是灸法

灸法也是一种远古遗留下来的医术，由于其操作比较简单，只要能掌握若干腧穴以及施灸的壮数，就可以治病，经济便利，安全可靠，所以在民间流传颇广，很久以来，一直受广大劳动人民欢迎。

"灸"字，《说文解字》解释作"灼"，就是灼体疗病的意思。操作时用陈久的艾绒或其他易燃的物品为燃料，烧灼或熨烫体表的腧穴部，借灸火的热力，透入肌肤，以起温经散邪，和通气血，回阳起陷的作用，这就是"灸法"。施灸时，燃烧用的物品称为"灸炷"，用艾绒制成的称为"艾炷"。一炷称为一"壮"，施灸几个艾炷就称为几壮。这些乃是灸法中基本的学术用语，必须首先了解。

二、施灸的原料

1. 艾的性能和作用　灸法的种类虽多，但是大多需用艾绒作燃料。"艾"是一种菊科植物，在本草书籍上归属隰草类，遍地皆生。药用者以蕲州所产为佳，因其得土气之宜，叶厚而绒多，用以为药，功力最大，称为"蕲艾"。

艾属多年生草本植物，春天生苗，茎高二三尺，叶面深色，背作灰白色，生绒毛，形如菊叶，有芬芳香味，夏秋之季，梢上开花，色淡褐，花冠为筒状，微有气息。入药单用其叶，多于初夏五月间采集，晒干备用。艾的性味和功能，清代吴仪洛在《本草从新》中说："艾叶苦辛，生温熟热，纯阳之性，能回垂绝之元阳，通十二经，走三阴，理气血，逐寒湿，暖子宫，止诸血，温中开郁，调经安胎……以之灸火，能透诸经，而除百病。"由于艾叶性质的温暖，所以能振扶元阳，又因气味的辛烈，故能通行诸经，调理气血，辛主散寒，苦主燥湿，故以此作为施灸的燃料，自然是十分理想的了。

此外，艾绒还有一个特点，就是燃烧时火力温和，能直透皮肤、肌肉的深处，使人有舒快的感觉，若以其他物品代替，则往往使人灼痛难忍，而且效果也不如艾灸显著,故几千年来,一直相沿为用,未能找到更好的代用品。

2. 艾绒的采制和选择　制艾的方法,古人于农历五月初五采摘艾叶,晒干后入石臼内,用木杵捣熟,筛去渣滓,捣至烂如棉絮,然后除去杂质,焙燥备用,就是艾绒。

艾绒质地的选择,对施灸的效果也有影响。劣质艾绒,燃烧时火力暴躁,易使患者感觉灼痛,难以忍受,且因杂质较多,燃烧时常有爆裂的流弊,所以选择上品为宜,并且愈陈愈佳,因为新产的艾绒,内含挥发性油质较多,灸时火力过强,所以用陈者为上。兹将艾绒质地优劣的鉴别,列成表 3-1,以供参考。

表 3-1　艾绒品质优劣

优　　质	劣　　质
陈者为上	新产为下
青黄色者为上	黑褐色者为下
细如绒者佳	纤维不清者劣
质纯者佳	有杂质者劣
柔软者佳	粗硬者劣
干燥为上	潮湿为次
易燃而中途不熄者上	反之为次

3. 艾绒的保藏　艾绒以陈者为上,所以需要经久保藏。因其性质易吸水分,故易受潮,保藏不善,且易霉烂虫蛀,因而影响燃烧。为此,平时须保藏在干燥之处,或密置于有盖的罐子内,遇有良好的天气,应常于日光下曝晒,尤其在梅雨季节,更应注意。

三、灸的作用

1. 温经散邪　前章刺法的作用中,已经谈到了气和血的相互关系,气行则血行,气止则血止,血气在经脉内流行,完全是因为有"气"的推送所致;至若以"气"的性质言,其本身流行的快慢,又随种种原因而变异,譬如:逸则气滞,寒则气收,热则气疾,思则气结……凡此诸因,皆足以影响血气的流行,而变生百病。兹就寒热两种原因对气血的关系来说,气温则血滑,气寒则血涩,所以朱丹溪说:"血见热则行,见寒则凝。"其实也是因为气的作用。针对了这种关系,所以凡是一切气血凝涩,没有热象的疾病,都可以用温气的方法来进行治疗。在针灸方面,欲达到此种目的,就须应用灸法,借灸火之力,温通经气,使起去壅决滞的作用。《灵枢·刺节真邪》说:"脉中之血,凝而留止,弗之火调,弗能取之。"《灵枢·禁服》也说:"陷下则徒灸之,陷下者,脉血结于中,中有著血,血寒,故宜灸之。"从这两段经文中,我们可以更进一步地理解到,火灸之所以能有温经行血之效的原理了。加以灸必用艾,而艾的性能又有通诸经,逐寒湿的特点,两者相辅,更能加强其治疗效能。故在临床上艾灸可以用治一切寒湿痹痛,沉寒结冷之疾,就是因其有温经散邪的作用之故。

2. 引导气血 艾灸对于气血的运行,还能使其引而下之,推而上之。因为艾灸能行气行血,所以若将其施治于上实下虚,阳气浮越的肝阳证或薄厥证时,可有引导气血下行的作用。《灵枢·阴阳二十五人》指出的"气有余于上者,导而下之"之法,就可用灸治下肢部的足三里穴或涌泉穴来达到这种目的。若在上虚下实,气虚下堕的病例,如脱肛、阴挺、久泄等病,也可用灸治巅顶部的百会穴来提升阳气,这就是推而上之之法了。

3. 扶阳固脱 人生赖阳气为根本,得其所则人寿,失其所则人夭,故阳病则阴盛,阴盛则为寒、为厥,或则元气虚陷,脉微欲脱,当此之时,就要用艾灸来温补虚脱的阳气。由于艾叶有纯阳的性质,再加火本属阳,两阳相得,故能振复元阳,祛退阴寒,所以在阳虚暴脱的危险中,灸之可有回阳固脱的希望。

4. 防病保健 《千金方》说:"凡人吴蜀地游宦,体上常须三两处灸之,勿令疮暂瘥,则瘴疬温疟毒气不能着人也。"《医说》中也讲:"若要安,三里莫要干。"《扁鹊心书》还说:"人于无病时,常灸关元、气海、命门、中脘,虽未得长生,亦可保百余年寿矣。"虽然古人的话,可能有夸大的地方,但灸法可起防病保健的作用,是可以肯定的了。因为灸法可温阳补虚,灸治足三里、中脘,可使胃气常盛,而胃为水谷之海,荣卫之所出,五脏六腑,皆受其气,胃气常盛,则气血充盈,且命门是人体真火所在,关元是男子藏精、女子蓄血之所,气海为生气之海,一个人如能胃气常盛,阳气充足,精血不亏,自然诸种病邪不易侵袭。因此,古人所说,必有其临床实践的经验为根据,可以作为我们的参考。

四、灸法的适应证

基于以上的作用,故艾灸一般适应于慢性久病以及阳气不足的疾病。阳虚痨、水肿病、痰饮病、冷哮、阳痿、遗尿、久痢、久疟、癫痫、痹痛、胃痛、疝气及妇人气虚血崩，老人阳衰多尿，男子羸瘦少气，婴孺疳积等病证，皆可用灸。

其他如中风脱证、霍乱脉绝、大汗亡阳、气虚暴脱等一切凶危之证，也可应用灸法来急救。

此外，在外科方面，如痈疽初起、瘰疬、瘿瘤、阴疽、流注等也可用灸。

伤寒热病方面，张仲景曾提出了三阴证可灸，但阳证下陷而寒化者，也可考虑灸治，反之三阴证中，兼有热象者，反而不宜施灸。

总的说来，灸法的适应证一般以阴证为宜。

五、灸的禁忌

1. 部位的禁忌　有关部位的灸禁，在历代文献中，记载很不一致，互有出入。兹将针灸文献所载的 51 禁灸穴列举如下：哑门、风府、脑户、素髎、承光、天柱、睛明、攒竹、颧髎、口禾髎、迎香、下关、头维、承泣、人迎、临泣、耳门、瘈脉、丝竹空、天牖、渊液、石门、乳中、鸠尾、腹哀、周荣、心俞、白环俞、脊中、天府、经渠、鱼际、少商、阳池、中冲、肩贞、隐白、漏谷、条口、犊鼻、阴市、伏兔、阳关、申脉、委中、殷门、承扶、地五会、髀关、气冲、阴陵泉。

从以上 51 穴的所在部位来看，大都在重要脏器和血管的有关所在，当然应该禁灸。其他在头面部、四肢末梢部，因为是阳气所会、所本之处，故亦当慎灸。此外，如筋肉结聚处、皮肤浅薄处，皆当少灸。在妇人方面，妊娠时期不宜在腹部施灸。

2. 体质和病情的禁忌　凡一切阴虚火旺的体质和疾病皆应禁灸。例如阴虚痨瘵、咯血吐血、心悸怔忡、肝阳头痛、多梦遗精等证，皆不可灸。此外，一切阳证，也不宜灸。如发热汗出，神昏谵语，中风实证，阳明胃实等证也须禁忌。

若以脉象和舌苔来辨别灸的禁忌，则凡洪、大、弦、数、滑、实等脉以及舌苔光绛、黄糙等候，均为阴津已亏，阳热有余之证，都不能使用灸法。

所以应灸与否，医生必须及时掌握，不可因循失时。《金匮玉函经》中曾说："不须灸而强灸之，令人火邪入腹，干错五藏，重加其烦而死；须灸而不与灸之者，令人冷结重凝，久而弥固，气上冲心，无地消散，病笃而死。"因为"火"性属阳，不当灸而妄施艾焫，则火邪内攻，可以焦骨伤筋，灼耗阴血，添助有余之阳气，所以患者往往会体温升高，目赤头昏，大便不通，甚至发生吐血、烦心等种种不良反应,严重时火毒攻心,可以引起死亡。反之沉寒痼冷,气血凝涩之疾,"弗之火调,弗能取之",则又必须及时施灸,不要因循,因为非灸则寒不可除,脉不可通,积久生变,也有造成危险的可能。故医者在临证施术之际,必须精确辨证;凭证论治,一定要切实地掌握八纲,不可胶柱鼓瑟,执而不化,这对中医的整体治疗精神来说是很重要的。

六、各种不同的灸法

灸的种类很多,方法亦各不相同,从大体上来区别,则可分为明灸和隔灸两类。明灸,就是将艾炷直接放置在穴位上,于皮肤上面着火燃烧,所以又名直接灸,乃是灸法中应用最广的一种。隔灸,又称间接灸,是先用姜、蒜等物,垫置在皮肤上,然后将艾炷放在姜、蒜等上燃烧,其种类很多,下面可一一讨论之。

又有从施灸后遗留的瘢痕,分别为有瘢痕灸和无瘢痕灸两类。有瘢痕灸古人用之最多,就是灸后任其起泡溃烂,事后在施灸部遗留永久性的瘢痕,故以为名;无瘢痕灸乃是灸后不令化脓溃烂,事后也就不会遗留瘢痕,此种灸法今人用之最多,但是效果有时不及前者的显著和持久。下面将古今各种不同的灸法分别讨论之。

1. 蒜灸　此法流传民间已久,用独头大蒜切成薄片,厚一二分,或者将其捣烂制成薄饼,以针刺数小孔,放置于孔穴部或肿疡上(以未溃破化脓者为宜)灸之,炷如黄豆大,每灸 4～5 壮换去一蒜片,每穴一次灸足 7 壮。这种方法,《千金方》记载可治瘰疬,《医宗金鉴》说,用治疮毒,目前临床上多用来治疗肺痨。其法取大椎、陶道、肺俞、膏肓等穴,用前法施灸,每穴 5～7 壮,间日灸治 1 次,连续 2 周后,可以休息 1 周,再继续施灸,3 个月为一疗程,很有效果。

若痈疽疮毒,大痛或麻木者,可先以湿纸覆其上,候先干处为疮头,上置蒜片或蒜饼,即可灸之,每 5 壮换去蒜片。如疮大头多者当以蒜饼摊贴患部灸之,若痛者,灸至不痛,不痛者灸至觉痛,疮色发白,不起发,不作脓者,可以多灸几壮,常可收效。

蒜灸法近来也有人主张用来治疗癌肿,流注,蛇虫咬伤等证,有开结毒,消肿定痛的功效。

〔附〕长蛇灸:本法习用于民间,由来亦很古老,因其在施灸时必须沿脊柱骨铺敷药物,形如长蛇,故以为名,这种灸法,对肺痨等病颇有效果,其法如下。

用大蒜约 0.5 千克,除净蒜皮,在石臼中捣成蒜泥。施术时,患者应取伏卧位,胸腹部用枕芯垫高,以使患者感觉舒适为度,然后自大椎穴至腰俞穴铺敷蒜泥一层,约 2 分厚,2 寸阔,周围用棉皮纸封固,在大椎及腰俞穴部点一凹陷之处,上置黄豆大的艾绒灸之,两端同时着火,连续不断,直到患者自觉口鼻中有蒜味时停火,后以温开水渗湿棉皮纸周围,轻轻除去蒜泥,清心静养。

2. 姜灸　将食用的生姜,切成厚约 3 分的薄片,以针穿刺数孔,上置豆大的艾炷灸之,令患者感觉温热,即须提起姜片,稍停仍放回原处,视皮肤汗湿红润,即可止灸,过久或过重,皆可以使灸处发生水泡,当需注意。姜灸的作用,由于生姜的性味辛温,有温中散寒的功效,便借艾火之助,可以温经行气,逐寒定痛,故可治疗中虚、腹满、胃痛、反胃、疝痛、腹泻以及风寒湿痹等证。

另一方法,将生姜合芋头捣烂和匀,加入适量面粉,制成饼状,敷置患处,有消肿止痛的功能,可治龋齿、喉痹、口噤、腮颔肿大等证。若在饼上施灸 3 壮,效果更佳。

3. 附子灸　也有两种方法:其一,将附子切细研末,在穴位上放妥,以豆粒大的艾炷,连续灸之,并可多灸数壮。由于附子辛温大热,所以可用于回阳救逆,振补虚羸,大有温补元阳的作用,并且还可治疗阳痿、早泄、肾虚火衰等病证。

另一方法,以生川附子为末,黄酒和作饼,如 3 枚古钱厚薄(约 1.5 分),置疮上,以艾灸之,每日灸数壮,但令微热,勿令疼痛,若饼干,易饼再灸。可以治疗疮毒溃疡,气血俱虚,久不自敛,或风寒袭入,血气不行者,务必灸至疮口红活为度,屡有奇验。

4. 豆豉灸　用江西淡豆豉为末,量疮面大小,黄酒和合作饼,厚一二分,推置患处灸之,饼干再易。可以治疗痈疽发背已溃未溃者,如已有溃孔,切勿复置孔上,应于溃孔四周摊豉饼,列艾其上而灸之,但使微热,勿令肉破,如觉热痛,急易之,日灸三度。由于淡豆豉有发汗解表的作用,故得疮面出汗,邪毒散泄,即能获愈,若疮色暗黑者用之最效。

此外《千金方》还说:"用豆豉饼可灸耳聋。"

又法,取豆豉和入胡椒、生姜、青盐、葱叶捣烂为饼,置患处艾灸之,可治疽疮不起发者。

5. 蛴螬灸　蛴螬是化生虫类,即金龟子的幼虫,其状如蚕大,身短节促,足长有毛,用背滚行,生长于树根及粪土中,或旧茅屋上,功能行血去瘀,化结散滞。

所以《医宗金鉴》记载本灸法可治疬瘰恶疮,诸药不验之疾。施灸时,取蛴螬剪去头尾,置疮口上,以艾灸之,7壮一易,不过7只,颇有效验。

6. 黄蜡灸　《医宗金鉴》云:"黄蜡灸法,可治痈疽发背,恶疮顽疮,先以湿面随肿根作圈,高寸余,实贴皮上,如井口形,圈内铺蜡屑三四分厚,次以铜漏杓盛桑木炭火,悬蜡上烘之,令蜡熔化至沸,再添蜡屑,随熔随添,以井满为度;皮不痛者毒浅,灸至觉痛为度,皮痛者毒深,灸至不痛为度,然后去火杓,即喷冷水少许于蜡上,俟冷起蜡,蜡底之色青黑,此毒出之征也。如漫肿无头者,以湿纸试之,于先干处灸之,初起者一二次即消,已成者二三次即溃。疮久溃不敛,四围顽硬者,即于疮口上灸之,蜡从孔入,愈深愈妙,其顽腐瘀脓尽化,收敛甚速。"

《千金方》还记载,以火灸蜡贴唇,可治唇紧。

7. 盐灸　本法只能应用于脐孔处施灸,他处均不能用,故亦可称为神阙灸。以纯白干燥的食盐,填平脐孔,上置大艾炷灸之,如患者的脐孔不是凹形而是凸形的,可用湿面条围脐如井口,填盐其中灸之。这种灸法,对疝痛、腹痛、绕脐痛、下痢等都有效果;对洞泄,往往只要一二次灸治,即能减少次数,以至痊愈;即对顽固难治的五更泻、休息痢,如能耐心久治,也有获愈的希望。此外盐灸神阙,并有回阳救逆的作用,凡大汗亡阳,肢冷脉伏者,可以大艾炷施灸,不计壮数,到汗止脉起为度。

文献方面,如《千金方》云:"用盐灸可治霍乱,霍乱已死有暖气者,灸承筋七壮,起死人,又以盐内脐中,灸二七壮……少年房多短气,盐灸脐孔二七壮。"《外台秘要》云:"霍乱苦闷急满,以盐纳脐中灸二七壮。"《古今录验》云:"热结小便不通利,取盐填满脐中,作大炷灸,令热为度。"

8. 黄土灸　以黄色黏土做泥饼,上置艾炷灸之,对湿疹、白癣及其他因湿毒而致的皮肤病都有效果,这是取土能胜水燥湿之意。施灸时必使温热感觉直透皮肤,否则无效。

此种灸法,《千金方》还记载:"用泥土灸,治疗耳聋有效,方法以泥土作饼子,厚薄如馄饨皮,复耳上四边,勿令泄气,当耳孔上,以草茎在泥饼上穿一小孔,置艾于上,灸之百壮,俟耳中痛不可忍即止,侧耳泻却黄水,出尽即瘥,当灸时,若泥干数易之。"《资生经》也记载:"凡发背率多于背两胛之间,初如粟米大,或痛或痒,人皆慢忽不为治,不过十日,遂至于死。急取净黄土和水为泥,捻作饼子,厚二分,阔一寸半,贴疮上,以大艾炷安饼上灸之,一炷一易饼子,若粟米大时,灸七饼即差，如钱许大，可日夜不住灸之，以差为度。"这种灸法，目前应用者已经不多。

9. 温脐种子灸　此法出《医学入门》，以五灵脂、白芷、青盐各 6 克，麝香 0.3 克，共研为末，用荞麦粉和水制成条圈，围于脐上，将以上药末，实于脐中，用艾灸之，但觉脐中温即止，过数日再灸，不能太过，太过则易生热证。可治脐腹结冷，下元虚寒以及妇女不孕，气虚崩漏，血寒经闭诸证，均有效果。

10. 硫黄灸　此法记载于《东医宝鉴》：可治诸疮久不瘥，变成瘘管者。取硫黄一块，如疮口大小，安置疮上，另取少许硫黄，于火上烧之，用叉尖挑起，点硫黄令著，如此三五遍，以脓水干瘥为度。因为硫黄性温有毒，有温阳杀虫之效，所以用之灸治瘘管，可收良效。

11. 桑枝灸　《医学入门》记载说："治发背不起发、不腐，桑枝燃著，吹熄火焰，以火头灸患处，日三五次，每次片时，取瘀腐动为度，若腐肉已去，新肉生迟，宜灸四周。如阴疮、臁疮、瘰疬、流注，久不愈者，尤宜灸之。"桑枝性味苦平，能利关节，养津液，得火力之助，则能拔引毒气，祛除风寒，所以能补接阳气，去腐生新，故可治疗以上各证。

12. 天灸　又名自灸，以其能起泡如火燎，故名为灸（其实不能算作灸法）。一方用毛茛叶，揉贴寸口部，经宿令该处起泡，可治疟疾。另法用旱莲草捶烂，置男左女右寸口上，使之发泡，也治疟疾。类似这样的方法很多，流散于民间并也见之于历代医籍上的记载。

13. 筒灸　此法今已失传，但是文献上还有记载。《千金方》云："可治耳聋，其法截箭簳二寸，内（同纳）耳中，以面糊四畔，勿令泄气，灸筒上七壮。"又说："治口耳僻，法以苇筒长五寸，以一头刺耳孔中，四畔以面密塞之，勿令泄气，一头内大豆一颗，并艾烧令燃，灸七壮即瘥，患右灸左，患左灸右，耳病亦可灸之。"

14. 太乙神针灸

（1）制针法：艾绒 90 克，硫黄 6 克，麝香、乳香、没药、松香、桂枝、杜仲、枳壳、皂角、细辛、川芎、独活、穿山甲、雄黄、白芷、全蝎各 3 克。

上药研为细末和匀，以棉皮纸一方，将药铺纸上分许，另以纸一方覆其上，层纸层药，上铺洁净艾绒，卷如爆竹形，用木尺或藤条，轻叩令坚，再用桑皮纸厚糊其外，以鸡蛋清通刷黏固，阴干备用，勿令泄气。

（2）用法：先审定应取穴位，或应施灸的部位，做好标记，将针在灯烛或酒精灯上烧透,迅以预先备置的干布,折叠7层,将烧红的一头,裹在布内,对准灸部,随提随按,上下熨烫,使药味透过布层,深入肌肤,直达病所,如患者感觉太热,应略提起,俟热定再灸,针端热尽,再烧再灸,最好能备2支,以便一支燃烧时,用另一支施灸,可使火力不辍,效果更佳。这种灸法,能够温行气血,祛除寒湿,故对一般风寒湿痹,沉痼之疾,皆可治之。又对一切痛证,如腹痛、月经痛、疝痛等,用之皆有良效。且不如艾灸的令人灼痛,使患者当时即能感觉舒快,所以本法在清代曾经风行一时,颇为多数患者所接受,但药品成本太贵,费用较大。

〔附〕雷火针灸:与前法相仿,还有雷火针灸,制针及用法均和前者相同,唯所用药物略有增减而已,兹亦将处方列后。

雷火针方:艾绒90克,沉香9克,木香、乳香、茵陈、羌活、干姜、穿山甲各9克,研末和入麝香少许(制法同前)。

15. 艾条灸 这种方法是近人朱琏所首创,用纯艾绒,卷成条形,在施术部薰灸。兹将制法和用法列下。

艾条的制法:卷艾条的器具,可以用手工卷制香烟的木质卷烟器略为放大改制而成,每条艾条用纯艾6克左右,如需配入药物者,每条加入药末6克,铺于1.1寸阔,6寸长的桑皮纸上,自下而上将其卷成条形,愈紧愈好,纸口用胶水粘固即成,纸皮上可按一定长度印上分寸,以做施灸时的标准,如图3-1。

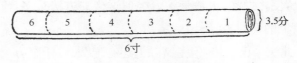

图3-1 艾卷式样

若需加入药物者,处方如下:肉桂、干姜、丁香、木香、独活、细辛、白芷、雄黄、乳香、没药、苍术、川椒。上药各9克,共研细末。施术方法可分以下两种。

(1)温和灸法:此法适用于一般风寒湿痹,欲其起温通作用者。操作时将艾条的一端点燃,先靠近皮肤,然后慢慢提高,至患者感觉有舒快感之时,就固定在这一高度(大约为0.5寸),灸5～10分钟,以局部发红为止(图3-2)。

(2)雀啄灸法:适用于急救,可以起温阳起陷的作用。施术时将艾卷燃着的一端对准皮肤孔穴处,一上一下的晃动施灸,2～5分钟。但是必须注意,不要将灸卷点到患者的皮肤上去,以免灼伤(图3-3)。

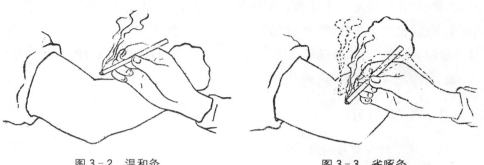

图 3-2　温和灸　　　　　　　　　　　　　图 3-3　雀啄灸

16. **温筒灸**　这是使用一种特制的金属温灸器施灸的方法,有调和气血,温和散寒的作用,故可治疗痹痛诸证。温灸器的式样很多(图 3-4),大多底部均有数十小孔,内有小筒一个,可以装置艾绒和药物(可以参见艾卷灸药方)。应用时只要将放在小筒内的艾绒燃着,置于施灸的部位来回熨灸,就可以起到治疗作用。本法施行于妇女、小儿以及惧怕刺灸者最为相宜,目前应用的人也很多。

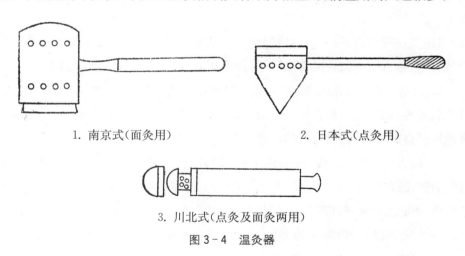

1. 南京式(面灸用)　　　　　　　　2. 日本式(点灸用)

3. 川北式(点灸及面灸两用)

图 3-4　温灸器

七、艾炷的制法和大小标准

上面各种灸法中除了若干特殊的方法外,一般施灸均须应用艾炷。取纯净陈久的艾绒,首先搓成丸形,然后置桌面上,用右手拇示中三指,将其紧捻成圆锥形,上尖下平,以便于置放,且在燃烧时火力由弱渐强,可使患者易于耐受。

艾炷大小的标准,目前都以植物种子的大小来作为比喻,例如:米粒大、麦粒大、黄豆大、枣核大、蚕豆大等。艾炷愈大,火力愈强,古人施灸以用大炷为多。《明堂下经》说:"凡灸炷欲下广三分,不广三分,则火力不达。"这样大的艾炷,殊非一般患者所愿接受,所以现在用于明灸的一般以麦粒大小最为普遍;下广三分,如豆粒大小者,唯于隔灸时应用。

八、灸法的操作

1. **点穴** 针灸疗效的强弱和取穴的准确与否关系很大,所以施灸也必须首先取准穴位。为了防止施术时的差错,在施术之前,应该先用钢笔或墨笔于取准的腧穴部做一记号,然后可以下炷施灸,这种方法称作"点穴"。《千金方》说:"凡点灸法,皆须平直,四体毋使倾侧,灸时孔穴不正,无益于事,徒破好肉耳,若坐点则坐灸之,卧点则卧灸之,立点则立灸之,反此亦不得其穴矣。"所以施灸时不但要取准穴位,加以墨点以防差错外,还须嘱咐患者,不可移动体位。因为体位的变换,可以使腧穴因骨骼、肌肉的牵动而改变位置,这样必然会影响取穴的准确度了。此外,还须注意的是体位必须平直,将拟予施灸的腧穴,明显地暴露在上面,以防艾炷安放得不平正,燃烧时火力不能集中,热力不易深透肌肤,而致减低疗效;同时也可防止施灸时艾炷滚下,烫伤皮肤,给患者增加不必要的痛苦。

2. **置炷** 点穴准确以后,可以先用甘油湿润之,然后将艾炷粘贴其上,可防施灸后起泡,同时也可使艾炷不致滚下。置炷时古人还用葱涎作粘固,是为取其有通阳活血的功效,目前应用的已比较少了。

3. **燃烧** 点火可用线香或纸捻,燃点时必先自艾炷尖端开始,待燃烧至患者感觉灼痛,医者可用手抓爬腧穴四周,以分散其注意力,减轻施灸时的痛苦。待灸炷燃毕,不必去掉艾灰,即以另一艾炷粘上,继续燃烧,直至灸足应灸的壮数为止。

施灸完毕以后,应嘱咐患者注意不可将灸创擦伤,必要时可用苯酚涂敷周围,并用纱布遮盖,以防化脓溃烂(艾炷的施灸情形可见图3-5,图3-6)。

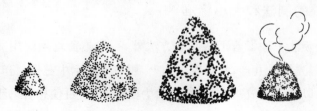

图3-5 艾炷

九、施灸先后的原则

有关施灸时先后的次序原则,《千金方》中记载说:"凡灸,先阳后阴,言从头向左而渐下,次后从头向右而渐下,先上后下。"《西方子明堂灸经》也说:"先灸上,后灸下,先灸少,后灸多,宜慎之。"这种先后顺序,总的原则就是"先上后下,先少后多。"所以要先上后下者,因

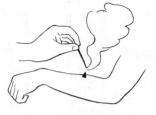

图 3-6 艾炷施灸情形

为欲防止气血被灸火引导上行,而致发生眩昏等不良反应。事实也确是这样,临床上往往多灸上部的腧穴以后,患者常诉说头昏、咽干等不快感觉,这时若在下肢部施灸,即可解除。故掌握先上后下的原则,是施灸时首先需要注意的。其次,先少后多的理由,就是要使艾炷的火力,渐渐由弱增强,以使患者易于耐受,不致令人望而生畏,所以需灸多壮者,必须由少壮逐次增加,或者分次灸之;需用大炷者,可先用较小的艾炷灸起,每壮递增之,或者改用小炷多壮法代替之,这也是必须掌握的重要原则。

十、施灸时艾炷的壮数和大小的标准

《千金方》说:"'黄帝曰:灸不三分,是谓徒冤。'炷务大也,小弱,炷乃小作之,以意商量。"虽然古人施灸,主张用大炷多壮法,但是孙思邈却郑重地提出小弱者必须权变。《医宗金鉴》中也说:"凡灸诸病,必火足气到,始能求愈,然头与四肢皮肉浅薄,若并灸之,恐肌骨气血难堪,必分日灸之,或隔日灸之,其炷宜小,壮数宜少。有病必当灸巨阙、鸠尾者,必不可过三壮,艾炷如小麦,恐火气伤心也。背腰以下,皮肉深厚,艾炷宜大,壮数宜多,使火气到,始能去痼冷之疾也。"根据这些原则,我们可以将其归纳起来领会,凡少壮男子,新病体实的宜大炷多壮;妇孺老人,久病体弱的宜小炷少壮。以部位来论,头面四肢,皮薄骨多,胸膈心肺,二火之地,灸炷均不宜大而多;腰腹皮厚肉深,不妨大炷多壮。以病情来分,若治风寒湿痹,上实下虚之疾,欲其起温通经络,祛散外邪,或诱导气血下行的作用时,不过三五七壮已足,炷亦不宜过大;但在沉寒结冷,元年将脱等疾,要使它起振扶阳气,温散寒结之时,则须大炷多壮,尤其在救急之时,甚至不计壮数,须至阳回脉起,才能止灸(表3-2)。

表 3－2　艾炷壮数大小区别

区分＼壮炷	大炷多壮	小炷少壮
体质	少壮男子，新病体实	妇孺老人，久病体弱
部位	腰腹以下，皮肉深厚处	头胸四肢，皮肉浅薄处
病情	元气欲脱，沉寒结冷	风寒湿痹，上实下虚

十一、灸法的补泻

《灵枢·背腧》说："以火补者，毋吹其火，须自灭也，以火泻者，疾吹其火，传其艾，须其火灭也。"朱丹溪解释说："灸法有补泻火，若补火，艾灭至肉，若泻火，不要至肉，便扫除之，用口吹之，风主散故也。"从朱丹溪的话中，可知补法的施灸，须艾火自灭，使火力缓缓透入深层，故能补虚扶羸，温阳起陷，目前在临床上应用最广；而泻法的施灸，须用口吹，使火速燃，不燃至皮肉即便扫除，力促而短，目的使起消散的作用，唯在外科痈肿时用之。

十二、灸后的调养

古人对灸后的调养颇为注意，《针灸大成》记载说："灸后不可就饮茶，恐解火气，及食，恐滞经气，须少停一二时，即宜入室静卧，远人事，远色欲，平心定气，凡百俱要宽解，尤忌大怒、大劳、大饥、大饱、受热、冒寒。至于生冷瓜果亦宜忌之，唯食茹淡养胃之物，使气血流通，艾火逐出病气，若过厚毒味，酗醉，致生痰涎，阻滞病气矣，鲜鱼鸡羊，虽能发火，止可施于初灸十数日之内，不可加于半月之后，今人不知恬养，虽灸何益。"由于古人施灸多用有瘢痕灸法，耗伤精血较多，所以需要比较周详的护理。今人施灸，一般多用小炷，可不致灸疮溃烂，故都不注意摄养。虽然如此，但对过食、风寒等总以避之为是，不可轻视古人之言，而故意忽略之。

十三、灸疮的引发

《资生经》说："凡著艾得疮发，所患即瘥，若不发，其病不愈。"《针灸易学》也说："灸疮必发，去病如把抓。"在古人的见解中，灸疮必求起发，才能发挥治病愈疾的功效。事实上灸法是一种借火力来治病的方法，火力既深达皮肤内部，外部的组织必然受到损伤，轻者皮肤红赤，重则起泡溃烂。这种溃烂现象，就叫"灸疮起发"。所以灸疮不红不起泡，说明火力未达治病的要求，当然也就不能愈疾了。但是过度的引发究竟有伤元气，同时也不为一般患者所耐受，因此总不宜故意使其起发，这样有利于连续施灸，同样也能治愈疾病。兹为供给读者参考起见，特将古人引发灸疮的方法介绍于下。

《资生经》云：今用赤皮葱三五茎去青，于煻灰中煨熟，拍破，热熨疮十余遍，其疮三日自发；予见人灸不发者频用生麻油渍之而发；亦有用皂角煎汤候冷频点之而发；亦有恐气血衰不发，于灸前后煎四物汤服，以此汤滋养气血故也，盖不可一概论也；有复灸一二壮遂发，有食热灸之物，如烧鱼、煎豆腐、羊肉之类而发。在人以知取之，若任其自然则终不发矣。

十四、灸疮的处理

灸后若局部显现红赤灸痕，可以不必处理，经数小时即可消退而成黄色瘢痕。如已起泡，轻者数日以后会自然吸收，结痂而愈，只须告知患者不要擦破，或用纱布遮盖，也可不作处理。倘灸火较重，水泡较大者，可用消毒粗针穿刺水泡处，压出水液，以赤皮葱、薄荷煎汤，乘温淋洗后，贴上玉红膏（有成药出卖）。如灸疮退痂后，取东南方向的桃枝及青嫩柳枝等分，煎汤温洗，可以保护灸疮，不中风邪。若疮现黑色而溃烂者，可于桃柳枝汤内加入胡荽煎洗，即能生长好肉。如痛不可忍者，加入黄连煎洗，自有著效。如疮久不敛者，此乃气虚之故，当用内托黄芪丸治之。兹附玉红膏方及内托黄芪丸方于下。

1. 玉红膏（《医宗金鉴》） 功能：生肌拔毒，收敛疮口。

当归90克，紫草9克，白芷225克，甘草54克，麻油900克，轻粉180克，白蜡900克，血竭180克。

将当归、甘草、紫草、白芷，浸麻油内一夜后，用文火煎熬，去渣滤清，再熬至滴水成珠，加血竭粉、白蜡、轻粉，调和成膏，用时涂贴之。

2. 内托黄芪丸（《世医得效方》） 主治：灸伤经络，流脓不止，久不差（同瘥）。

黄芪240克，当归60克，肉桂、木香、乳香、沉香各30克。

　　右为末，以绿豆粉 120 克，姜汁煮糊和丸，梧子大，热水下五七十九。

　　如要防止灸疮化脓，在施灸时，当注意热度的强弱，灸炷宜紧而小，这样灸疮的面积不会过大，即使起泡也小，吸收自然较快；若须连续施灸，可先以针刺破水泡，去其皮痂，以京墨汁涂之，这样不但不会化脓，而且结痂甚速。

第四章 拔罐法

"拔罐法"又称吸筒疗法,清代赵学敏称之为火罐气,民间俗呼"拔火罐"。这种方法,初起可能施于外科,在痈疽排脓时应用,当时以牛角磨成筒形吸之,故又名为"角法"。首见于晋代葛洪的《肘后备急方》,他收集晋以前的民间单方,撰著该书,可见本法也必然来自民间。其后唐代的《外台秘要》及历代各家文献中,时有记载。由此可以推知这种方法在我国古代流传广泛,是中医学中一种有悠久历史的医疗方法。

一、火罐的种类和形状

所以称"罐"者,顾名思义,当然是一种四周密封,一端开口的圆柱体,其外形随质料的不同,而各有所异,目前出售的有下面几种(图 4-1)。

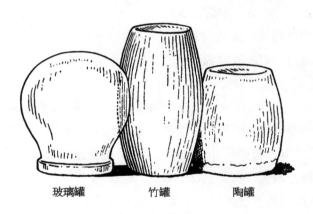

玻璃罐　　竹罐　　陶罐

图 4-1　各种火罐

1. 竹质火罐　用细毛竹截成竹筒,一端留节为底,外面刨去竹青,用砂皮磨光,口圈必须平正光滑,以免使用时吸伤皮肤。分制大、中、小三种口径,大号直径约 1.8 寸,中号 1.4 寸左右,小号 1 寸左右。这种罐子的特点是轻巧而价廉,且不易跌破,但是缺点是容易燥而漏气。

2. 陶质火罐　也有多种,口径的大小不一,由陶土烧制而成,特点是吸力大,但是质量较重,一旦落地即易破碎。

3. **玻璃火罐** 系用玻璃制成,也有大中小三号,这种火罐的特点是质地透明,拔后内部皮肤的红赤反应,可以在罐外看见,便于掌握时间,但是也易跌碎。

4. **铁质火罐** 系用马口铁制成,形状犹如竹罐,这种火罐的优点是不易破碎而且轻便,但缺点是传热太快,容易烫伤患者的皮肤。

二、火罐的选择

选择火罐第一要注意有否漏气,检查漏气与否最简单的方法,可以将火罐浮置在水面上,用口吹之,若有漏气,就会有小气泡浮上。不过这种方法使用于较小的火罐尚可,如火罐口径大者就不甚适宜。倘是陶质或竹质的火罐,可检查有否碎痕、裂痕和砂孔,就可以知道是否会有漏气的可能。火罐漏气以后,如漏孔小者可用火漆加以封固,大者就不能应用了。各种质料的火罐,应选择质轻灵便,而且坚固者为佳,目前在临床上常用的还是玻璃制火罐最多。

三、拔罐的方法

1. **闪火法** 以镊子挟住蘸有酒精(乙醇)的棉球,燃着后在罐内闪耀一下,约1秒钟,趁棉球将要把罐内的氧气燃尽时,迅速抽出,把罐子立刻罩置在应拔的部位上,这时因为罐内气体稀薄,压力减小,受外界大气压力的作用,可以紧紧地吸在皮肤上,不会跌下。

2. **投火法** 用酒精棉球或纸条,燃着后投入火罐内,乘火最旺时,迅速将火罐罩在穴位上,即可吸住。这种方法的缺点是火球落下很容易烫伤皮肤,但是却能吸拔得比较紧牢。若要弥补这种缺点,可以先在施穴部,比罐口略大,放置一个面饼,然后将火罐吸拔在饼上,就不致会烫伤了。

这种垫置面饼的方法还有一个优点,就是吸住后不易漏气,在皮肤表面不平坦的部位,也可吸得很紧。

3. **贴棉法** 用棉花一小方,蘸浸乙醇,压平贴在火罐内壁的中上段,然后用火柴或纸拈点燃,罩于选定部位,待火自灭,就能紧紧吸住。施行这种方法时,不要蘸浸乙醇过多,否则乙醇燃着滴下,也可烫伤皮肤。

4. **滴酒法** 在火罐内滴入乙醇一二点,翻倒之使其匀布于整个罐壁,然后点火燃着,罩在腧穴上。此法的缺点,若滴入乙醇过少,则不易燃着,过多则燃着以后必将淌下而灼伤皮肤。另外还须注意的是翻倒罐子时，不能让乙醇匀附处离罐口太近，否则也有烧伤皮肤的危险。

5. 蒸气法　将竹质火罐倒置在沸水内，煮沸1～2分钟，另在拟拔腧穴部摊置面饼一块，必须较罐口稍大，然后用竹筷挟住罐底，颠倒提出水面，迅速一甩，甩去沸水，即刻将其罩在饼上。

四、拔罐时应注意的事项

（1）应根据部位选择适当大小的火罐，不要太大或太小，一般肌肉丰厚之处应用较大的火罐，皮肤浅薄处火罐应小。此外火罐的大小还应该根据患者的体质而定，老弱妇孺及久病者宜较小；青壮男子或新病者可以稍大。

（2）拔罐的速度一定要不快不慢，过快则氧气未燃尽，太慢则火熄后空气漏入，会使火罐不易拔紧，因而影响治疗的效果。而且罩上时也必须准确，否则孔穴不准，当然效果也同时会有影响。所以在施术以前，必先从事练习，待能迅速罩准腧穴后，方可实际操作。

（3）拔罐时间，一般以5～10分钟为宜，当然，体弱者及皮薄处也应将时间缩短。必须拔至局部发红，才能有效。但是在数次拔吸以后，患处邪气减少，往往虽经10分钟，也不能吸起红晕，在这种情况之下，则亦不宜留置过久，以免耗伤正气。

（4）起下火罐，千万不可一拔而去，以免皮肤受伤，必须先用右手拇指，轻轻在罐口处按压一下，放入空气，火罐就会自然落下。

（5）拔罐时，患者最好也采取卧位，以防发生晕罐的事故，若患者感觉难以忍受时，必须立刻起下，不可久留。

五、火罐的作用

由于火罐内部气体稀薄，压力较低的缘故，所以能起下面三种作用。
（1）吸引经络中的风寒之邪，从腠理外出。
（2）吸出经络中的郁血，可使气血因而畅通。
（3）借火罐的吸力，引出脓毒，帮助排脓。

六、拔罐的适应证和禁忌

1. 适应证　风寒湿痹、胃痛腹痛、风寒头痛、伤风感冒、跌仆伤筋、瘀血气滞、痈脓疮毒、中风偏枯等证皆可应用。

2. 禁忌　凡局部皮肉枯瘦，抽搐痉挛，血管浅表以及有毛发处均不相宜。此外，口、眼、耳、鼻、脐、乳头等部也不宜过度拔吸，孕妇在腹部及腰部禁拔火罐，体弱者亦不可造次。

〔附〕拔药罐法：这种方法有药物疗法和火罐疗法相兼的特点，古时仅应用在外科方面，近来也有人试用于治疗风湿痹痛等证，同样有很好的效果。其法如下。

取蕲艾、羌活、独活、防风、防己、穿山甲片、当归尾、秦艽、花椒、木瓜、乳香、没药、苍术、千年健、伸筋草、刘寄奴各6克。

以上诸药，装入纱布袋内，加入清水，煮沸1～2小时，再将竹管浸入，继续煮沸数分钟，然后仿照前面蒸气法，将竹管取出，用毛巾折叠数层，紧扣管口，不要使药气外出，空气入内，然后甩去药液，趁热扣罩患部，即可吸住。

第五章 熨 法

熨法，类似灸法，也是古代医疗方法的一种，《内经》中早就有了记载。《素问·调经论篇》说："病在骨，焠针药熨。"《灵枢·寿夭刚柔》还记载了药熨的方剂，以治寒痹之证。其后《史记·扁鹊仓公列传》记载着秦越人治疗虢太子的尸厥证，"使子豹为五分之熨，以更熨两胁下，太子起坐"。可见熨法在我国古代早已被广泛地应用了。

目前应用熨法的已远较他法为少，其原因可能由于不如针灸的便利。但是从其治病的疗效来看，有时可不在针灸之下，所以有亟待提倡发扬的必要。为此本书特提出来作一概括的介绍，目的是抛砖引玉，唤起大家的注意。

一、熨法的作用

《灵枢·刺节真邪》说："治厥者，必先熨，调和其经，掌与腋、肘与脚、项与脊，以调之，火气已通，血脉乃行。"从上文的记述中，可知熨的作用也是借火气来温通经脉，调和血气，其用意和灸法中的温筒灸相仿。但是前者是应用艾绒为燃料，并且用温灸筒直接熨烫在皮肤上的，而本法随着种类的不同，方法也就各别，更重要的是随着所用药物和材料的不同，其作用也有所差异。一般说来，熨法以温通经脉为主，同时也有温中散寒，回阳救逆等功效。

二、熨法的适应证

依据熨法的作用，可知此法适应于一切虚证、寒证、阴证等病证，也可用于经气壅滞，上虚下实诸证。例如寒痹、痛风、腹痛、久泄、痃癖、癥瘕、偏枯、霍乱、痞气、结胸等。但对一切阳证、热证则应禁忌。

三、熨法的种类

若从熨法取热的方法来分类，可以分为直接熨和间接熨两类。若从取用的材料来分类，则有药熨、灰土熨、葱熨、姜熨、酒熨、盐熨、水熨等多种。兹分述于下。

1. 以取热方法分类

（1）直接熨：这就是直接将温热的物体烫熨于肌肤上的方法。例如将药物等材料煨炒温热后直接熨在皮肤上，或用煨热的石块、盛火的熨斗、贮温水的铜器等在皮肤上直接熨灼都属此类。

（2）间接熨：这是不直接将温热物体烫熨在皮肤上，而是间接熨在药物上或布帛上的一种方法。目的在借温热的作用使药力透入皮肤组织内，以治疗疾病。

2. 以取用材料分类

（1）药熨：本法以施治某种疾病的药物，组成处方，借温热烫熨之力，使其透入皮肤而起治疗作用。

（2）灰土熨：以灶心土煨热贮于布囊内烫熨患者患处，利用其温中散寒的功效，专治心痛等证。民间应用最多。

（3）葱熨：葱白有发表和里、通阳活血的作用，故利用本法可治小便不通、痈脓、跌打、脱阳、结胸等证。

（4）姜熨：生姜有温中散寒的功效，用本品烫熨胸腹，有开膈宽胸的作用，临床上常配合葱白同用。

（5）盐熨：本法或直接将盐炒热熨之，或和合药末后炒热烫熨，随着所用药物的不同，能起各种治疗作用。

（6）酒熨：用上好白酒，炖热，用布蘸酒熨之，可治心胸胀闷，气郁不舒，也可帮助消肿。

（7）水熨：以器具贮热水或用热毛巾敷熨，可以起消肿行血的行用。本法操作便利，故在民间应用很广。

四、古人文献中熨法的处方摘录

1. 寒痹熨方（《灵枢·寿夭刚柔》） 淳酒二十升，蜀椒一升，干姜一斤，桂心一斤。

凡四种，皆㕮咀（以口碎药如豆粒），渍酒中，用绵絮一斤，细白布四丈（1丈≈3.33米），并内酒中，置酒马矢煴（马屎燥干作为燃料）中，盖封涂，勿使泄，五日五夜，出布绵絮，曝干之，干复渍，以尽其汁，每渍必晬其日（一日夜），乃出干，干，并用滓与绵絮，复布为复巾（将布作袋，内装绵及药滓）长六七尺，为六七巾，则用之生桑炭，炙巾以熨寒痹所刺之处，令热入至于病所，寒，复炙巾以熨之，三十遍而止，汗出以巾拭身，亦三十遍而止，起步内中，无见风，每刺必熨，如此病已矣。

2. 痛风熨方

（1）拈痛散（《卫生宝鉴》）：羌活、独活、细辛、肉桂、防风、白术、高良姜、麻黄、天麻、川乌、吴茱萸、乳香、川椒、全蝎、当归各五钱，白姜二钱半。

上为粗末，每一两或一两半和盐一升，同炒极热，绢袋盛熨痛处，冷则易，或再炒用之。

（2）当归散（《医林集要》）：防风、当归、藁本、独活、荆芥穗、顽荆叶各一两。

上粗末一两、盐四两同炒热，袋盛熨之，冷则易。

3. 痞气熨方（《医学入门》）　治心胸痞及一切胸膈寒结、热结、水结、食结、痰结、痞结皆治。

生姜一斤，捣取汁别贮，只取渣炒热，帛包，熨心胸胁下，若姜冷，再拌汁炒，再熨之（若热结，不用炒）。

4. 结胸熨方（《医学入门》）　治阴证结胸，手足厥冷。

大葱白十茎，生姜一两，捣烂作饼，炙热，贴脐中，以熨斗火熨饼上，待热气入内，觉响即住，复用枳实理中丸之类（方详原书）。

5. 脐腹冷痛及泄泻熨方（《医林集要》）　蕲艾一两，蛇床子一两，木鳖子二个带壳生用。

右为末和匀，用绵包裹，安脐上，以纸圈围定，以熨斗火熨之。

6. 霍乱熨方

（1）主治霍乱吐泻，心腹痛不可忍（《世医得效方》）。

炒盐二碗，纸包纱护，熨其胸前并腹肚上，以熨斗火熨之，气透则苏，续以炒盐熨其背则十分无事。

又法：盐炒吴茱萸熨脐下亦效（《医学入门》）。

（2）主治霍乱转筋：以器盛百沸汤熨，仍令踏器，使足底热，微冷则易（《嘉祐本草》）。

7. 熨癥方（《外台秘要》）　吴茱萸三升碎之，酒和煮熟，布裹熨癥上，冷更炒熨，移走则逐而熨之。

8. 风肿瘾疹熨方（《肘后备急方》）　炒蚕砂并盐裹熨之。

9. **胁痛熨方**(《千金方》) 芫花、菊花等分,踯躅花半斤,布囊贮,蒸令热,熨痛处,冷复易。

10. **小便不通熨方**(《世医得效方》) 葱白三斤,细锉炒热,以帕子包裹两份,更替熨脐下即通。

又方:炒盐半斤,囊盛熨脐下亦通。

11. **脱肛熨方**(《肘后备急方》) 熟石灰令热,布裹以熨之,随按令入。

12. **阴肿熨方**(《肘后备急方》) 炙枳实熨之良。

13. **脱阳熨方**(《世医得效方》) 葱盐捣烂,炒热熨脐下气海即愈。

14. **救冻死熨方**(《医学纲目》) 用大釜炒灰令暖,囊盛熨心上,冷则易,口开气出,然后以温粥清稍稍灌之;或温酒,或姜汤灌之。

第六章 历代刺灸学理论集锦

一、《神应经》综合补泻法（表 6－1）

表 6－1 《神应经》综合补泻法

进针催气法	取穴既正,左手大指掐其穴,右手置针于穴上,令人咳嗽一声,随咳内针至分寸,候数穴针毕,停少时,用右手拇指及示指持针,细细动摇,进退搓捻其针,如手颤之状,行五六次,觉针下气紧,为已得气		
泻法	如针左边,用右手拇指示指持针,以拇指向前,示指向后,以针头轻提,左转,如有数针,俱依此法,转毕,仍用右手拇指示指持针,却用示指连搓三下,谓之三飞,仍轻提往左转,略退半分许,谓之三飞一退,依此法行五六次,觉针下沉紧,是气至已极,再轻提左转一二次 如针右边,以左手拇指示指持针,以拇指向前,示指向后,依前法连搓三下,轻提针头向右转,欲出针时,令患者咳嗽一声,随咳出针		
补法	令患者吸气一口,随吸转针,如针左边,捻针头转向右边,医者右手拇指向后,示指向前,仍捻针深入一二分,使真气深入肌肉之分,如针右边,捻针头转向左边,医者左手拇指示指持针,以示指向前,拇指向后,仍捻针深入一二分,如有数穴,依此法行之,既毕,停少时,却用手指于针头上轻弹三下,如此三次,以左手持针,连搓三下,将针深入一二分,以针头向左转,谓之一进三飞,依此法行至五六次,觉针下沉紧,或针下气热,是气至也,令患者吸气一口,随吸出针,急按其穴		
平补平泻	一切疾病,不可专行补法,须先泻后补,谓之先泻邪气,后补正气		
附注	任脉	补	男子右捻,女子左捻
		泻	男子左捻,女子右捻
	督脉	补	男子左捻,女子右捻
		泻	男子右捻,女子左捻

注：上表的左右方向系以医生为标准。捻转方向和补泻的关系,乃指手三阴、足三阳而言,若针手三阳、足三阴,捻转方向须相反。

二、《医学入门》综合补泻法(表 6-2)

表 6-2 《医学入门》综合补泻法

肢别	经别	补(随)法			泻(迎)法			属 性	
		捻 转	呼吸	针芒	捻 转	呼吸	针芒		
左手	阳经	拇指向前,示指向后	呼	上	拇指向后,示指向前	吸	下	阳中阳	阳
	阴经	拇指向后,示指向前	吸	下	拇指向前,示指向后	呼	上	阳中阴	
右手	阳经	拇指向后,示指向前	吸	上	拇指向前,示指向后	呼	下	阴中阳	
	阴经	拇指向前,示指向后	呼	下	拇指向后,示指向前	吸	上	阳中阴	
左足	阳经	拇指向后,示指向前	吸	下	拇指向前,示指向后	呼	上	阴中阳	阴
	阴经	拇指向前,示指向后	呼	上	拇指向后,示指向前	吸	下	阳中阴	
右足	阳经	拇指向前,示指向后	呼	下	拇指向后,示指向前	吸	上	阴中阳	
	阴经	拇指向后,示指向前	吸	上	拇指向前,示指向后	呼	下	阴中阴	

附注 男子之气,早在头而晚在下,女子之气,早在下而晚在头,故男子阳经以呼为补,吸为泻,阴经吸为补,呼为泻,午后反之,女子阳经午前以吸为补,呼为泻,阴经以呼为补,吸为泻,午后反之

三、高武综合补泻法(表 6-3)

表 6-3 高武综合补泻法

泻 法	令患者吸气一口,针至六分,觉针沉涩,复退至三分,再觉沉涩,更退针一豆许,仰手转针,头向病所,以手循经络,扪循至病所,以合手回针,引气直过针所三寸,随呼徐徐出针,勿闭其穴
补 法	令患者呼气一口,针至八分,觉针沉紧,复退一分,更觉沉紧,仰手转针,头向病所,依前循扪其所,气至病已,随吸而走出针,速按其穴
进针法	以左手揣按得穴,右手置于穴上,令患者咳嗽一声,拈针入腠理

四、杨继洲综合补泻法（表6-4）

表6-4 杨继洲综合补泻法

进针法	左手重切十字缝纹，右手持针于穴上，次令患者咳嗽一声，随咳进针
补 法	长呼气一口，刺入皮三分，针手经络者，效春夏停二十四息，针足经络者，效秋冬停三十六息。催气针沉，行九阳之数，拇九撅①九，号曰天才。少停呼气二口，徐徐刺入肉三分，如前息数足，又觉针沉紧，以生数行之②，号曰人才。少停呼气三口，徐徐又插至筋骨之间三分，又如前息数足，复觉针下沉涩，再以生数行之，号曰地才。再推进一豆谓之按，为截为随也，此为极处。静以久留，却须退针至人部。又待气沉紧时，转针头向病所，自觉针下热，虚赢痒麻，病势各散。针下微沉后，转针头向上，插进一豆许，动而停之，吸之乃去，徐入疾出，其穴急扪
泻 法	（深吸气一口）插入三分，刺入天部，少停直入地部，提退一豆，得气沉紧，搓拇不动，如前息数尽，行六阴之数，拇六撅六，吸气三口，回针提出至人部，号曰地才。又待气至针沉，如前息数足，以成数行之，吸气二口，回针提出至天部，号曰人才。又待气至针沉，如前息数足，以成数行之，吸气回针，提出至皮间，号曰天才。退针一豆，谓之提，为担为迎也，此为极处。静以久留，仍推进人部，待针沉紧气至，转针头向病所，自觉针下冷，寒热痛痹，病势各退。针下微松，提针一豆许，摇而停之，呼之乃去，疾入徐出，其穴不闭

注：(1) 撅——音掘，提插之意。
(2) 生成数——生成数系从古代河图中来，其数为：天一生水，地六成之，地二生火，天七成之，天三生木，地八成之，地四生金，天九成之，天五生土，地十成之；一二三四五为生数为补，六七八九十为成数为泻。

五、近代针法（表6-5，表6-6）

表6-5 近代针法（一）

名 称	作 用	手 法
轻刺激	（补）兴奋	用30号针轻缓刺入，轻轻提插和捻转，使患者感到轻微的酸胀感后即行出针
重刺激	（泻）抑制	用28号针较重地刺入，提插和捻转均须较重，要使患者的酸胀感向远处放散，并可结合留针20～30分钟

表 6-6　近代针法(二)

名称	作　用	手　法
进	捻转着进针,在未达一定深度时用之	强捻进猛,刺激强,缓捻进徐,刺激弱
退	捻转着退针	已达针刺目的后将针退出时用;没有感觉时,将针退回,或改变方向以找寻感觉
捻	左右捻动	捻动时指力强,角度大,刺激也强;指力弱,角度小,刺激也弱
捣	一提一插,上下捣动,结合左右捻转	上下提插重,左右捻转大的刺激强;提插轻,捻转小的刺激弱
留	施行一定手法后,将针留置在孔穴内	时间视病情需要而定

六、日本针刺十二法(表 6-7)

表 6-7　日本针刺十二法

名　称	手　法	附　注
单刺术	不用任何手法,将针刺入一定深度,经一呼吸后退出	使起轻刺激作用
旋拈术	在进针和退针之际,左右旋拈	是一种稍强的刺激法
雀啄术	针刺入后,如雀啄食状,上下提插	是强刺激作用
屋漏术	针分三部刺入,每部使用雀啄法	是强刺激作用
随针术	患者呼气时进针,吸气时停针不动	此法专用于胸腹部,也是强刺激
乱针术	在穴内做强烈的提插和捻转	属强刺激
置针术	用一针或数针刺入一定深度后静留不动 5～10 分钟,最多可至数小时或数日	用于强刺激时
间歇术	将针刺入患部,中途拔出,又复刺入,反复数次	使血管扩张,肌肉松弛
回旋术	针向左或向右一方面回旋刺入,至一定深度,更做反对方向的回旋,而后拔针	属强刺激
皮肤针术	用针点刺皮肤,反复施行	治疗小儿患者
震颤术	针刺入患部以后,用指爪轻刮针柄,使起轻微的震颤	使血管或肌肉收缩
转向术	针刺入后,将针提起至皮下二三分,使针尖倾斜,按所需的方向刺入	目的在转移针刺方向,探找感觉

七、禁针腧穴文献考证表(表6-8)

表6-8　禁针腧穴文献考证

穴名	《针灸甲乙经》	《千金方》	《铜人腧穴针灸图经》	其　　他
神庭	禁不可刺,令人癫疾	禁不可刺	禁不可刺	
脑户			禁不可针,令人失瘖	《黄帝内经素问注》刺入三分,留三呼
囟会	刺入三分		针入二分,留三呼,若八岁以下,即不得针	
玉枕	刺入三分,留三呼			《类经图翼》禁刺
络却	刺入三分,留五呼			《类经图翼》禁刺
承灵	刺入三分			《针灸大成》禁针
颅息	刺入一分,出血多则杀人	刺不可多出血	不宜针	
角孙	刺入三分			《明堂》针入八分,《医学入门》禁刺
承泣	刺入三分		禁不宜针,针之令人目乌色	
上关	刺入三分,留七呼,刺太深令人耳无所闻	刺不可深	不得刺深	《明堂》针一分
人迎	刺入四分,过深不幸杀人		针入四分	
缺盆	针入三分,留七呼	刺不可深	针入三分,不宜直刺	《类经图翼》孕妇禁针
云门	刺入七分	刺不可深	针入三分,刺深使人气逆	
膻中	刺入三分		禁不可针,不幸令人夭折	《明堂》禁针
神道	刺入五分,留五呼			《医学入门》禁刺
灵台				《黄帝内经素问注》刺入五分,《类经图翼》刺三分,《针灸大成》禁针
鸠尾	不可灸刺	禁不可刺	针入三分,留三呼,泻五吸,非大好手莫下针	

穴名	《针灸甲乙经》	《千金方》	《铜人腧穴针灸图经》	其 他
手五里	禁不可刺	禁不可刺	禁不可针	
青灵				《医学入门》禁刺
合谷	刺入三分,留六呼		针入三分,留六呼,妇人妊娠不可刺之	
神阙	禁不可刺,刺之令人恶疡,遗矢者死不治	禁不可刺	禁不可针	
横骨	刺入一寸			《类经图翼》刺五分,《医学入门》禁刺
气冲	刺入三分,留七呼		禁不可针	
箕门	刺入三分,留六呼			《类经图翼》禁刺
承筋	禁不可刺	禁不可刺	禁针	
三阴交	刺入三分,留七呼		针入三分,孕妇不可刺	
然谷	刺入三分,留七呼	刺无多见血	针入三分,不宜见血	
水分	刺入一寸		针入八分,留三呼,若水病不针	《明堂》针五分,留三呼
会阴	刺入二寸,留三呼			《针灸大成》禁针
石门	刺入五分,留十呼,女子禁不可刺灸中央		妇女不可针	
三阳络	不可刺	禁不可刺	切禁不可针	
乳中	禁不可刺灸	禁不可刺	微刺三分	
肩井	刺入五分		若刺深则令人闷倒	
伏兔	刺入五分	禁不可刺	针入五分	
急脉				《黄帝内经素问注》不可刺
复溜	刺入三分,留三呼	刺无多见血	针入三分	
冲阳	刺入三分,留十呼		针入五分	《医学入门》忌血出

八、禁灸腧穴文献考证表(表6-9)

表6-9 禁灸腧穴文献考证

穴名	《针灸甲乙经》	《千金方》	《外台秘要》	《铜人腧穴针灸图经》	其他
脑户	不可灸	禁不可灸	不可灸	可灸七壮,不可妄灸	
承泣	不可灸	禁不可灸	禁不可灸	可灸三壮	
人迎	禁不可灸	禁不可灸	灸之不幸杀人	禁不可灸,不幸杀人	

续　表

穴名	《针灸甲乙经》	《千金方》	《外台秘要》	《铜人腧穴针灸图经》	其他
哑门	不可灸	禁不可灸	不可灸	禁不可灸	
风府	禁不可灸	禁不可灸	不可灸	禁不可灸	
天柱	灸三壮		灸三壮		《类经图翼》禁灸
承光	禁不可灸	禁不可灸	不可灸	禁不可灸	
临泣	灸五壮		灸三壮		《类经图翼》禁灸
头维	禁不可灸	禁不可灸	禁不可灸	禁不可灸	
攒竹	灸三壮		灸三壮	不宜灸	《黄帝内经素问注》灸三壮
睛明	灸三壮		灸三壮	禁不可灸	
素髎	禁灸		不宜灸		
中冲	灸一壮		灸一壮		《医学入门》禁灸
少商	灸一壮		灸一壮	不宜灸	
鱼际	灸三壮		灸三壮		《医学入门》禁灸
经渠	不可灸	禁不可灸	不可灸	禁不可灸	
膝阳关	不可灸	禁不可灸	不宜灸		
脊中	不可灸,灸则令人痿	禁不可灸	不可灸	禁不可灸	
隐白	灸三壮		灸三壮		《医学入门》禁灸
漏谷	灸三壮		灸三壮		《医学入门》禁灸
条口	灸三壮		灸五壮	可灸三壮	《医学入门》禁灸
地五会	不可灸,灸之使人瘦	禁不可灸	不宜灸,灸使人瘦	不可灸	
犊鼻	灸三壮		灸三壮		《医学入门》禁灸
阴市	禁不可灸	禁不可灸	不可灸	不可灸	
伏兔	禁不可灸	禁不可灸	禁不可灸	不可灸	
口禾髎					《医学入门》禁灸

续　表

穴名	《针灸甲乙经》	《千金方》	《外台秘要》	《铜人腧穴针灸图经》	其他
迎香			不宜灸	不宜灸	
颧髎					《类经图翼》禁灸
下关	灸三壮,耳中有干摘抵,不可灸	无灸	灸三壮	禁不可灸	
天牖	灸三壮		灸三壮	不宜灸	《针灸资生经》灸一壮
天府	禁不可灸	禁不可灸	禁不可灸	禁不可灸	
周荣	灸五壮		灸五壮		《医学入门》禁灸
渊液	不可灸	灸之不幸生脓蚀	禁不可灸	禁不宜灸	
乳中	禁不可刺灸	禁不可灸	禁不可灸	禁不可灸	
鸠尾	不可刺灸	禁不可灸	不可灸刺,一云灸五壮	不可灸	《明堂》灸三壮
腹哀	灸五壮		灸五壮	可灸五壮	《医学入门》禁针灸
肩贞	灸三壮		灸三壮		《医学入门》禁灸
阳池	灸五壮		灸三壮	不可灸	
髀关	灸三壮		灸三壮		《类经图翼》禁灸
气冲	灸三壮	灸之不幸不得息	灸三壮	可灸七壮	
委中	灸三壮		灸三壮		《神应经》禁灸
殷门	灸三壮		灸三壮		《医学入门》禁灸
承扶	灸三壮		灸三壮		《医学入门》禁灸
石门	灸三壮,女子不灸	女子不灸	灸三壮,女子禁不可灸	可灸二七壮至一百壮止	
耳门	灸三壮,耳中有脓,禁不可灸	不灸	灸三壮	可灸三壮	

续　表

穴名	《针灸甲乙经》	《千金方》	《外台秘要》	《铜人腧穴针灸图经》	其他
心俞	禁灸		灸三壮	不可灸	
白环俞	不宜灸	禁不可灸	不可灸	不宜灸	《黄帝内经素问注》灸三壮
瘛脉	灸三壮	禁不可灸	灸三壮	可灸三壮	
丝竹空	不宜灸	灸之不幸使人目小及盲	不可灸	禁不可灸	
阴陵泉	灸三壮		灸三壮		《医学入门》禁灸
申脉	灸三壮		灸三壮		《医学入门》禁灸

九、禁针穴歌

脑户囟会及神庭，玉枕络却到承灵。

颅息角孙承泣穴，神道灵台膻中明。

水分神阙会阴上，横骨气冲针莫行。

箕门承筋手五里，三阳络穴到青灵。

孕妇不宜针合谷，三阴交内亦通论。

石门针灸应须忌，女子终身孕不成。

外有云门并鸠尾，缺盆客主深晕生。

肩井深时亦晕倒，急补三里人还平。

急脉人迎乳头上，千金伏兔禁不针。

刺中五脏胆皆死，冲阳血出投幽冥。

然谷复溜忌出血，脊间中髓伛偻形。

手鱼腹陷阴股内，膝膑肺脉及肾经。

腋股之下各三寸，目眶关节皆通评。

十、禁灸穴歌

哑门风府天柱擎，承光临泣头维平。

丝竹攒竹睛明穴，素髎禾髎迎香程。

颧髎下关人迎去，天牖天府到周荣。

渊液乳中鸠尾下，腹哀臂后寻肩贞。

阳池中冲少商穴，鱼际经渠一顺行。

地五阳关脊中主，隐白漏谷通阴陵。

条口犊鼻上阴市，伏兔髀关申脉迎。

委中殷门承扶上，白环心俞同一经。

耳门瘛脉并脑户，气冲承泣属阳明。

石门女子须忌灸，犯之终身孕不成。

十一、金针赋

观夫针道，捷法最奇。须要明于补泻，方可起于倾危。先分病之上下，次定穴之高低，头有病而足取之，左有病而右取之。男子之气，早在上而晚在下，取之必明其理；女子之气，早在下而晚在上，用之必识其时。午前为早属阳，午后为晚属阴。男女上下，凭腰分之。手足三阳，手走头而头走足；手足三阴，足走腹而胸走手。阴升阳降，出入之机，逆之者为泻为迎，顺之者为补为随。春夏刺浅者以瘦，秋冬刺深者以肥，更观元气厚薄，浅深之刺犹宜。原夫补泻之法，妙在呼吸手指，男子者，大指进前左转，呼之为补，退后右转，吸之为泻，提针为热，插针为寒；女子者，大指退后右转，吸之为补，进前左转，呼之为泻，插针为热，提针为寒。左与右各异，胸与背不同，午前者如此，午后者反之。是故爪而切之，下针之法，摇而退之，出针之法，动而进之，催针之法，循而摄之，行气之法。搓而去病，弹则补虚，肚腹盘旋，扪为穴闭，重沉豆许曰按，轻浮豆许曰提。一十四法，针要所备，补者一退三飞，真气自归，泻者一飞三退，邪气自避。补则补其不足，泻则泻其有余。有余者为肿为痛，曰实；不足者为痒为麻，曰虚。气速效速，气迟效迟，死生贵贱，针下皆知，贱者硬而贵者脆，生者涩而死者虚，候之不至，必死无疑。且夫下针之先，须爪按重而切之，次令咳嗽一声，随咳下针。凡补者呼气，初针刺至皮内，乃曰天才；少停进针，刺入肉内，是曰人才；又停进针，刺至筋骨之间，名曰地才。此为极处，就当补之，再停良久，却须退针至人之分，待气沉紧，倒针朝病，进退往来，飞经走气，尽在其中矣。凡泻者吸气，初针至天；少停进针，直至于地；得气泻之，再停良久，即须退针，复至于人；待气沉紧，倒针朝病，法同前矣。其或晕针者,神气虚也,以针补之,口鼻气回,热汤与之,略停少顷,依前再施。及夫调气之法,下针至地之后,复人之分,欲气上行,将针右拈;欲气下行,将针左拈;欲补先呼后吸,欲泻先吸后呼。气不至者,以手循摄,以爪切掐,以针摇动,进拈搓弹,直待气至。以龙虎升腾之法,按之在前,使气在后,按之在后,使气在前,运气走至疼痛之所,以纳气之法,扶针直插,复向下纳,使气不回。若关节阻涩,气不过者,以龙虎龟凤,通经接气,大段之法,驱而运之,仍以循摄爪切,无不应矣,此通仙之妙。况夫出针之法,病势既退,针气微松,病未退者,针气始根,推之不动,转之不移,此为邪气吸拔其针,乃真气未至,不可出之,出之者其病即复,再须补泻,停以待之,直候微松,方可出针豆许,摇而停之。补者吸之去疾,其穴急扪;泻者呼之去徐,其穴不闭。欲令腠密,然后吸气,故曰下针贵迟,太急伤血;出针贵缓,太急伤气,已上总要,于斯尽矣。

考夫治病,其法有八:一曰烧山火,治顽麻冷痹,先浅后深,凡九阳而三进三退,慢提紧按,紧闭插针,除寒之有准;二曰透天凉,治肌热骨蒸,先深后浅,用六阴而三出三入,紧提慢按,徐徐举针,退热之可凭,皆细细搓之,去病准绳,三曰阳中隐阴,先寒后热浅而深,以九六之法,则先补后泻也;四曰阴中隐阳,先热后寒深而浅,以六九之方,则先泻后补也,补者直须热至,泻者务待寒侵,犹如搓线,慢慢转针,法浅则用浅,法深则用深,二者不可兼而紊之也;五曰子午捣臼,水蛊膈气,落穴之后,调气均匀,针行上下,九入六出,左右转之,千遭自平;六曰进气之诀,腰背肘膝痛,浑身走注疼,刺九分,行九补,卧针五七吸,待上行,亦可龙虎交战,左拈九而右拈六,是亦住痛之针;七曰留气之诀,痃癖癥瘕,刺七分,用纯阳,然后乃直插针,气来深刺,提针再停;八曰抽添之诀,瘫痪疮癞,取其要穴,使九阳得气,提按搜寻。大要运气周遍,扶针直插,复向下纳,回阳倒阴,指下玄微,胸中活法,一有未应,反复再施。若夫过关过节,催运气以飞经走气,其法有四:一曰青龙摆尾,如扶船舵,不进不退,一左一右,慢慢拨动;二曰白虎摇头,似手摇铃,退方进圆,兼之左右,摇而振之;三曰苍龟探穴,如入土之象,一退三进,钻剔四方;四曰赤凤迎源,展翅之仪,入针至地,提针至天,候针自摇,后进其元,上下左右,四围飞旋,病在上吸而退之,病在下呼而进之。至夫久患偏枯,通经接气之法,有定息寸数,手足三阳,上九而下十四,过经四寸;手足三阴,上七而下十二,过经七寸;在手摇动出纳,呼吸同法,驱运气血,顷刻周流,上下通接,可使寒者暖而热者凉,痛者止而胀者消,若开渠之决水,立时见功,何倾危之不起哉!虽然,病有三因，皆从气血，针分八法，不离阴阳。盖经脉昼夜之循环，呼吸往来之不息，和则身体健康，否则疾病竞生。譬如天下国家地方，山海田园，江河谿谷，值岁时风雨均调，则水道疏利，民物安阜。其或一方一所，风雨不均，遭以旱涝，使水道涌竭不通，灾忧遂至，人之气血，受病三因，亦犹方所之于旱涝也。盖针砭所以通经脉，均气血，蠲邪扶正，故曰捷法最奇者哉。嗟夫！轩岐古远，卢扁久亡，此道幽深，非一言而可尽，斯文细密，在久习而能通，岂世上之常辞，庸流之泛术，得之者若科之及第，而悦于心，用之者如射之发中，而应于目。述自先圣，传之后学，用针之士，有志于斯，果能洞造玄微，而尽其精妙，则世之伏枕之疴，有缘者遇针，其病皆随手而愈矣。

第七章　陆瘦燕朱汝功相关论文集粹

略论毫针基市手法与平补平泻及平针法

毫针基本手法包括进退、提插、捻转、针向、留针五项。本文就这些手法的概念、操作、运用以及平补平泻与平针法的意义等，结合笔者体会，试作初步讨论。

一、毫针刺法的分类

针刺的作用，即《灵枢·九针十二原》篇中所指："通其经脉，调其血气。"主要是调气。调气的意义：笔者体会是调整机体脏腑经络之气机。从作用上来分析，则包括候（催）气、行气、补泻三个方面。所谓"候气"和"催气"，乃促使针刺得气的方法，任何针刺手法必须在得气的基础上施术方能有效。所谓"行气"，是宣行气血直达病所的方法。杨继洲曾说："有病远道者，必先使气直到病所。"故临床上多在病所邻近或远处取穴施治时应用。至于补泻，则是针对疾病虚实性质而设的治疗措施。尚有平补平泻法，是一种刺激量较平和的手法，也属于补泻的范围。

二、各种基本手法的具体应用

毫针基本手法与针刺辅助手法不同，乃是针刺过程中的一些基本动作。这些手法可以产生各类不同作用，以下分别论之。

1. 进退针　进针和退针是针刺过程中相对的两种动作，根据古人文献记载，应包括两方面的意义：其一是指针尖刺透皮肤和将针退出皮肤的动作，前者是针刺的开端，后者则是施行手法后，针刺的终了；其二是指针刺透皮后，根据不同刺法的要求，将针进至一定深度及施行手法完毕后，按各该刺法的要求，将针退至皮下的动作。兹分述如下。

（1）透皮、出皮的进退针手法

1）进针法：进针透皮，务使患者不痛，古人文献记载的方法有下列两种。

窦汉卿《标幽赋》中记载："左手重而多按，欲令气散，右手轻而徐入，不痛之因。"窦汉卿的这种进针手法是受《灵枢·官能》篇中"微旋而徐推之"的启示而来。其操作须双手协作，左手重切下针的腧穴，以使气血疏散，免伤营卫，右手随切，轻微地将针捻转，徐徐将针刺入，可以使患者不觉或减少疼痛。

何若愚《流注指微赋》中记载："针入贵速，既入徐进。"何氏的进针法恰与窦氏相反，是一种快速的手法。操作时要求一捻一插迅速将针刺透皮肤。由于操作快，患者有时甚至不感疼痛。

笔者在临床上的体会：前者进针缓慢，较易掌握，对初学者帮助较大；后者进针快速，必须具有相当的指力方能运用自如，一不当心，就会使针折弯，所以必须正确处理好押手（左手）与刺手（右手）的协作关系，先用押手的拇指压在腧穴上，刺手的中指须抵住针身，将针夹在中间，固定针的下端，这样刺入时较易着力。

针刺透皮肤后，古人认为须在皮下略停片刻，然后按不同刺法的要求进至一定的深度。

如须结合呼吸，则补法时应在患者呼气时进针，泻法须在患者吸气时刺入。

2）退（出）针法：这里所说的退针，实际就是出针。出针的方法，杨继洲在《针灸大成》中指出："如出针至于天部之际，须在皮肤之间留一豆许，少时方出针也。"这就是说，出针不能一拔而去，必须首先按刺法的要求退至皮下，停留片刻，方能出针，否则常易出血。所以何若愚说："出针贵缓，急则多伤。"

出针时，还可结合补泻的要求配合呼吸，并须掌握开穴与扪穴的原则。补法可于吸气时出针，应揉闭孔穴，无令气逸，泻法可于呼气时出针，同时要摇大针孔，不闭其穴，令邪气随针散泄。

（2）透皮后的进退针手法：透皮后的进退针，须根据腧穴深度及刺法要求做具体决定。腧穴的针刺深度均有一定的分寸，浅者仅3～5分，深者可达数寸。为此，古人配合各类刺法的需求而制定了分层（部）的标准。腧穴浅的一般不予分层；深的，则按具体情况可分为2层或3层。分2层者，即将腧穴的深度一分为二；分3层者，则将腧穴的深度分为3等分，称为天（上1/3）、人（中1/3）、地（下1/3）三方。

针刺透皮后，按不同刺法的需要，每进针至一定深度（不论分层或不分层），均必须首先使之得气，因此，就有分层候气或催气的要求。

如果施行行气手法，徐凤在《金针赋》中指出："下针至地之后，复人之分……运气走至疼痛之所……"就是先要将针刺至地部，然后退至人部，再配合各种具体的行气操作法，以使经气行运到病所而起治疗作用。故施用行气法，必须在人部进行。

在施行补泻时，古人认为须分别徐疾，这就构成了徐疾补泻法。《灵枢·小针解》篇中说："徐而疾则实者，言徐内而疾出也；疾而徐则虚也，言疾内而徐出也。"如果结合分层法，《针灸问答》中指出："补法三次进（徐）一次退（疾），泻法一次进（疾）三次退（徐）。"或补时二进（徐）一退（疾），泻时一进（疾）二退（徐）。这种分层徐疾进退法可以在综合手法中见到：如烧山火的三进一退，透天凉的一进三退，阳中隐阴的二进一退，阴中隐阳的一进二退，子午捣臼的九入六出（为三进二退，三度行针），都是具体运用的例子。

徐疾补泻法的机制，即杨继洲所谓："泻者先深后浅，从内引持而出之；补者先浅后深，从外推内而入之。"因此，不论三进一退、二进一退或三进二退都符合先浅后深（徐而疾），从外推内——补法为原则；一进三退、一进二退或二进三退都以先深后浅（疾而徐），从内引出的原理为依据，故也符合泻法的原则。所以，严格地说，如果腧穴的深度符合要求，徐疾补泻法的运用必须分层操作才有意义。

2. 提插针　提针和插针也是两个相对的动作。提插是指进针到达一定深度后，在所要求的层次或幅度内一上一下反复地操作，故不能与分层进针相混淆。提插是针刺过程中具体行针的手法之一，故在各类刺法中均须重点应用，以下简要论之。

（1）催气时的操作：《神应经》中记载："用右手大拇指及食指持针……进退（指提插）、搓捻（指捻转）其针……谓之催气。"具体应用时，应结合分层进退针的需求，在施行行气或补泻之前，首先在针进入的层次内分别候气或催气。若候气不至，需要催气时则可结合捻转手法，将针上下均匀地提插并左右来回小幅度捻转。这种方法目前临床上应用最广。

（2）行气时的操作：《针灸大成》中记载："徐推其针气自往，微引其针气自来。"推即是插，引则是提。此法的具体应用常须配合分层法来理解，即先在人部得气后,治上时乘患者吸气时提针退至天部;治下时呼气时将针插入地部。这种方法《金针赋》中结合在通关过节四法(即青龙摆尾、白虎摇头、苍龟探穴、赤凤迎源)中应用。

(3) 补泻时的操作:《难经·七十八难》中首先指出:"推而内之,是谓补;动而伸之,是谓泻。"后人据此以提针插针的缓急来分别补泻,即《针灸大成》中所记载的:"紧提慢按似冰寒(泻),慢提紧按如火热(补)。"提插补泻的机制,杨继洲解释说:"阳下之为补,阴上之为泻。"以调和阴阳为目的。故其操作应按疾病的阴阳偏胜之轻重程度而决定补泻刺激量的大小。杨继洲在论刺法有大小时说:"有平补平泻,谓其阴阳不平而后平也⋯⋯但得内外之气调则已;有大补大泻,唯其阴阳俱有盛衰,内针于天地部内⋯⋯"因此,笔者认为提插补泻的运用,应视疾病阴阳偏胜的程度灵活掌握。偏胜严重时,须用大补大泻,提插的幅度应较大,所谓"内针天地部内",即指须以整个腧穴的深度为标准,上下提插针,这样自然刺激量较重较大,故称"大补大泻"。偏胜轻微时,提插针的幅度应相对减小,一般仅取三层中的一层(或更小些),这样刺激量就轻,故名"平补平泻"。但是临床上阴阳偏胜严重的患者,正气往往也较虚弱,难以忍受大补大泻强烈的刺激。笔者认为可以参照烧山火与透天凉的办法,采用逐层小幅度提插的方法,用较多、较弱的刺激综合成一个"大补大泻"的刺激量,常能使患者易于接受。

3. 捻转针　捻转不能只是向一个方向360°地旋转,而是一左一右相对地转动针体。此种手法是针刺过程中行针的另一种方法,故也是包括了各类作用的刺法。兹亦概论之。

(1) 催气时的操作:已详提插。

(2) 行气时的操作:《金针赋》中记载:"及夫调气之法,下针至地之后,复人之分,欲气上行,将针右捻,欲气下行,将针左捻。"右捻即拇指向后时用力大些,向前时用力轻些,左捻即拇指向前时用力大些,向后时用力轻些。这种行气手法也可以配合呼吸同用。《普济方》中记载:"呼外捻针回经气,吸内捻针行经气。"外捻就是左转,内捻即为右转,此种结合的理由,可参考提插法,当不难理解,不再赘述。《针灸问对》中十四法的"动法",也包含了这种手法。

(3) 补泻时的操作:捻转手法在补泻时的操作,历代文献意见不一,详见本书"有关'捻转补泻'手法的文献研究"一文。有从阴阳立说的,以左转顺阳为补,右转逆阳为泻;有从经脉循行之顺逆,以营气循环的太过、不及立说的,则需分别手足阴阳经脉,视其循行方向,以为施术的根据,即手三阳、足三阴及任脉右转为补;手三阴、足三阳及督脉左转为补,反之则泻(见《针灸问对》)。补时顺脉而转针有推助营气循环,随济其不及的作用;泻时逆脉转针则牵制营气的流行,故有迎夺其太过的作用。这两种方法,笔者认为以后者较切实用,可以在痹病时应用。《素问·离合真邪论篇》中说:"夫邪去络入于经也,舍于血脉之中,其寒温未相得,如涌波之起,时来时去,故不常在,故曰方其来也,必按而止之,止而取之。"所以在暴痹痛无定处者,可用后者的泻法来治疗。如为寒湿稽留,久痹体虚者,基于《素问·调经论篇》中:"寒湿之中人也,皮肤不收(仁),肌肉坚紧,荣血泣,卫气去,故曰虚"的理论指导,可以应用后者的补法,借针力捻转以推助营气的流行,营气得行,则经脉畅通,壅滞也就随之而去。

4. **针向**　针向即针刺的方向,必须在进针时或在留针的基础上应用,也是针刺过程中比较重要的一种方法。其在各类刺法中的操作如下。

(1) 催气时的操作:针刺在未中腧穴之时,往往不能得气。这时只要将针退至皮下,改换一个方向刺入,即能得气,或稍微提插捻转几下就能得气。这种改变针向的操作,就是为了催气或使感应加强。

(2) 行气时的操作:借针向来控制经气传导的方向,是临床上比较常用而有效的方法。《金针赋》中记载的:"退针至人之分,待气沉紧,倒针朝病,进退往来,飞经走气,尽在其中矣。"即指此法。操作时,欲气上行针芒向上刺,欲气下行针芒向下刺。临床上具体应用时,还须结合按压法以做辅助。就是《金针赋》中所谓:"按之在前,使气在后,按之在后,使气在前"的方法。施术时欲气向上,针芒上刺,同时用押手的拇指,切压所针腧穴的下方,闭其下气;欲气向下,针须上刺,一面切压腧穴上方,闭其上气。这样就可控制经气的传导方向。

(3) 补泻时的操作:针向与经脉循行的方向结合也可起补泻的作用,就是顺经而刺为补,逆经而刺为泻,即一般所称的迎随补泻法。这种补泻手法的机制与捻转补泻法中后者的原理相同,都是针对营气循环的太过、不及而设的,所以何若愚将其与捻转补泻法归属于一类,称为迎随之法(见《流注指微论》)。

必须指明,针向行气法或补泻法首先要在得气的基础上方能结合留针,使其发挥作用。认为只要按一定方向进针到适当的深度后即可留针的想法,是不切实际的。临床应用时当针向行气或按补泻手法的要求刺入一定深度后,如不得气必须先用提插、捻转法以催气,待得气紧满,然后施用留针。如须加强行气或补、泻的作用,也可以在留针的过程中,向一定方向频频提插。

5. **留针**　留针是针刺过程中,将针留置在腧穴内的方法。严格地说不属于手法的范围,仅是一个维持针感的方法问题。

留针在各类刺法中均有价值。在不得气的情况下,留针可以使之得气,就是"候气"(见《针灸大成·杨氏十二法》)。在各种行气手法中,一度施术后,留针片刻再度施术,常可使感应加强向更远处放散,达到目的。如综合手法中的关节交经法,在前后二度施行纳气法之间停针过程即为留针。再如通关交经法,在先用青龙摆尾,后用白虎摇头之间,也须有一个留针的过程。至于补泻法的留针,一般以留针时间短者为补,长者为泻,但若结合其他补泻手法,在两度施术之间的留针,则其性质应从属于所施手法的性质,有将数度施术的影响予以综合而使之加强的作用。如果在疾进针徐退针(分层退针)的基础上,结合久留针或分层久留针,则称为"平泻法"(见朱肱《类证活人书》),以此类推,在徐进疾退(分层进针)的基础上结合较短时间的留针,即为"平补法"。这种方法在体弱畏针,不适宜应用提插、捻转手法的患者中应用价值颇大。此外,留针法的应用还须参考疾病的寒热性质、脉象、体质的情况和经脉阴阳的属性等而灵活运用。兹将古人文献所载列表于下(表7-1)。

表7-1　留针久暂一览表

项　目	少　留	久　留	文　献　名
疾病性质	热则疾之	寒则留之	《灵枢·经脉》
脉象情况	缓者 滑者 }疾发针	急者 涩者 }久留针	《灵枢·邪气脏腑病形》
体质情况	婴儿 瘦人 }浅而疾之	壮士 肥人 }深而留之	《灵枢·逆顺肥瘦》
经脉属性	阳者,浅而疾之	阴者,深而留之	《灵枢·阴阳清浊》

三、平补平泻与平针法

1. **平补平泻法**　前面已经论及,平补平泻法的记载见于宋代朱肱《类证活人书》及明代杨继洲《针灸大成》中。除此以外,还有明代陈会《神应经》中以先泻后补为"平补平泻"法。若就前者来说,朱肱、杨继洲认为,平补平泻法中的"平",

是指"平和"的意思，故"平补平泻"法是指较小刺激量的补泻手法。陈会则是将"平"字理解为"平常"的意思，如"凡人有疾，皆邪气所凑，虽患者瘦弱，不可专行补法……只宜平补平泻，须先泻后补，谓之先泻邪气，后补真气。"（《神应经》）这种将先泻后补的方法称为"平补平泻"，似不恰当。

　　近人对平补平泻法有很多不同的看法：有认为平补平泻法是不分补泻的手法，用于不虚不实或虚实难辨之证；有认为平补平泻的操作须不断地左右捻转，同时还要作上下提插，可用于补法的前后或泻法的前后；也有认为平补平泻的目的是激发经气，使针刺得气的。这些见解都否定平补平泻法是属于补泻范围内的针刺手法，显然与古人原意有很大的距离。

　　主张用于"不虚不实"之证的，可能是受《灵枢·经脉》中"不盛不虚，以经取之"的影响而来。但"不盛不虚，以经取之"的意义，《灵枢·终始篇》中指出："阴阳不相移，虚实不相倾。"就是说不属于人迎、气口，阴阳偏胜的病。在这样的情况下，不必用补泻表里经脉的方法来使之平衡，仅需取用本经的腧穴来治疗，故是一种取穴的原则。将其认为是"平补平泻"的适应证，似与经旨相违。

　　主张用于补泻前后的，或理解为一种不断左右捻转，同时还要上下提插的手法。这种方法考之文献，似与《神应经》中记载的"催气法"相类似，故应视为一种催气的方法。将催气法用于补泻的前后，或在不用补泻的情况中应用，自然可以，但称为"平补平泻"，则似乎缺少古人文献的根据。

　　与此相类，认为平补平泻的目的是激发经气，使针刺得气的，也是将平补平泻误解作催气法，同样缺乏根据。

　　基于近人对"平补平泻法"产生以上这些误解，故特于此提出讨论之。

　　2. 平针法　《针法歌》中记载："先说平针法，含针口内温，按揉令气散，掐穴故教深，持针按穴上，令他嗽一声，随嗽归天部，停针再至人，再停归地部，待气候针沉，气若不来至，指甲切其经，次提针向病，针退天地人。补必随经刺……泻欲迎经取……"这种平针法的操作是以分层进行候（催）气为主，待气至退针至人部，施用针向行气法，然后在经气行向病所的基础上施行补泻，故就其性质来说，应属候气、行气的综合运用；若就针刺过程来说，则是补泻的前一阶段。目前也有人将此与"平补平泻"法相混淆，认为"平针法"即"平补平泻"法，实在也是误解。

　　至于"平针法"的应用，笔者认为应该用于以行气为目的的刺法中为主，但是，临床上某些疾病往往会虚实难辨，如妄施补泻，可致"虚虚实实"，造成不良后果；或某些非阴阳之气有余不足，营气循环太过不及的病，徒然补泻之，则治不中的，当然也不能愈疾。在这样的情况下，则可用以"得气为度"或"行气至病所"的方法来治疗，这种运用，也可视为"平针法"的范围。

以上概述了进退、提插、捻转、针向、留针五项基本手法在各类刺法中的运用，平补平泻法及平针法的意义。有关这些问题，是否可以如此理解，希望大家讨论。

按：本文原载《江苏中医》1963 年 10 月号，对剖析针刺手法的作用分类、针刺基本动作的结构和运用等条理分明，说理清楚，适合研究针刺手法者阅读和参考。文内对进退针和提插针的注释，澄清了对徐疾补泻和提插补泻概念混淆的见解。并对平补平泻手法和平针法的意义也正本穷源，做了考证和解释，提出了自己的看法，在针灸学学术上有一定影响。现全文收辑。

针刺辅助手法的探讨

针刺辅助手法是与毫针基本手法有别的另一类针刺施术方法。《灵枢·邪客》篇中有："持针之道……左手执骨，右手循之……辅针导气，邪得淫佚，真气得居"的记载。其中"辅针"即指针刺辅助手法而言，乃欲达到某种针刺目的的针法。目前能全面掌握这类手法的人已较少，故而撰写专文，和同道们讨论。

一、古籍中的有关记载

有关针刺辅助手法的运用，最早见于《灵枢·九针十二原》篇，其文说："右主推之，左持而御之"，意即右手持针而着力推针内入，左手协助扶持针身。这种双手协作的进针方法中，左手的作用对右手即起一种辅助作用。左手施行协助针刺动作的方法有多种，都是辅助手法，上述专用于进针之时的手法，可称进针辅助手法。

此外，也有用于进针前、进针后的各种辅助手法。例如：《灵枢·周痹》篇中指出："刺痹者，必先切循其下之六经，视其虚实，及大络之血，结而不通，及虚而脉陷空者而调之。"《灵枢·阴阳二十五人》篇中也有"按其寸口人迎，以调阴阳，切循其经络之凝涩，结而不通者，此于身皆有痛痹"的记载。这两段文字明确指出在施针之前,辅助手法可以用来作为诊察经脉疾病的方法。

用在进针后的辅助手法:如《灵枢·官针》篇中说:"报刺者,刺痛无常处也,上下行者,直内无拔针,以左手随病所按之,乃出针复刺之也。"这就是在进针之后、留针过程中施行循按的手法。还有在施行补泻过程中及出针时应用辅助手法的例子,如《灵枢·官能》篇说:"泻必用圆,切而转之,其气乃行……摇大其穴,气出乃疾。补必用方,外引其皮,令当其门……气下而疾出之,推其皮,盖其外门。"其中"切""摇""引""推"等动作,均属辅助手法的范围。

《内经》中关于辅助手法的记载也很多,如《素问·离合真邪论篇》中认为,补其不足时"必先扪而循之,切而散之,推而按之,弹而怒之,抓而下之,通而取之,外引其门,以闭其神。"其中"扪""循""切""推""按""弹""怒(努)""抓""引"等都是指不同的辅助手法而言。

《难经》中有关辅助手法的记载,是秉承《内经》经旨而来。《难经·七十八难》中说:"知为针者信其左,不知为针者信其右。"强调了左手的辅助作用。并强调在针刺之前,必先以左手压按所针荣俞之处,"弹而努(弩)之,爪而下之。"所称"压""按""弹""努"等法,袭自《素问》,然未能逸出其上。《难经·八十难》中所称:"有见如入者,谓左手见气来至,乃内针,见气尽乃出针,是谓有见如入,有见如出也。"反映了在整个针刺过程中左手始终必须参与针刺操作,说明辅助手法的应用,必须贯穿在整个针刺过程中,决不可半途而废。

二、后代医家的阐发及应用

金元时代,随着针刺手法的发展,辅助手法也有很大的发展,并且超出《内经》《难经》仅以左手施行辅助手法的范围,将其内容也扩展到右手,如弹法、刮法等,甚至还包括了一些特殊的针刺动作,如盘法、摇法、飞法、弩法等。这些方法散见于金代窦汉卿的《针经指南》、明代汪机的《针灸问对》和杨继洲的《针灸大成》等书,为后代学者提供了丰富的治疗手段,但诸家由于师承不同,经验各异,所以同一手法的操作也不尽相同,兹据作者学习中的体会和经验,逐一讨论如下。

1. 爪法　见《针经指南》,其文说:"爪者,凡下针用手指作力置穴,方有准也。"后《针灸问对》亦有记载:"爪者,掐也,用左手大指甲著力掐穴,右手持针有准,此下针之法也。"此法专在进针时应用,目的在于探索或固定穴位,使进针时不致移位。例如穴位在骨肉会缝之间,或在两骨之间隙,或在骨骼之边缘,或在筋骨之缝间,或在两筋之会缝,或近动脉,或迫器官,进针时须避开筋骨及动脉、器官,方能刺中气穴,要达到这种目的,在针刺时先须用左手指甲在取准的穴位上爪压定位,或将须要避开的组织推向一旁,然后下手进针,才能准确无误。

2. 切法　见《针经指南》,其文说:"切者,凡欲下针,必先用大指甲左右于穴切之,令气血宣散然后下针,是不伤荣卫故也。"后《针灸问对》则说:"凡欲下针之时,用两手大指甲于穴傍上下左右四围掐而动之,如刀切割之状,令血气宣散,次用爪法。"据后者之意,本法多在爪法之前应用,即在针刺前先在穴位四旁切压揉按片刻,以使气血宣散,然后再用爪法进针。

爪法和切法都在进针前应用,两法相连于同一进针过程,所以杨继洲在《针灸大成》中将其联称为"爪切"法,近人文献也常联称为"爪切押手"。其作用除上述固定穴位和宣散血气外,本人体会还有转移患者的注意力,减轻针刺的痛感和防止刺伤血管、脏器的作用,因此十分重要。窦汉卿在《标幽赋》中所说:"左手重而多按,欲令气散,右手轻而徐入,不痛之因。"其意义也是如此。

3. 循法　见《针经指南》,其文说:"循者,凡下针于穴部分经络之处,用手上下循之,使气血往来而已。经云:推之则行,引之则止。"《针灸问对》中说:"下针后,气不至,用上下循之。假如针手阳明合谷穴,气若不至,以三指平直,将指面于针边至曲池上下往来抚摩,使气血循经而来,故曰循以至气。"这种方法杨继洲称为"指循"法,多用于经气不足,得气缓慢的病例。施术时用示指、中指、环指平按在所针穴位的经络通路上,顺着经脉的循行方向,上下往来轻轻按摩,以使气行加速,促使针刺得气。笔者体会,施行本法按摩时,必须顺经,不可逆经而循,同时用力不能太大,否则反而阻碍经气的流行,得不到预期效果。

4. 摄法　见《针经指南》,其文说:"摄者,下针如气涩滞,随经络上,用大指甲上下切其气血,自得通行也。"《针灸问对》中说:"下针之时,气或涩滞,用大指食指中指甲,于所属经分来往摄之,使气血流行,故曰摄以行气。"本法杨氏称为"爪摄"法,顾名思义,要用爪指来施术。与循法不同,本法多在针刺滞针时用,操作时在针刺穴位的上下左右并所属经络的通路,用指爪分段切压片刻,以使气血宣散,紧张的肌肉趋于松弛,以便行针或出针。

"循法"和"摄法",同在进针后施用,但前者的目的在使气行加速,血脉和通,所以是一种补的作用,后者目的在迫使气血宣散,邪气疏泄,所以手法较重,属于泻法的范围。这两种方法目前临床上都在应用,《灵枢·官针》篇中"报刺"时所用的"左手随病所按之"的方法,即属此类辅助手法。

5. 扪法　见《针经指南》,其文说:"扪者,凡补时,用手扪其穴也。"《针灸问对》中说:"补时出针,用手指掩闭其穴,无令气泄,故曰扪以养气。一说:痛处未除,以手扪摩痛处,外以飞针引之,除其痛也。"这种方法专在开阖补法出针时应用,即《灵枢·官能》篇中补法时所用"推其皮,盖其外门"的方法。《素问·宝命全形论篇》认为其有"令神气存""大气留止"的作用,所以汪机认为其作用在于"养气",是临床上常用的辅助手法。

6. 按法　见《针经指南》,其文说:"按者,以手捺针,无得进退。如按切之状是也。"《针灸问对》中说:"行针之时,开其上气,闭其下气,气必上行;开其下气,闭其上气,气必下行,如刺手足,欲使气上行,以指下抑之;使气下行,以指上抑之。用针头按住少时,其气自然行也。"本法即《金针赋》中所说:"按之在前,使气在后,按之在后,使气在前。"临床应用时,在找到针感传导后,欲使上传,用指按压所针腧穴的下方,欲使下传,按压在上方,效果比较显著。但古人认为要将针按住,不得进退,笔者认为可以不必拘泥,在按压过程中仍可结合其他的行气手法,协同操作,可以加强效果。

以上六种辅助手法,都是不直接接触针体,主要依赖左手的方法,所以《难经》强调:"知为针者信其左",说明针刺过程,如果舍弃左手不用,单用右手操作,是不够全面的。

7. 弹法　见《针经指南》,其文说:"弹者,凡用补时,可用大指甲,轻弹针,使气疾行也。如泻,不可用也。"《针灸问对》中则说:"补泻之时,如气不行,将针轻轻弹之,使气速行。用大指弹之,伤左补也;用次指弹之,伤右泻也。每穴各弹七下,故曰,弹以催气。"弹法的应用,一般须在针刺得气以后,并须在守气(指保持针刺得气状态而言)的情况下,于留针过程中施行,一般是弹动针柄,使针体微震动,从而加强得气的感应。窦氏认为只能在补法时应用,杨氏亦同此说,唯汪氏称补泻皆可用之,并称用拇指弹伤左为补,用示指弹伤右为泻。笔者认为,弹针虽不应拘泥于补法专用,但因其作用在于催气、行气,以使得气的感应绵绵不断,即《灵枢·小针解》篇中所说"针以得气,密意守气勿失"的境地,故其作用可因不同手法而异,也与留针一样,兼有补和泻的双重作用。施行补法留针时应用弹法,则属补的性质。反之,在施行泻法留针过程中应用弹法,则属泻的范围。至于拇指弹针伤左为补,示指弹针伤右为泻,这种以拇指、示指配左右阴阳的说法,未免有生搬硬套之弊,应予存疑。此外,明代李梴在《医学入门》中还说:"病在上,大指爪轻弹向上;病在下,次指爪轻弹向下。"此种以拇指、示指弹针以行气上下的方法,也有待实践去证实其价值。

8. 刮法　见《医学入门》,其文说:"将大指爪从针尾刮至针腰,此刮法也,能移不忍痛,可散积年风,午后又从针腰刮至针尾。"又云"病在上刮向上,病在下刮向下,有挛急者,频宜刮切。"这种方法也须在针刺得气的基础上,并在守气的过程中应用。医生用右手刮切针柄,以使针体震动从而加强感应,也与弹法一样,随不同的补泻手法而有或补或泻的作用。刮法在一定程度上可能对针体的向上运动或向下运动起一些作用,故从"推内""下阳"为补,"动伸""上阴"为泻的原则考虑,应能起补泻作用,但上刮气行向上,下刮气行向下的理论以何为根据,有待查考,故笔者之意也应存疑,待实践来进一步给予验证。

以上两法,同为用在进针得气以后,同是医生的手指不直接掐住针柄而在针柄上用其他手法以加强刺激的方法,颇有类同之处,目前临床上也常应用。

9. 进法　见《针经指南》,其文说:"进者,凡不得气,男外女内,及春夏秋冬,各有进退之理,此之为进也。"《针灸问对》中说:"下针后,气不至,男左女右,转而进之……春夏秋冬,各有浅深。又有补法,一退三飞,真气自归。其法:一提至天部,三进入地部,提针宜速,进针三次,每停三息,宜缓,进时亦宜吹气,故曰,进以助气。"这种手法也在不得气时应用,操作时按捻转补泻原理,男子拇指前进,左转推进之,女子拇指后退,右转推进之。春夏属阳宜浅刺,秋冬属阴宜深刺。另一进法,实即徐疾补法,在烧山火手法时应用(详参"略论毫针基本手法与平补平泻及平针法"和"有关'烧山火'与'透天凉'手法的文献研究"两文),不属本辅助手法的范围。

10. 退法　见《针经指南》,其文说:"退者,为补泻欲出时,各先退针一豆许,然后却留针,方可出之,此为退也。"《针灸问对》中说:"凡施补泻,出针豆许,补时出针宜泻三吸,泻时出时,宜补三呼,再停少时,方可出针。又一泻法,一飞三退,邪气自退,其法:一插至地部,三提至天部,插针宜速,提针作三次出,每一次,停三息,宜缓,提时亦宜吸气,故曰退以清气。"这种方法专在出针时应用,杨继洲将其称为"指拔"法,即在穴位一定深度施行一定的手法后,不要立刻出针,须先将针退出一豆许,留置片刻,以待针下松滑,针感消失,然后出针,这样可以避免针后有酸胀等反应,临床上常常应用。至于《针灸问对》中所说:"补时宜泻三吸,泻时宜补三呼",不过是怕"补之过实,泻之过虚",产生不良后果而设,在理论上也可以理解,与《针经指南》之说并无矛盾。还有泻法时一飞三退的退针法,即徐疾泻法,在透天凉手法应用,也不宜归属辅助手法范围。

11. **动法**　见《针经指南》,其文说:"动者,如气不能行,将针伸提而已。"《针灸问对》中说:"凡下针时,如气不行,将针摇之,如摇铃之状,动而振之,每穴每次,须摇五息,一呼一摇,按针左转,一吸一摇,提针右转,故曰动以适气。"动法来源于《难经·七十八难》,原文说:"动而伸之,是谓泻。""动"作"摇"解,"伸"即指"提"。所以动法的操作多在泻法时应用,如气不行,感应不扩散传导,可以将针边摇边提,以增强感应。这种操作方法类似《针灸问对》中的"提法",《针灸大成》中则称"摇法"。至于《针灸问对》中结合呼吸和提插、捻转等基本手法,多在白虎摇头时用(详参本书"针刺复式手法的组合与应用")。

12. **摇法**　见《针经指南》,其文说:"摇者,凡泻时,欲出针,必须动摇而出者也。"《针灸问对》中说:"凡退针出穴之时,必须摆撼而出之,青龙摆尾亦用摇法,故曰摇以行气,此出针法也。"本法专用于泻法出针时,即《灵枢·官能》篇中所说:"摇大其穴,气出乃疾"的方法。杨继洲在《针灸大成·十二字分次第手法》中则称为"针摇"法,具体地指出:"凡出针三部欲泻之际,每一部摇一次,计六次而已。以指捻针,如扶人头摇之状,庶孔穴开大也。"至《针灸问对》所说青龙摆尾法中应用的摇法,则是横卧针身,针头指向病所,在施行针向行气法的基础上如扶船舵状的摇摆,虽也可归属摇法,但与前者完全不同(详参本书"针刺复式手法的组合与应用")。

"动法"与"摇法",没有严格的区别,都是动摇针体的手法,所不同者,前者是直立针身而摇,多属泻法。如泻法时的出针及白虎摇头法;后者是横卧针身而摇,目的在加强行气的感应,向远处放散,在一定范围内,能起补的作用。

13. **搓法**　见《针经指南》,其文说:"搓者,凡令人觉热,向外(卧针)似搓线之貌,勿转太紧,治寒而里卧针,依前转法,以为搓也。"《针灸问对》中说:"下针之后,将针或内或外,如搓线之状,勿转太紧,令人肥肉缠针,难以进退,左转插之为热,右转提之为寒,各停五息,故曰搓以使气。"本法与捻转补泻中左转为补,右转为泻的意义相同。向外卧针而搓,能行阳补阳,故令患者觉热;向里卧针而搓,能行阴补阴,故能令人觉凉。《针灸问对》中更结合提插,插针推内以下阳,提针动

111

伸而上阴,作用更为显著。此法之理与烧山火法和透天凉法有类似之处,宜互相参考。

14. **盘法** 见《针经指南》,其文说:"盘者,为如针腹部,于穴内轻盘摇而已。"《针灸问对》中说:"如针腹部软肉处,只用盘法,其法如循环之状,每盘时各须运转五次,左盘按针为补,右盘提针为泻,故盘以和气。"此法专在腹部使用,施术时待针入得气后,将针身倾斜 $15°\sim45°$,补法时向左顺时钟盘转,泻法时向右逆时钟盘转。如与提插动作结合,则左盘与插针相结合为补,右盘与提针相结合为泻。也可与捻转动作结合,即左盘时左转,右盘时右转。

15. **飞法** 见《神应经》,其文说:"用右手大指食指持针,却用食指连搓三下,谓之飞。"飞法的操作是用右手拇、示两指捏住针柄,细细搓针,不必分左右,连搓数下,然后张开两指,一搓一放,如飞鸟展翅之象,所以称为飞,施行飞法,针体细细搓动,不分左右,目的在于疏导经气,加强针感,一搓一放,使针感断断续续,所以也是一种催气、守气的方法。赤凤迎源法即以本法为主。此外,《针灸问对》中还将飞法解释作进法,不足为凭。

16. **弩法** 见《针灸问对》:"下针至地,复出人部,补泻务待气至。如欲上行,将大指次指捏住针头,不得转动,却用中指将针腰轻轻按之,四五息久,如拨弩机之状。按之在前,使气在后,按之在后,使气在前。"这种方法目的也在于行气,施术时,虚补实泻手法完毕后,找到针感,并在有传导感的基础上,将针捏住,用中指按压针腰,若要针感向上传导,弩按的方向要在针的下方;要针感向下,弩按要在上方。多在针刺通关过节手法中应用。弩法和按法,同是行气的方法;同样是以"闭其下气,则气上行,闭其上气,则气下行"的理论为依据,但弩法用右手持针,中指按在针上,按法则用左手按压在所针穴位的皮肤上,操作上略有不同。《针经指南》中没有将按法的操作讲清楚,致使后人发生误解,或与弩法混淆不清,或则认为右手捏住针体,不进不退,即为按法,均属误解,应予区别。

以上从进法到弩法,共八种方法,虽云辅助手法,但其共同特点都用右手,并且是捏持针体进行操作的,故实际上是一些特殊的针刺手法,为了有别于进针、提插、捻转针、针向、留针五种基本手法起见,所以也归入辅助手法范围。

各种辅助手法,古代文献中常相互结合,并与其他一些基本手法相组合,构成各种复式手法,将在后面设专文讨论。

按:本文为陆氏对学生的讲课稿,未曾公开发表,是一篇对针刺辅助手法作全面整理阐发的文章，全文有章有节，诠释清楚，系统性较强，易于学者领会和运用。本文全面阐释了针刺手法体系及其结构，是一篇不可缺少的专论。现全文收辑。

针刺补泻手法的探讨

针刺补泻手法在历代文献中记载较多，最近，针灸界对此问题展开了讨论。兹就个人学习所得，结合临床体会作一初步探讨。

一、针刺补泻手法的发展

《灵枢》和《素问》以很大篇幅讨论了针刺手法，尤以《灵枢》为最，《官针》篇中有"九刺""十二刺"及"五刺"等刺法。至于补泻的法则则散见于《灵枢》《素问》各篇之中，主要的有《灵枢·九针十二原》篇中的"徐疾补泻"，《灵枢·终始》篇中的"迎随补泻"，《素问·离合真邪论篇》中的"呼吸补泻"；《刺志论》中的"开合补泻"；《灵枢·卫气行》篇及《素问·针解篇》中的"候时补泻"等，并指出针刺必须分为补虚、泻实两类，为后世针刺补泻手法奠定了基础。

其后，《难经》也具体讨论了针刺手法，《难经·六十九难》中提出的"子母补泻"及《难经·七十五难》中提出的"泻南补北"，是以五行生克进行配穴来施行补泻的，属于配穴法的范畴；《难经·七十二难》中提到了"阴阳""营卫"与补泻的关系；《难经·七十八难》中阐述了"提插补泻"及"捻转补泻"，是刺法补泻的基本原则。

晋唐至宋，针灸学术基本是一脉相承，以总结《内经》《难经》之说为主。金元以后，针灸学术有了很大发展，补泻手法由简到繁，从单式操作发展为综合运用。兹举其中具有代表性的针灸名家有关刺法理论的特点，择要介绍如下。

金代何若愚著《流注指微论》及《流注指微赋》，提倡子午流注配穴法，将《素问·针解篇》中"补泻之时者，与气开阖相会"的原则应用于临床；以《河图》生成数配合经脉五行的属性，将迎随补泻针刺的深浅规定为"补生泻成，不过一寸"，并按"一呼一吸，气行六寸"的学说，结合经脉长度，创造了"接气通经法"。其用针"初入主速，进出主缓"，为后世"快刺速进"进针法的原始。

元代窦汉卿《针经指南》中的《标幽赋》，颇为后世推重，其刺法特点主要继承和发展了先世少室隐者所传的"八法流注配穴法"。其用针重视爪切，进针主缓，为后世"缓捻轻进"的进针方法开了先河。并且多用"透穴刺法"，在临床上影响很大，这种刺法的具体内容于王国瑞《扁鹊神应玉龙经》及吴崑《针方文集》中还可以查到。

明初陈会著《广爱书》十卷，其学生刘瑾取其中一卷补辑而成《神应经》，举证示穴，颇为精要。其刺法在进针出针时，须令患者咳嗽，谓能"免伤病者经气"。创用提插、捻转、动摇三者相结合的"催气手法"，此法在目前应用最广。

与此同时，徐凤著《针灸大全》内载《金针赋》，总结了金元以来针刺手法的经验，其中有综合手法十二种，为后世所推重。

明代中期，高武著《针灸聚英发挥》，崇尚《素问》《难经》，综合元明的各种针刺手法而加以发挥，批评《金针赋》所载各种刺法为"巧立名色"。与此同期的，还有汪机著《针灸问对》一书，亦专以经义批评时医，主张崇古而简化刺法，认为补泻仅有提插之分，无左右捻转及男女不同的分别；并指出针刺深浅及灸壮多少，当视其穴俞，肉之厚薄，病之轻重，而为灸之多少大小，不必守其成规。

其后，李梴著《医学入门》，介绍迎随开阖与捻转各法：主张缓病必俟俞穴中气血流注开阖之时进行针刺；并对以流注开阖时刻取穴针刺的两种方法，加以评价，认为"宁守子午，而舍灵龟。"

此外，杨继洲著《针灸大成》，总结了明以前的各家刺法，重点介绍了"下针十二法"，并予以精简补充而成"八法"，与《针经指南》《金针赋》所载十四法相媲美。

清代以下，针灸学术渐趋没落，论著较少，刺法亦无长足之发展。

二、针刺补泻手法在临床上的实用价值

针刺补泻手法在临床上有其一定的实用价值。《灵枢·百病始生》篇说："当补则补，当泻则泻，毋逆天时，是为至治。"《灵枢·胀论》篇也说："当泻则泻，当补则补，如鼓应桴。"《灵枢·邪气脏腑病形》篇更说："补泻反，则病益笃。"《难经·七十三难》说："补者不可以为泻，泻者不可以为补"。《金针赋》："观夫针道，捷法最奇，须要明夫补泻，方可起于倾危。"这都说明掌握补泻手法是决定针刺疗效的关键。《灵枢·根结》篇说："满而补之，则阴阳四溢，肠胃充郭，肝肺内膜，阴阳相错；虚而泻之，则经脉空虚，血气竭枯，肠胃偎辟，皮肤薄著，毛腠夭焦，予之死

期"。虽然对不掌握补泻手法而造成"予之死期"的严重后果,在临床上很少见,但古人这样提出,一定是有其经验教训作为根据的。

笔者在三十余年的临床工作中,认为正确运用针刺补泻手法,对治疗效果确有一定的作用,运用补泻手法,疗效一般比不用补泻手法为高,特别在治疗内脏病时更为突出。

笔者认为,每一个腧穴,都具有一定的内在联系和功能,只要针灸激发其功能,就能发挥一定的治疗作用,但是仅仅如此还不够,有时往往疗效不够理想。还必须使用不同的手法,对腧穴造成不同的刺激,以适应病情需要。例如:在利用"子午流注"和"灵龟八法"配穴时,虽然按时推算出了开穴,但仍必须根据病情的虚实施用补泻手法。

三、针刺补泻手法和经络的关系

探求针刺补泻手法的道理,必须从经络学说的研究开始。经脉有通行营卫的作用,一切疾病,不论在脏、在腑、在皮肤或在筋骨,也不论是外因、内因或不内外因所致,其最后莫不影响经络。针刺之所以能够治疗疾病,就是因为它能作用于经脉之气,疏通营卫、调和阴阳之故。因此,了解针刺补泻的原理,实质上就是了解经脉之气和补泻手法的作用之间的关系问题。

经脉之气简称"经气"。《素问·离合真邪论篇》指出了经气就是"真气"。《素问·调经论篇》中指出:"五脏之道,皆出于经隧,以行血气,血气不和,百病乃变化而生。"说明经气的和通与否是导致疾病发生的重要原因。真气禀受于先天,赖后天水谷化生的营卫之气为养,并不断充实,是维持人体生命的物质基础。经脉之气偏亢或偏衰时,必然影响营卫之气流行而出现有余或不足的现象;营卫之气壅滞不行,也必然造成经脉之气的病态。针刺补泻的目的,就是要通过一定的手法刺激,重新调整营卫气血与经气之间的不协调关系,从而发挥治病作用。针对经气的有余或不足,刺法也必须分别补泻;同时经脉本身有内外、阴阳、顺逆、终始的分别,所以补泻方法也就必须有种种不同的分别。

四、有关针刺补泻手法的归类和分析

《灵枢·根结》篇说:"用针之要,在于知调阴阳。"又《灵枢·本输》篇说:"凡刺之道,必通十二经络之所终始。"可见补泻手法基本上可概括为调和阴阳之气

与疏调营卫之气两类。

第一类补泻手法中所说的调和阴阳,是仅指寒热虚实的关系而言,其施术标准必须以内外表里的关系为依据。这一概念除了在《难经》中已有明白的说明外,杨继洲《针灸大成》中更加以阐述,杨氏所谓"平补平泻""大补大泻"等手法,总的目的都在于调和阴阳、调和内外之气;其具体的施术准则,就是"引阳入内"为补,"导阴出外"为泻。《难经·七十八难》说:"推而内之是谓补,动而伸之是谓泻。"推内就是重插,动伸乃是引提。重插的目的在推阳入内,故为补;引提的目的在于提阴外出,故为泻。这就是后世所说"紧按慢提为补,紧提慢按为泻"的提插补泻原理。《灵枢·小针解》中的"徐而疾则实,疾而徐则虚"的补泻原则,也可以用同样的原则来理解。"徐而疾"是慢入快出的一种针法,徐缓地分部进针,目的在引导阳气深入;疾速地一退而出,目的使深入之阳气不致随针外逸;故为补法。"疾而徐"是快入慢出的一种针法,疾速地进针,是为了避免阳气因而内入,缓慢地分部退针,是为了引导阴气由内达外,故为泻法。这种以进针出针的快慢来分别补泻的方法,符合"阳入为补,阴出为泻"的原则,所以亦是调和阴阳的手法。至于调和阴阳究竟是指的什么?《针灸大成》说:"徐进疾退曰补热,疾进徐退曰泻寒;紧提慢按似冰寒,慢提紧按如火热。"徐进疾退、紧按慢提能导阳内入,阳气充实于腠理,所以有补而热的作用;疾进徐退、紧提慢按是引阴外出,阴气充实于腠理,因此有泻而寒的作用。以此为准,所以调和阴阳的手法,在临床上适用于补阳泄热,也就是在调补虚寒或清泻实热时用。从此理推论,则在经络之气有余之时都可用引阴外出的方法来使之散泄;反之,在经络之气不足之时,都可用导阳深入的办法来使之充实。

第二类手法的作用,首先当引用明代汪机的一段话来说明营卫流行的病理关系。汪氏说:"营卫昼夜各五十度周于身,皆有常度,无太过,无不及,此平人也。为邪所中,则或速或迟,莫得而循其常度矣。"所以就必须用一定的手法来抑制其太过,推助其不及,从而纠正营卫流行或速或迟的病理状态。故必须以十二经脉循行顺逆的关系为施术的依据,迎随补泻和捻转补泻也就由此而产生。迎随补泻以针芒顺经而刺为补,捻转补泻以针身顺经而转为补,其目的都为了加速营卫之气流行,改变过迟的状态;相反,以针芒逆经而刺为泻,或以针身逆经而转为泻,其目的都是要牵制营卫之气流行,改变过速的状态。由于迎随、捻转两种补泻方法能调和营卫运行的有余或不足,故能祛除血气壅滞、经脉不通等病。

至于开阖补泻（施行补法时必须揉闭孔穴，泻法时要摇大针孔，不闭其穴）手法，首见于《素问·刺志论篇》，其文说："夫实者，气入也，虚者，气出也，气实者热也，气虚者寒也，入实者右手开针空也，入虚者左手闭针空也。"唐代王冰在注解"气入"和"气出"的意义时认为："入为阳，出为阴。"从此可以看出：开阖补泻的目的，在补法时因要引导阳气深，恐已入的阳气外泄，所以要"推闭其门"不令气逸；在泻法时目的在使由内外达的阴邪得能疏泄，所以要"摇大其孔，不闭其门"。据古人之意，此法在调和阴阳时使用，故与第一类手法性质相同。

呼吸补泻法，首见《素问·离合真邪论篇》，原文专为邪气从外入于经隧，留居于阴阳之分而设，并讨论了针刺治疗的补泻原则。其内容说："吸则内针，无令气忤，静以久留，无令邪布，吸则转针，以得气为故，候呼引针，呼尽乃去，大气皆出，故命曰泻……呼尽内针，静以久留，以气至为故，如待所贵，不知日暮，其气以至，适而自护……推阖其门，令神气存，大气留止，故命曰补。"说明补法是要使"大气留止"，泻法是要使"大气皆出"，也就是说补法时"气入针出，气出针入"，泻法时"气入针入，气出针出"。由于补法时针与气不相逆，可以随针力的推送，添助其不足，故为补；泻法时针与气相逆，可以夺其有余，损耗过盛的邪气，故为泻。杨继洲说："此乃调和阴阳法也。"故可以结合第一类手法同用。

还有纳支补泻法。《灵枢·卫气行》篇说："刺实者，刺其来也，刺虚者，刺其去也，此言气存亡之时，以候虚实而刺之。"其施术原则是根据十二经脉应十二地支的轮转而发生血气盛衰的变化而创设的。《素问·针解篇》说："补泻之时者，与气开阖相合也。"经气已至为之开，经气已去为之阖，方开之时经气正盛，于此时针刺可以夺其太过之气。将去之时经气已衰，此时针刺，目的是为了添助不足之气。这种用意和上述呼吸补泻有相同之处，故也为调和阴阳而设。杨继洲曾对补泻之时与气开阖的关系解释说："阳气舒发谓之开，阴气封固谓之阖。"说明经脉俞穴的开阖，也是以阴阳为根据的，所以亦可配合第一手法同用。

至于留针补泻和九六补泻，古人常配合以上第一、第二两类手法同用，可见于复式手法中，此间不多举述。兹将补泻手法的归类，列表如下（表7-2）。

表 7－2　针刺补泻手法归类

名　称	操　作		作用	适应证
	补法	泻法		
徐疾法	徐进针 疾出针	疾进针 徐出针	调和 阴阳	一切脏腑经络 寒热虚实之病
提插法	紧按慢提	慢按紧提		
开阖法	出针扪穴	不扪孔穴		
呼吸法	呼气进针 吸气出针	吸气进针 呼气出针		
纳支法	气衰而刺	气盛而刺		
迎随法	顺经而刺	逆经而刺	疏调 营卫	一切经脉壅滞 不通，营卫不和 之病
捻转法	手三阳、足三阴、任脉 左转 手三阴、足三阳、督脉 右转	手三阳、足三阴、任脉 右转 手三阴、足三阳、督脉 左转		
留针法	气至而出针	久留以待气散	以上两类通用	
九六法	九数为补	六数为泻		

　　必须指出，由于经脉之气与营卫之气有互根的关系，故以上两类手法除可与同一性质的手法并用外，也可与不同性质的手法结合同用。元明时代所发展的二十种复式手法就反映了这种规律（详见本书"针刺复式手法的组合与应用"）。

五、讨论

　　1. 针刺得气与补泻　得气是针刺治疗取得疗效的先决条件，也是施行补泻的先决条件。得气时，须要辨别所得的气是正气还是邪气。《灵枢·终始》篇说："邪气来也紧而疾，谷气来也徐而和"，如果得气后感觉针下紧涩，往往是邪实的指征（患者肌肉紧张或肌纤维缠住针体等原因除外），须先用泻法祛其邪，而后按病情的需要，施用各种不同手法；如果得气后，感觉针下徐和而紧满，则是正常的现象，即所谓谷气或正气，即可施行当用手法。得气之感还体现在施行补泻手法后，是否能达到要求的标准。补泻所应达到的效果是有标准的。《灵枢·小针解》篇中说："言实与虚，若有若无者，言实者有气，虚者无气也。定后与先，若存若亡者，言气之虚实，补泻之先后也……为虚与实，若得若失者，言补者必然若有得也,泻则恍然若有失也。"对此,笔者有深刻的体会:补法达到要求时,应觉针下紧满,改变了施术以前的松疏现象而若有所得;泻法则必须要求下针后改变原有的紧涩现象而若有所失,这样才算达到了补虚泻实的要求。也就是说,气的虚实感应是补泻是否达到要求的客观依据。

2. 轻重刺激与针刺补泻手法的关系　目前有人认为针刺补泻手法可以用轻重刺激来代替,即轻刺激能使神经兴奋,就是补法;重刺激能使神经抑制,就是泻法。近来通过各方面的实践,证明这种论点与事实不完全相符。因为轻刺激能兴奋,重刺激能抑制,这是神经对刺激的反应,而补泻手法是从经络和气血方面来考虑的,两者的基础不同,当然不能等量齐观。目前还没有足够的资料能证实神经就是经络,因此,完全用轻重刺激来代替补泻手法还须进一步商榷。

轻重刺激与补泻手法也并非绝对无关,任何一个针刺动作,其本身必然包括刺激轻重的程度问题。例如在提插补泻法中,补时紧按慢提,泻时慢按紧提,所谓紧与慢就是以刺激轻重为标准的。紧有重或急的含义,慢与轻或缓同义。因此,提插补泻中,不论在补法或泻法中都包含了或轻或重的刺激量。再如,捻转补泻中的左转与右转,也是左右旋转轻重的问题。左转即左捻时用力重些,右退时用力轻些的意思;右转是朝右捻转时用力重些,朝左捻转时用力轻些的意思。所以轻重刺激只能作为"剂量"来看待,不能与补泻手法混为一谈。

3. 徐疾补泻法与提插补泻法的操作　徐疾补泻法与提插补泻法,两者虽然同属第一类以"阳下为补,阴上为泻"的方法,同起调和阴阳的作用,但是必须加以区别。前者是指进针与退针的缓急而言,后者则是行针时针体反复上下运动的动作。古人对徐疾补泻的运用,认为必须分层,即补法时"先浅后深",泻法时"先深后浅"。由于这种见解,就有"烧山火"的三进(徐进),一退(疾退),"透天凉"的一进(疾进),三退(徐退),"阳中隐阴"的二进一退,"阴中隐阳"的一进二退。至于提插法的具体应用,也应根据不同情况,掌握提插幅度的大小。例如,在烧山火与透天凉中,提插幅度仅限于一个层次;而在另一种大补大泻(见《针灸大成》)的手法中,则须提插于天地部内,幅度就必须相对增大。

4. 留针的补泻问题　留针与补泻,一般均认为短暂留针为补,久长留针为泻。目前临床上差不多对所有的病都采用留针的方法,确实能收到良好的效果,因此,有人对留针的补泻作用发生怀疑。笔者认为,留针时间的多少是相对的,不是绝对的。同时,留针的补泻作用还决定于所行手法的性质。例如,施行补法后留针,就能加强补的作用;施行泻法后留针,就能加强泻的效果。留针的特点就是能将手法的刺激加强加深,从而发挥更大的力量。在留针过程中,还可以反复施行补法或泻法,可使数个较弱的刺激量综合起来,加强补泻的作用。所以留针是针刺补泻施术过程中的一个重要环节。

5. 针刺深浅问题　从全国资料来看,针刺深浅的主张颇不一致。根据历代文献并结合个人体会,列表如下(表7-3)。

表7-3　针刺深浅情况

情况 \ 深浅		浅　刺	深　刺
体　质		弱者、瘦者、老幼年	强者、胖者、青壮者
疾病性质	寒热	热　证	寒　证
	虚实	虚　证	实　证
	表里	表　证	里　证
腧穴部位	四肢	外侧皮肉浅薄处	内侧肌肉丰厚处
	躯干	胸背心肺所在处	腰腹皮肉丰厚处
	头面	皮薄多骨	
病邪部位		邪在皮毛	邪在筋骨
时　令		春夏气浮	秋冬气沉

6. 双手协作的重要性　《难经》曰:"知为针者信其左,不知为针者信其右。"说明古人在针刺操作中,颇为重视和强调双手操作,认为双手协同操作才能符合针刺手法的要求;在右手进行针刺时,左手可以起辅助作用,这样既便于提插时掌握轻重和深浅,使针不致弯曲和移位;同时又可以宣散气血,不致伤正,还可以控制感应传导的方向。必须注意,爪切时须掌握正确的姿势,应切压于经脉之近旁,不要压于经脉之上,以免影响得气和传导。

7. 针刺的三法　李梴在《医学入门·杂病穴法歌》中,曾提到针刺汗、吐、下三法的操作方法。笔者觉得其中汗法的掌握比较容易,凡遇发热表证,施用此法,往往可以获得迅速的疗效;吐法的运用虽较汗法为难,但如能切实掌握操作方法,也有成功的病例;下法掌握最难,却常要应用,值得注意和研究。

8. 针与灸并用的问题　古人曾有"针而不灸,灸而不针"的说法,但笔者认为针和灸有时是可以并用,不必拘泥于古说。凡虚实相兼的病证,如上虚下实或上实下虚等,若针与灸适当配合,有各取其长的良好效果。一般是一天针治,一天灸治,交替使用,既能起针刺调气的作用,又能收艾灸温行的效果,疗效则比单纯针刺或单纯艾灸更为显著。至于针与灸的间隔次数,应结合对象,适当施行,或针 2 次灸 1 次,或针 3 次灸 1 次,需要灵活掌握。

按:本文原载《上海中医药杂志》1962 年 2 月号,文中除对针刺手法的历史发展作了概括性介绍外,还对针刺补泻手法和经络的关系及其归类和运用作了阐发,对指导临床实践有一定意义。

针刺复式手法的组合与应用

针刺复式手法,即各种单一的基本操作手法的综合应用。基本手法的综合应用,最早可追溯到《内经》。《灵枢·官能》篇中所载:泻法时所用的“切而转之”“疾而徐出”“伸(提)而迎之”“遥(摇)大其穴”等,就是“捻转”“提插”“徐疾”“针向”“开阖”等单一基本泻法的综合。补法时所用的“微旋而徐推(进)之”“欲微以留”“气下而疾出之”“推其皮,盖其外门”等,则是“捻转”“徐疾”“留针”“开阖”等单一基本补法的组合。《素问·离合真邪论篇》中:“吸则内针”“静以久留”“吸则转针”“候呼引针”的泻法,与“呼尽内针”“静以久留”“候吸引针”“推阖其门”的补法,也是由多种单一基本补泻构成的。元明时代,各针灸医家,如陈会、高武、李梴等所用的针刺手法,大都也是综合组成,下面以“烧山火”“透天凉”等20 种手法为代表,试就其组合规律和作用原理作一探讨。

一、补法或泻法的单纯组合

补泻手法有调和阴阳、疏调营卫两类不同的作用,前者是针对阴阳之气偏亢或偏衰而设,后者是因营卫之气运行有余不足而来,故同类作用性质的手法组合而成的复式手法,可以加强治疗作用。《金针赋》中记载的“烧山火”法与“透天凉”法即其代表。前者是由徐疾、提插、九六、开阖四种补法组合而成;后者则是由上述四种泻法综合组成。从其组合形式来看,其主要结构是徐疾和提插两种具有调和阴阳作用的补泻法,所以前者有补阳祛寒的作用,可用于肢冷脉伏、瘫痪痿痹、癞风不仁、寒疟等一切阳虚证；后者有泻火清热的作用，可用于风疾壅盛、中风喉风、癫狂温疟以及骨蒸劳热等一切阳气偏亢的病证。

由此引申，具有同类作用的"针向迎随"和"捻转迎随"补泻法，也可以综合运用。操作时手三阳、足三阴和任脉等向心性经脉，针刺时左转针和针芒向上刺（向心）相结合；手三阴、足三阳和督脉等远心性经脉，针刺时右转针和针芒向下刺（远心）相结合，顺经转针加顺经而刺，以促进营气的运行。相反，针手三阴、足三阳和任脉时，捻针右转和针芒向下刺相结合；手三阴、足三阳和督脉针刺时，左转针和针芒向上刺相结合，逆经转针加上逆经针刺，以抑制营气的运行。至于它们的运用指征，《灵枢·终始》篇中有："脉动而实且疾者疾泻之，虚而徐者则补之"，可以作为参考。

当然，两类不同作用的补泻手法，也可以组合运用。《灵枢·动输》篇中曾说："营卫之行也，上下相贯，如环之无端。今有卒（猝）然遇邪（外邪）及逢大寒（阳虚）……其脉阴阳之道，相输之会，行相失也。"说明营卫之气的运行，可因阴阳之气的盛衰而变化，所以两类手法在临床实际应用中，多数情况下是难以分割的。这种现象在下面一些复式手法的组合形式中也可以见到。

二、补法和泻法的交错组合

这类手法的组合特点是补法和泻法交错施用，或先补后泻，或先泻后补；或多补少泻，或多泻少补；或一补一泻，或多补多泻。根据组合的形式，其作用原理和适应证也有不同，兹分别讨论之。

1. 阳中隐阴法与阴中隐阳法　这是两种以第一类补泻手法为主，补泻兼施的手法。"阳中隐阴"法，操作时先运针进入5分，紧按慢提9次，再运针深入1寸，慢按紧提6次。"阴中隐阳"法的操作是运针先入1寸，慢按紧提6次，再退出5分，紧按慢提9次。这样的操作方法以徐疾补泻和提插补泻为主要内容。

阳中隐阴法即先运针进入5分，后进入1寸，就是将穴位的深度分为两层，分两部进针，操作完毕后，由1寸退至皮下或出针，是一次退针，联系在一起即"二进一退"，符合徐疾补泻，徐进针疾退针为补的原则。另外，提插补泻中的一补（紧按慢提）一泻（慢按紧提），先在5分部施用补法，后在1寸部施用泻法，构成二补（徐疾补法和提插补法）一泻（提插泻法）的形式，所以也是一种以补为主，补中有泻的手法。其作用是以补阳为主，兼能清热，临床上适用于先寒后热，寒多热少，虚中夹实的病证。

阴中隐阳法先运针进入 1 寸是一进、后分别在 1 寸与 5 分两部施用手法是二退，符合徐疾泻法的原则。另外，在 1 寸部先行提插泻法，再在 5 分部行提插补泻，构成二泻（徐疾泻法和提插泻法）一补（提插补法）为主的组合形式，所以是以泻为主，泻中有补的手法，其作用是以泻热为主，兼能补阳，适用于先热后寒，热多寒少，实中有虚的病证。

2. 流（留）气法和提气法　这两种手法也是以第一类补泻手法为主组合而成的。由于组合的形式不同，故所起的作用也有差异。流气法的操作是先运针内入 7 分，行九阳数，紧按慢提 9 次，待气至，便深入 1 寸之中，行六阴数，慢按紧提 6 次，微微退至原处，如不得气，可依前法再行。本法的操作，与阳中隐阴类似，不同者在于分层进针的深浅不同。阳中隐阴是将 1 寸分为 2 个 5 分，留气法是将 1 寸分为 7 分与 3 分，而且是先 7 后 3，在 7 分中用补阳法，在 1 寸中用泻阴法，由于 7 分的提插幅度大于 3 分的两倍，所以可以理解是先用大补法，后用小泻法，其组合结构是大补阳气，小泻阴气。阳气有行血散瘀的功能，阳布则阴消，故此法可治疗痃癖癥瘕等一切气血阻滞而成瘀积的病。

提气法的操作是先紧提慢按行六阴数，待邪实已去，经气大至，手下感觉沉紧之时，即一面微微捻针使经气运行加速，一面轻轻将针上提，使荣卫之气聚集于针下，荣行卫布，肢冷麻木之证能有所改善。本法以泻为主是一种祛邪扶正的措施。盖肢冷麻木等证乃卫阳不足之证，其发病多因外邪壅滞经络，卫阳布达受阻而致，治疗当然要先祛除病邪，施术时先紧提慢按行六阴数以祛邪，待经气至，再左右捻针，催行经气，提针豆许，而使经气隆至。这样的组合，是为邪留经络，卫阳不达而设。由此引申，若留邪并不显著，冷麻之证全由卫气不足而致者，则愚意可将此法权变应用，即将先泻六阴数改为紧按慢提九阳数，临床用之，效亦不差。

3. 龙虎交战法和饿马摇铃法　这两种手法同以捻转补泻为基础，同属一补一泻的组合形式。龙虎交战法的操作是先拇指向前左转行九阳之数，后拇指向后右转行六阴之数，先左后右，一补一泻，反复捻转。捻转补泻的操作方法有多种，有从阴阳之顺逆立说的，有从经络循行，气血流行的顺逆立说的（详参本书"有关捻转补泻的文献研究"一文）。龙虎交战法中先左后右，左九右六，先补后泻的理论是以前者为依据的。但是，也不能忽视转针方向的不同有推动或牵制气血运行的作用，也就是说后者的作用影响也是客观存在的。对于疼痛的机制，中医认为系经络中气血不通所致，所谓"不通则痛""通则不痛"。龙虎交战一左一右，一正一反地反复捻针，对气血的运行产生一推一拉的双向影响，可以疏通经络中壅滞的气血，从而起住痛移疼的作用。

饿马摇铃法的操作是右手拇示两指捻针，也是一前一后地捻转，但此法的特点是一次拇指向前，一次拇指向后，拇指向前时用力较大，捻转幅度也大，拇指向后时用力较小，捻转的幅度也小。即所谓"前进则长，后退则短"，而整个操作过程要求缓慢而用力柔和，象征"饿马无力"之状。由于其组合形式是以拇指前进左转为主，所以类同于捻转补泻手法一般操作中的补法，其作用是以顺阳补阳为主。

4. **子午捣臼法** 这是一种以徐疾和提插补泻为主，结合捻转补泻法等组成的多补多泻手法。其操作是下针得气后，将针上下提插，三进二退，如此三度，计为九入六出，在进针时分三部，每部紧按慢提老阳之数（九九八十一次）；退针时分两部，每部紧提慢按老阴之数（八八六十四次）。在紧按慢提时结合左转针；在紧提慢按时结合右转针。这样在每一度行针时三进二退，要在五个分部内提插和捻转 371 次，三度行针，共要提插和捻转 1 113 次，所以《金针赋》上说："九入六出，左右转之，千遭自平。"这种手法的组合特点是在三进（徐进）二退（疾退）的徐疾补法基础上，运用频繁的提插和捻转补泻手法，以三补（徐疾补法、提插补法和捻转补法）和二泻（提插泻法和捻转泻法）为基本手法而构成，与阳中隐阴的二补一泻法有类同之处，也是一种以补阳为主，补中有泻的手法。由于其频繁地运用紧按慢提和慢按紧提法，再结合以顺从阴阳为原则的左右捻转法，其目的在于"导引阴阳之气"。壮阳以制水，补阳兼泻阴，所以可治阳气不行，水液泛溢而成的水蛊膈气等证。

三、补泻法与行气法的相互组合

这类手法是由两类不同作用，即补虚泻实和运行经气的手法组合而成（手法作用的分类，详参本书"略论毫针的基本手法和平补平泻与平针法"一文），所以一般都有通行血气，去壅决滞的功效。

1. **运气法和纳气法** 这两种手法都以行气为主，所以都在离病所远隔处的穴位上施用。运气法的操作是在施术时，先慢按紧提行六阴数，待邪去正来，觉针下气满,患者有感应扩散的感觉时,将针微微退出,再倒卧针身,朝病所方向斜刺少许,使感应向病所放散,然后令患者吸气五口,使气向较远处运行,最好能使气行至病所,然后引针退出。这种手法的特点是提插泻法与针向、呼吸行气法的综合。由于疼痛之证,多因邪壅而气血不通所致。所以本手法先用提插泻法引邪外泄,待邪气已尽,真气大至后,使用针向行气法,使经气行向病所,结合吸气以助气血运行,故有去壅决滞,住痛移疼的功效。本法与前龙虎交战法,同有住痛移疼的功效,但本法专用于远隔部穴位,而龙虎交战法不论远隔穴和近部穴都能适用,临床上应用较多。

纳气法(又名中气法)的操作是先根据病情的虚实,或用阳数紧按慢提先补,或用阴数慢按紧提先泻,待已补而实,已泻而虚,真气大至之时,即用运气法,倒卧针身,指向病所,待感应向病所放散,令患者吸气,催送经气上行,然后扶起针身,向内直插,静留片刻,使上行之气不复倒回,如此反复施行,不断催气前行。本法的结构以针向、呼吸、行气法为主结合插针以纳气。《针灸大成》中说:"徐推其针气自往,微引其针气自来。"就是提插行气法的原则,本法是在施行运气法取得经气运行向病所的基础上再用插针行气,以加强催气逼气的作用。从结构形式来看,其行气作用应比运气法为强,气行则血行,气血通行无阻,积聚之证就有可能逐渐消散。

2. 龙虎龟凤四法 这四种手法是青龙摆尾、白虎摇头、苍龟探穴、赤凤迎源。《金针赋》中称为"飞经走气"四法。顾名思义,这四种手法均有较明显的行气行血作用,它们的组合形式与作用如下。

青龙摆尾法是以针向行气法为主,结合辅助手法中"摇以行气"的方法与九六补法组合而成。操作时,进针得气后,不进不退,扳倒针身,以针头朝向病所,执之不转,一左一右,慢慢拨动,如扶船舵之状。摇摆九数,或三九二十七数。在应用本法时,若进针后迅即得气,则可纯用补法;如下针后感觉沉紧涩滞,此邪气大盛,必须先用泻法,去其邪实,然后真气才能随至。由于本法的结构以行气法为主,所以古代文献称"行气"属"补"。

白虎摇头法亦名"赤凤摇头",其操作是当针进入到一定的深度时随着患者的呼吸,插针时左转,一呼一摇,提针时右转,一吸一摇。这种手法的结构是由提插、捻转、呼吸三种行气手法结合摇法组成。插针时左转,呼而摇之,导气下行;提针时右转,吸而摇之,催气上行,经气上下一推一挽的结果,气行则血行,鼓动血气畅流,所以古人认为可以起行血的作用。由于本法运用摇法以泄气,故有属泻之说。

苍龟探穴法,本法的操作是以两指扳倒针身,依先上后下,自左而右的次序斜刺进针。向每一方针刺,都必须由浅入深,分三部徐徐而进,待得气后,一次退至皮下,然后改换方向,依前法再针。这种手法的组合形式是以针向行气法为主,结合徐疾补泻法中"三进一退"的补法而成。针向上下左右四方钻剔,目的在于探索得气感应,并结合三进以使感应由浅入深并扩散于四周,经脉深居,引气入深,古人认为有行经脉之气的作用,并认为属于"补"的作用。

赤凤迎源法,亦名"凤凰展翅法",其操作是先进针深入地部,再退至天部,待针下得气,即插入人部,边提插,边捻转,一捻一放,两指展开,如飞鸟冲风摆翼之状。本法的组合,是辅助手法中"飞"法为主,结合三才分层法而构成。飞法的作用,主要在于催气、守气(保持得气感应)。运用三才法的理由是古人认为经脉深居,以地才为代表;孙络浅处体表,以天才为代表;络脉居于两者之间,故以人才为代表。先进针至地才以得经脉之气,再浅出天才,以得孙络之气,然后至人才,在络脉之气聚会处施用飞法以催气、守气,所以古人认为本法可行络脉之气。又因本法的进退针规则是先深后浅,符合徐疾补泻法的原则,故古人又有本法属泻的认识。

3. **龙虎升降法** 本法又名龙虎升腾法,操作时先进针到天部,得气后左盘一转紧按至人部,再慢提至天部右盘一转,再紧按至人部,慢提至天部,如此9次,合青龙纯阳之数,称为龙降,引阳气深入。然后插针至地部,右盘一转紧提至人部,再慢按至地部,左盘一转,提按如前,如此6次,合白虎纯阴之数,引阴气上升,称为虎升。本法综合了辅助手法中和气的方法和提插补泻法构成,其特点是补泻相对应。《针灸大成》中有"阴阳居易"的病理论述,认为"阳入阴分,阴出阳分,相易而居",都会引起疾病。其原因是"或因荣气衰少,而卫气内伐;或因卫气衰少,而荣气外溢。故令血气不守其位,一方气聚,则为一方实,一方气散,则为一方虚。"都会导致气血运行有余不足从而产生或肿或痛或痒或麻等疾病。本法施用龙降法以下阳,目的在引卫气深入,以制止荣气外溢;用虎升以上阴,引荣气外出,以制止卫气内伐,从而纠正"阴阳相乘""荣卫易居"的病理情况。临床上可用来治疗疼痛痒麻等荣卫虚实之病。又因本法以盘法为主,所以一般施用在腹部。如果针刺穴位在病所邻近，或相隔较远处，还可以结合弩法，在施行手法完毕后，将针提至人部，用中指抵住针腰，轻轻按之，按之在前，使气在后，按之在后，使气在前，以使气行至病所。

4. 通关交经和关节交经　通关交经法是青龙摆尾法和白虎摇头法的综合交替使用，先用前者以行气，再用后者以行血。气行则血行，血行则气随，使气血通行过关节，以起疏通经络的作用。在施用本法时，当气血流布，到达一定部位时，还须结合疾病的虚实，施行补泻手法，以加强效果。适宜于一切气血壅滞之病，多在距离病所远隔处施用。

关节交经法是反复地运用纳气法，使气血流行到达关节处而不复返流，可以用来治疗肢体因气血壅滞或不足而引起的痿痹偏枯等病。

此外，还有五脏交经和膈角交经二法，前者先按子母补泻配穴法的原则，取穴施行补泻，后用青龙摆尾法以行气至脏腑。可配合"子午流注纳支法"应用，以治疗脏腑病。后者以五行生克的理论为指导来选配穴位，如扶土抑木、培土生金、滋水涵木等治法，选用补脾胃、泻肝胆、健脾胃和补肾的穴位来治疗等。因此属于配穴方法的范围，不属于单纯的刺法，故不另设专节讨论。

按：陆氏对针刺手法研究有素，颇有心得，尤其对复式手法的研究，以古代文献为依据，精分细析，首先做了系统的整理和分析，从其组合形式，阐释其作用原理，对深入研究针刺手法有一定参考价值。

有关"迎随补泻"手法的文献研究

"迎随补泻"远出于《内经》，《难经》对此亦有阐述。历代医家注释《内经》《难经》，对此各有发挥。金元至明，刺法大有发展，又提出了不少新的见解。近代对此多作狭义的解释，为此，在整理文献的基础上，结合笔者体会，作一分析和讨论。

一、对历代文献记载的分析

有关迎随补泻的文献记载，首见于《灵枢·九针十二原》篇，其文说："其来不可逢，其往不可追，知机之道者，不可挂以发，不知机之道者，叩之不发，知其往来，要之与期……往者为逆，来者为顺，明知逆顺，正行无间，逆而夺之恶得无虚，追而济之,恶得无实,迎之随之,以意和之,针道毕矣。"《灵枢·小针解》篇对此解释说:"其来不可逢者,气盛不可补也;其往不可追者,气虚不可泻也;不可挂以发者,言气易失也;扣之不发者,言不知补泻也,血气已尽而气不下也;知其往来者,知气之逆顺盛衰也;要之与期者,知气之可取之时也……往者为逆者,言气之虚而小,小者逆也;来者为顺者,言形气之平,平者顺也;明知逆顺,正行无间者,言知所取之处也;迎而夺之者,泻也,追而济之者,补也。"这就是有关迎随补泻的原始记载,文中没有叙明具体的操作方法,仅指示出以下原则:① 施行迎随补泻必须审察气的盛衰,候其往来以刺,不可失时。② 来者不可逢,须迎夺以泻之;往者不可追,须随济以补之。

据此原则,《素问·针解篇》中说:"补泻之时者,与气开阖相合也。"反映出《内经》成书时代,盛行以经气开阖作为迎随补泻施术依据的情况。但《灵枢》中候气开阖以施迎随的记载似乎偏重于候卫气运行的方面。《灵枢·卫气行》篇中说:"卫气之在于身也,上下往来不以期,候气而刺之……""刺实者,刺其来也,刺虚者,刺其去也,此言气存亡之时,以候虚实而刺之,是故谨候气之所在而刺之,是谓逢时。"并说:"(病)在于三阳,必候其气在于阳而刺之,病在于阴,必候其气在阴分而刺之""水下一刻,人气在太阳;水下二刻,人气在少阳;水下三刻,人气在阳明;水下四刻,人气在阴分……常如是无已……终而复始。"这种方法将一日一夜分为百刻(一刻约当时钟 14.4 分),平旦(寅时)卫气出于目,注手足太阳,下一刻注手足少阳,又下一刻注手足阳明,再下一刻注入阴分,第五刻复出手足太阳,昼夜凡二十五周于全身。施用迎随补泻时,刺虚用补,当候卫气流注时刻已过,气去而施针;刺实用泻,当候卫气流注时刻正到,气盛时施针。这就是《灵枢·邪客》篇中所说的"因冲而泻,因衰而补"的候气而刺的施术原则。但目前已少应用。

与此相类,还有候营气流注盛衰时刻而施迎随补泻的方法,但是晚于《内经》。这种方法可能肇始于唐宋。宋代丁用德在注释《难经·七十二难》时曾提到:"夫营卫通流,散于十二经之内,即有始有终。其始自中焦,注手太阴一经一络,然后注手阳明一经一络,其经络有二十四,日有二十四时,皆相合。此凡气始至而用针取之,名曰迎而夺之,其气流注终而内针,出而扪其穴,名曰随而济之。"丁氏虽称"营卫通流",但按后文其始自中焦,注手太阴,然后注手阳明的流注次序,可知其所谓"营卫",实际仅指营气而言。日有二十四时,合为十二地支时辰,十二经脉加十二络脉虽也为二十四,但络属于经,概属十二经脉。后人将十二时辰配属十二经脉(子胆、丑肝、寅肺、卯大肠、辰胃、巳脾、午心、未小肠、申膀胱、酉肾、戌心包、亥三焦),按"气至而泻""气终而补"的原则施行针刺,就是近人所称子午流注纳支(子)法,或称"纳支补泻"。

对《灵枢·九针十二原》篇中候气盛衰而施迎随补泻的原则,《素问·离合真邪论篇》中另有一种解释,其文说:"夫邪之入于脉也,寒则血凝泣,暑则气淖泽,虚邪因而入客,亦如经水之得风也,经之动脉,其至也,亦时隆起,其行于脉中,循循然""在阴与阳,不可为度,从而察之,三部九候,卒然逢之,早遏其路",并说:"候邪不审,大气已过,泻之则真气脱,脱则不复,邪气复至,而病益蓄。"还指出:"真气者,经气也。经气太虚,故曰其来不可逢。"这种方法明代汪机有所阐释,他说:"迎而夺之,恶得无虚,言邪之将发也,先迎而亟夺之,无令邪布,故曰卒然逢之,早遏其路。又曰方其来也,必按而止之,此皆迎而夺之,不使其传经而走络也……随而济之,恶得无实,言邪之已过也,随后以济助之,无令气忤,故曰视不足者,视其虚络,按而致之刺之,而刺之无出其血,无泄其气,以通其经,神气乃平,谓但通经脉,使其和利,抑按虚络,令其气致……此皆随而济之,因其邪过经虚而气或滞郁也。"(见《针灸问对》)这样的针刺方法,《灵枢·邪客》篇中认为可以达到"邪气得去,真气坚固"的治疗目的,但近人也少应用。

《难经》中有关迎随补泻的施术原则,见于《难经·七十二难》,其文说:"所谓迎随者,知营卫之流行,经脉之往来,随其逆顺而取之,故曰迎随。"这种见解,似乎不很强调候气的盛衰,却强调了营卫流行的方向和经脉循行的走向,随其逆顺而施行手法。这种与《内经》不同的观点,后代医家多所引用,发展为针芒迎随、捻转迎随、取穴迎随等各种不同的方法。

《难经·七十九难》中对迎随补泻还有另一种解释,文中说:"迎而夺之者,泻其子也,随而济之者,补其母也。"这就是目前文献中所称的"子母补泻"或称"子母配穴",属配穴迎随的范围,后人将其与"纳支补泻"综合运用而称为"子午流注纳支法"。

《内经》《难经》以下,除唐宋仍宗《内经》候气而施迎随之法外,未见新的记载。及至金代,张洁古之子张璧,取《难经·七十二难》之义,阐发说:"凡用针,顺经而刺为之补,迎经而刺为之泻,故迎而夺之,安得无虚,随而济之,安得无实,此谓之迎随补泻法也。"(见《济生拔萃·云岐子迎随补泻法》)其后,窦汉卿在《标幽赋》中称："要识迎随，须明逆顺。"元代王国端注释说："顺经络而刺是谓补，逆经络而刺是谓泻。"（见《扁鹊神应玉龙经》）义亦相同，可见当时此种迎随补泻法，盛行一时，即所谓"针芒（向）迎随补泻法"。

与张璧相近的有金代何若愚著《流注指微论》，指出："欲用迎随之法者，要知经络终始、逆顺、深浅之分。"并说："迎而夺之有分寸，随而济之有深浅，深为太过，能伤诸经，浅为不及，安去诸邪。"何氏这种以针芒迎随分深浅的思想，与《素问·刺要论篇》中"病有浮沉，刺有浅深，各至其理，无过其道"的论述有关，但其所规定的各经、各络的具体深浅分寸，则是以《河图》生成数为根据，按五行属性配十二经，并照阳络我克，阴络克我的关系，补时用生数，泻时用成数，依此规律制定而成的，即所谓"补生泻成经络迎随分寸数"。见下表（表7-4）。

何氏在《流注指微论》中还提到一种"转针迎随之法"，他说："男子左补右泻，女子右补左泻。"将针刺捻转动作释为迎随，在何氏的著作中首次见到。

表7-4　补生泻成经络迎随一览

五行	针刺深浅		经　脉	络　脉
	迎泻（成数）	随补（生数）		
水	6分	1分	足太阳（壬水）、足少阴（癸水）、手少阳（壬水）	足阳明（戊土）、手少阴（丁火）、手厥阴（丁火）
火	7分	2分	手太阳（丙火）、手少阴（丁火）、手厥阴（丁火）	足太阳（壬水）、手少阳（壬水）、手太阴（辛金）
木	8分	3分	足少阳（甲木）、足厥阴（乙木）	手阳明（庚金）、足太阴（己土）
金	9分	4分	手太阴（辛金）、手阳明（庚金）	手太阳（丙火）、足厥阴（乙木）
土	10分	5分	足阳明（戊土）、足太阴（己土）	足少阳（甲木）、足少阴（癸水）

注：手少阳寄于壬水，手厥阴寄于丁火。

何氏之后，以针刺捻转动作为迎随的，可能盛传于元明两代，汪机在《针灸问对》中曾引录了当时一首歌赋文说："足之三阳，从头下走至足，足之三阴，从足上走入腹，手之三阳，从手上走至头，手之三阴，从胸下走至手。捻针逆其经为迎，顺其经为随。"这种转针迎随法，是针对营气循环的有余不足，按经脉逆顺循行的理论为立说的依据,也是捻转补泻法的操作方法之一(详参本书"有关'捻转补泻'手法的文献研究"一文)。

近人还有以取穴针刺的顺序迎随而区别补泻的,即顺经取穴施针的为补,逆经取穴施针的为泻,其意也可能以《难经·七十二难》为依据,从实践中演绎而来。

总之,历代有关迎随补泻法的记载,就其思想体系来区别主要有两大学派:其一导源于《内经》,以候气待时而施针刺为基础,又有三种不同的观点:有以水下百刻为度,候卫气所行的盛衰而施行迎随补泻;有以十二经脉配十二时辰,候营气流注盛衰的时刻而施行补泻的;还有一种候邪气至而泻为迎,邪气去而用补为随的方法。其二推崇《难经》,以经脉循行往来的逆顺为施行补泻的依据,不强调候气待时的理论,有针芒迎随法、补生泻成经络迎随法、捻转迎随法、取穴迎随法等。至于子母迎随法,严格地说仅是一种配穴的方法,不应归属于针刺补泻法的范畴。

二、有关问题的讨论

(1)"卫气行"篇中所载候卫气所行而施迎随的方法,虽然与"九针十二原"篇同出《灵枢》,但所称水下百刻为度,四刻循行一周,则昼夜仅只二十五周,与同篇"昼日行于阳二十五周,夜行于阴二十五周""一日一夜,五十周于身"的记载不尽相符,且亦与《灵枢·营卫生会》篇中"卫气行于阴二十五度,行于阳二十五度,分为昼夜"之说不合。考之历代注家,对此亦有怀疑,故后代应用甚少。

(2)有关《素问·离合真邪论篇》中"无逢其冲而泻之"一语,其中"逢"字《针灸甲乙经》作"迎"字,所以明代注家吴崑认为:"其邪之来不可逢,其虚而取之,盖恐伤其经气也。"同代张介宾注为:"气不实,迎而泻之,邪气虽去,真气必太虚矣。"均认为"逢"当作"迎夺"解,故有"邪气冲突,宜避其锐",不得施用泻法的理解。对这句文字的意义,作者认为应该联系后文"故曰,其来不可逢也"一语一起来体会。《灵枢·小针解》中曾明白地指出:"其来不可逢者,气盛不可补也。"按此,所谓"逢"者,乃"逢会而补之"的意思,"无逢其冲而泻之",应释作"不要在邪气盛实而隆至的时候施用补法,而应该施行泻法。"诸家之注多有未能体现经旨者,致令后人读而费解。

此外,文中所谓"虚邪",笔者认为当指风邪而言,考《灵枢·刺节真邪》篇有："邪气者，虚风之贼伤人也。"《九宫八风》篇中也有："风从所居之乡来者为实风，主生长养万物，从其冲后来者为虚风，伤人者也，主杀，主害者"等，再证诸《素问·风论篇》中"风者善行而数变"以及《素问·离合真邪论篇》中"亦如经水得风……其行于脉中，循循然"等语，可知虚邪指的是虚风之邪。《灵枢·周痹》篇中有："周痹者，在于血脉之中，随脉以上，随脉以下""痛从上下者，先刺其下以遏之，后刺其上以脱之，痛从下上者，先刺其上以遏之，后刺其下以脱之。"《灵枢·官针》篇中有："报刺者，刺痛无常处，上下行者，直内无拔针，以左手随病所按之，乃出针复刺之也。"其所谓"遏之""按之"，正与《素问·离合真邪论篇》中"早遏其路"和"按而止之"之意相同，所以本人认为此种迎随补泻法，可在行痹证中应用。

（3）以上导源于《内经》，以候气待时而施补泻的方法，究应以何种具体的操作手法为宜？《灵枢·邪客》中指示说："本输者，皆因其气之虚实，疾徐以取之，是谓因冲而泻，因衰而补。"可见不论候卫气盛衰的迎随补泻法或候营气盛衰的迎随补泻法，其所应用的腧穴，都以本输穴为宜。具体的操作手法，一般以调整阴阳之气虚实的徐疾补泻法为宜。至于候邪盛衰的迎随补泻法，《素问·离合真邪论篇》中曾说："疾出以去盛血。"又说："逆而刺之"，所以笔者认为可以用"苑陈则除之"——泻络放血法或用针芒迎随补泻法来处理。

（4）针芒迎随补泻法的应用，可以单用，也可以和提插补泻同用。《普济方》中记载："补者，随经脉推而内之。""泻者，迎经脉动而伸之。"即补时随经脉循行方向针刺，并结合紧按慢提的补法，泻时迎经脉循行方向针刺，并结合紧提慢按的泻法。这样既调整了阴阳之气的虚实，又强调了营卫之行太过不及，相辅相成。

按：本文为陆氏指导下，由整理者撰写的存稿，陆氏鉴于当时许多医著对迎随补泻概念的混淆，有失《内经》原旨，因此授意撰写此文，对历代文献中有关迎随补泻的理解逐一加以分析，正本穷源，有助于学者了解迎随补泻的真实意义，并还结合实际应用，提出了讨论意见，对指导临床有一定的价值。

有关"捻转补泻"手法的文献研究

"捻转补泻"是以针体捻转动作为基础的一类针刺补泻手法。这种手法，早见于《内经》，后代医家多有阐发。目前却众说纷纭，致使学者无从遵循，作者有鉴及此，特在整理文献的基础上，加以剖析，庶得还其本来面目，对读者有所帮助。

一、历代文献查考与分析

有关捻转补泻的记载，首见于《内经》，《灵枢·官能》篇中说："泻必用员，切而转之，其气乃行，疾而除出，邪气乃出，伸而迎之，摇大其穴，气出乃疾；补必用方，外引其皮，令当其门，左引其枢，右推其肤，微旋而徐推之，必端以正，安以静，坚心无解（懈），欲微以留，气下而疾出之，推其皮，盖其外门，真气乃存。"文中泻法的"切而转之"和补法的"微旋而徐推之"中的"转"和"旋"，就是指捻转针而言。《素问·离合真邪论篇》中说："吸则内针，无令气忤，静以久留，无令邪布，吸则转针，以得气为故，候呼引针，呼尽乃去，大气皆出，故命曰泻。"这里所说的转针，也指捻转针体的动作而言。但《内经》中捻转针的动作似乎在于刺激的轻重和欲使针刺得气。如《灵枢·官针》篇在补法运用捻转针动作时指出要"微旋"，这是手法轻稳的提示；在泻法时指出要"切"而转之，这样的手法当然比较强烈。《素问》中在泻法时结合呼吸用捻转针动作时指出："吸则转针，以得气为故"，十分明显，目的在于催气行气。从这两段引文来看，《内经》成书年代，对捻转补泻的运用，还比较朴素，没有形成一种独立的补泻手法。

将捻转针体的基本动作发展成为一种独立的补泻方法，大约肇始于金元时代。元代窦汉卿在《标幽赋》中指出："迎夺右而泻凉，随济左而补暖。"提出了以转针的左右方向来区别补泻。何谓"左转"？何谓"右转"？当时在针灸学术界标准不一，十分混乱，所以窦汉卿又在《针经指南》中规定："以大指次指相合，大指往上进（外），谓之左转，大指往下退内，谓之右。"明确了左右转针的标准。这种手法在当时流传颇广，即以拇指和示指捻针，拇指往上（外）推时，针体顺时针左转为补，拇指往下（内）退，针体逆时针转为泻。这种以转针左右区别补泻的思想，虽然晚出于金元，但其理论依据，却仍然源于《内经》。《素问·阴阳应象大论篇》中说："左右者阴阳之道路也。"隋代杨上善注为："阴气右行，阳气左行。"《素问·太阴阳明论》中也说："阳者，天气也，主外；阴者，地气也，主内。"转针时，拇指往上，向左外转从阳，故为补；拇指往下，向右内转从阴，故为泻。明代杨继洲在《针灸大成》中也解释说："左转从阳，能行诸阳，右转从阴，能行诸阴。"其理也完全一致。

金代《流注指微论》中还将这种手法按男女性别的不同，演绎为"男子左补右泻，女子右补左泻"。即在左右阴阳的基础上再加上男女阴阳的另一因素。按男生于寅属阳，女生于申属阴的理论，"（男子）左转顺阳为之补，右转逆阳为之泻""（女子）右转顺阴为之补，左转逆阴为之泻。"（见《针灸大成》）

明初，徐凤著《针灸大全》，载《梓岐风谷飞经走气撮要金针赋》一首，又将左右转针分补泻的方法进一步演绎，其文说："男子者，大指进前左转，呼之为补，退后右转，吸之为泻。""女子者，大指退后右转，吸之为补，进前左转，呼之为泻"，并说："左与右有异，胸与背不同。午前者如此，午后者反之。"这种方法，据徐凤自序称：是在"大明洪武庚辰（查明洪武年代无庚辰年，疑为庚申之误，其时为公元1380年）仲春，余学针法，初学于洞玄先生孟仲倪公，明年父殁过维阳，又学于东隐先生九思彭公，深得二先生发明，窦太师针道之书，梓岐风谷飞经走气补泻之法。"可见其来源于金元时代，当与《流注指微论》作者何若愚一脉相承，是何氏学说的进一步发展。

《金针赋》指示的方法，由于受赋文限制，没有进一步的说明，这种方法的具体诠释者，首见于明初陈会所著《神应经》中，其文说："泻法：如针左边，用右手持针，以大指向前，食指向后，左转；如针右边，以左手持针，以大指向前，食指向后，右转。补法：如针左边，捻针头转向右边，以右手持针，食指向前，大指向后；如针右边，捻针头转向左边，以左手持针，以食指向前，大指向后""凡针背腹两边，分阴阳经补泻。男子背上中行（督脉），左转为补，右转为泻；腹上中行（任脉），右转为补，左转为泻。女子背中行右转为外，左转为泻；腹中行，右转为补，右转为泻""盖男子背阳腹阴，女子背阴腹阳故也。"其机制是：手足十二经脉是以所属肢体左右的阴阳及转针左右的阴阳之顺逆关系为根据的。左侧属阳，左转顺阳为补，右转逆阳为泻；右侧属阴，右转顺阴为补，左转逆阴为泻。由于转针之左右须与患者肢体之左右相配合来分别顺逆，故理解其机制时应从患者体位角度来区别转针方向的标准，即与文中所称之左右相反，才能理解其左右侧与转针左右的阴阳顺逆关系。至于对任督二脉施术的机制：以男女背腹之阴阳与转针左右之阴阳的顺逆为依据，由于任督脉无左右之分，不必以患者之左右顺逆为标准，故理解时可即以医者体位的角度来考虑。兹列表(表 7 - 5)说明之。

表 7 - 5　陈氏捻转补泻机制

经脉	补泻	患者肢体	医者的手	操　作	转针方向		机　制	备注
					患者	医者		
十二经脉	补	左侧	右手	拇指向后,示指向前	左	右	左侧转向左(顺阳)	
		右侧	左手	拇指向后,示指向前	右	左	右侧转向右(顺阴)	
	泻	左侧	右手	拇指向前,示指向后	右	左	左侧转向右(逆阳)	
		右侧	左手	拇指向前,示指向后	左	右	右侧转向左(逆阴)	

经脉	经别	属性	补泻	操　作	转针方向		机　制	备注
					左右	属性		
任督脉	任脉	阴	补	拇指向后,示指向前	右	阴	阴与阴相顺	女子相反
			泻	拇指向前,示指向后	左	阳	阴与阳相逆	
	督脉	阳	补	拇指向前,示指向后	左	阳	阳与阳相顺	女子相反
			泻	拇指向后,示指向前	右	阴	阳与阴相逆	

　　陈氏的方法,结合了左右侧和背腹男女,没有结合呼吸。明代李梴在《医学入门》中记载了一种更为复杂的方法,其文说:"病者左手阳经,以医者右手大指进前为随,退后为迎;病者左手阴经,以医者右手大指退后为随,进前为迎;病者右手阳经,以医者右手大指退后为随,进前为迎;病者右手阴经,以医者右手大指进前为随,退后为迎;病者右足阳经,以医者右手大指进前为随,退后为迎;病者右足阴经,以医者右手大指退后为随,进前为迎;病者左足阳经,以医者右手大指退后为随,进前为迎;病者左足阴经,以医者右手大指前进为随,退后为迎。""男子午前皆然,午后与女子反之。"并与呼吸和针向相结合,其操作方法见下表(表 7 - 6)。

　　这种捻转补泻,既需分别手足阴阳,又需分别左右和经脉的阴阳,即以手足、左右、阴阳经脉三方面的阴阳来区别其大小或消长的关系,并结合转针左右的阴阳作为补泻的根据。凡两阳一阴(＋＋－),阳胜于阴者为阳长,属阳性,转针以

表7-6　李氏捻转补泻法操作

肢别	经别	阴阳属性		补法			泻法		
			阴阳性	捻转	呼吸	针向	捻转	呼吸	针向
左手	阳经	阳(+)	阳(+)	拇指向前,示指向后(左)	呼	上	拇指向后,示指向前(右)	吸	下
	阴经		阴(-)	拇指向后,示指向前(右)	吸	下	拇指向前,示指向后(左)	呼	上
右手	阳经	阴(-)	阳(+)	拇指向后,示指向前(右)	吸	下	拇指向前,示指向后(左)	呼	上
	阴经		阴(-)	拇指向前,示指向后(左)	呼	上	拇指向后,示指向前(右)	吸	下
左足	阳经	阳(+)	阳(+)	拇指向前,示指向后(左)	呼	上	拇指向后,示指向前(右)	吸	下
	阴经		阴(-)	拇指向后,示指向前(右)	吸	下	拇指向前,示指向后(左)	呼	上
右足	阳经	阴(-)	阳(+)	拇指向后,示指向前(右)	吸	下	拇指向前,示指向后(左)	呼	上
	阴经		阴(-)	拇指向前,示指向后(左)	呼	上	拇指向后,示指向前(右)	吸	下

附注：男子之气，早在头而晚在足，女子之气，早在足而晚在头。故男子阳经午前以吸为补，呼为泻，阴经吸为补，呼为泻，午后反之；女子阳经午前以呼为补，吸为泻，阴经呼为补，吸为泻，午后反之。

向左顺阳为补，向右逆阳为泻；两阴一阳（－－＋），阴胜于阳者为阴长，属阴性，针体转动以向右顺阴为补，向左逆阴为泻；三阳（＋＋＋）相逢为阳，阳极生阴为阳消，也属阴性，与阴长同列；三阴（－－－）相逢阴极生阳为阴消，也属阳性，和阳长相同。这种机制比较复杂，为便于理解起见，特列表解析如下（表7－7）。

表7－7转针之方向，由于须与左右侧肢体配阴阳，故要以患者的体位为标准，适与《针经指南》之左右标准相反。

到明代后期，这种以左右阴阳分顺逆而区别补泻的学说，还结合疾病的寒热性质来考虑。杨继洲以男女区别阴阳，联系左右的施术方法称为"常法"，另提出一种以疾病的寒热属性，联系阴阳、左右等关系作为施术标准的方法，称为"变法"，兹亦列表分析之（表7－8）。

以上各种捻转泻法，其理论都从左右阴阳的顺逆为立说依据，虽方法各异，但理论体系则完全一致，这是古代文献中有关捻转补泻方法记载的多数派。但明代还有另一支学派，崇尚《难经·七十二难》中"经脉之往来，随其逆顺而取之"的迎随补泻原则（详阅本书"有关迎随补泻法的文献研究"）。以《素问·五运行大论篇》中周天之气左右升降的理论为依据，提出了另一种捻转补泻的操作方法。《素问·五运行大论篇》中说："上者右行，下者左行，左右周天，余而复会"，意即清阳为天，天气从左下降，浊阴归地，地气从右上升。天地之气，如此动静升降不已，构成自然界万物的生化。这一学派即以此为立说的根据，结合经脉循行顺逆升降的关系提出："足之三阳，从头下走至足；足之三阴，从足上走入腹；手之三阳，从手上走至头；手之三阴，从腹下走至手。捻针逆其经为迎，顺其经为随。假如足之三阳，从头下走至足，捻针以大指向后，食指向前，为逆其经而上，故曰迎；以大指向后，为顺其经而下，故曰随。三阴亦准此。"（见明代汪机《针灸问对》）这种捻转补泻法将十四经分为两组：手三阴、足三阳、督脉为远心下行的经脉；手三阳、足三阴、任脉为向心上行的经脉。其操作及机制如下表（表7－9）。

这种以顺经而转，随济其不足为补；逆经而转，迎夺其有余为泻的方法，与经络学说紧密联系，比较有现实意义，笔者推崇此法，临床上常常应用，有一定的疗效。

表7-7 李氏捻转补泻机制分析

肢别	项目	补 左侧(阳,+) 经脉	阴阳消长	转针	补 右侧(阴,-) 经脉	阴阳消长	转针	泻 左侧(阴,+) 经脉	阴阳消长	转针	泻 右侧(阴,-) 经脉	阴阳消长	转针
手(阳,+)		阳经(+)	(+++→+)↘	右转	阳经(+)	(-++→+)↑	左转	阳经(+)	(+++→+)↑	左转	阳经(+)	(-++→+)↑	右转
		阴经(-)	(++-→+)↑	左转	阴经(-)	(-+-→+)↑	右转	阴经(-)	(++-→+)↑	右转	阴经(-)	(-+-→-)↑	左转
足(阴,-)		阳经(+)	(+-+→+)↑	左转	阳经(+)	(--+→+)↑	右转	阳经(+)	(+-+→+)↑	右转	阳经(+)	(--+→+)↑	左转
		阴经(-)	(+--→-)↑	右转	阴经(-)	(---→-)↓	左转	阴经(-)	(+--→-)↓	左转	阴经(-)	(---→-)↓	右转
机制		阳长(+↑)阴消(-↓)属阳，左转顺阳(补)　阴长(-↑)阴消(+↓)属阴，右转顺阴						阳长(+↑)阴消(-↓)属阳，右转逆阳(泻)　阴长(-↑)阴消(+↓)属阴，左转逆阴					

表7-8　杨氏捻转补泻机制分析

项目＼机制	补泻	补			泻			备　注
		操作	转针左右	阴阳顺逆	操作	转针左右	阴阳顺逆	
常法	男（＋）	拇指向前，示指向后	左转（＋）	顺阳	拇指向后，示指向前	右转（－）	逆阳	不分手足左右及阴阳经脉、午前午后,但分男女性别
	女（－）	拇指向后，示指向前	右转（－）	顺阴	拇指向前，示指向后	左转（＋）	逆阴	
变法	热证刺阳经	拇指向前，示指向后	左转（＋）	顺阳	拇指向后，示指向前	右转（－）	逆阳	不分手足左右、午前午后、男女性别,但分疾病寒热和阴阳经脉
	寒证刺阴经	拇指向后，示指向前	右转（－）	顺阴	拇指向前，示指向后	左转（＋）	逆阴	

表7-9　《针灸问对》所载捻转补泻操作及机制分析

经　脉	循行方向			补泻	操　作	转针方向	气行方向	机　制
手三阳足三阴 任脉	上行	向心	地升（右行）	补	拇指向后，示指向前	右转	上行	上与上相顺，随济不足
				泻	拇指向前，示指向后	左转	下行	上与下相逆，迎夺有余
手三阴足三阳 督脉	下行	远心	天降（左行）	补	拇指向前，示指向后	左转	下行	下与下相顺，随济不足
				泻	拇指向后，示指向前	右转	上行	下与上相逆，迎夺有余

二、有关问题的讨论

1. 与其他补泻方法综合应用的问题　据古代文献的记载,捻转补泻手法多与其他补泻方法配合应用,如与呼吸、提插、针向等补泻方法的配合,也可以自身一补一泻相配合。下面分别讨论之。

与呼吸补泻的配合,首见于《金针赋》,已于前面论及,至于其结合的机制,左转随呼为补,是因为左转属阳,呼气出,也属阳,两阳相逢,故同起补的作用;右转随吸为泻,是因为右转属阴,吸主气入,也属阴,两阴相逢,故同起泻的作用。男子属阳,故左转呼之顺阳为补,右转吸之逆阳为泻。女子相反。这种结合比较朴素，也与《素问·离合真邪论篇》中泻法时"吸则转针"，补法时"呼尽内针"的原则相符，可以试用。至于《医学入门》的方法，其理相同。

与提插补泻的配合，也是以《金针赋》及《针灸问对》中的记载更为具体，其文说："左转插之为热，右转提之为寒。"提插补泻法是调和阴阳，以"阳下之为补，阴上之为泻"为立说依据的。提针以上阴，与右转行阴相结合，两阴相得，损夺有余之阳气，故起寒泻的作用；插针以下阳，与左转行阳相结合，两阳相合，加强了济助不足之阳气的作用，所以补而发热。这两种手法的配合运用，见于白虎摇头法。与针芒迎随补泻的配合，见于《医学入门》，其规律是左转时针尖上刺，右转时针尖下刺。以针尖刺入的上下方向区别阴阳，上刺属阳，故从左转，下刺属阴，故从右转，这样的结合从阴阳类比的观点来看虽可理解，但从临床实践和经络理论来说，似不尽相符。因为针刺方向的上下必然涉及与经络走向顺逆的关系，这与《内经》中"迎而夺之"为泻，"随而济之"为补的原则相矛盾。如果要与针芒迎随补泻法结合，还是应以《针灸问对》中记载的，即本文所论最后一种方法为宜，因两者同以经脉的走向顺逆为理论基础，异途同归，能起协同作用。

2. 有关男女午前午后分别补泻的问题　古人认为男子、午前其操作方法应与女子、午后相反。何若愚、徐凤、陈会、李梴、杨继洲等人都持此观点，但明代高武、汪机却根据《内经》《难经》经旨，力持非议。高武认为："针灸当随经络气至十二时候""男女所同，男女血气上下之分，固非《素》《难》意，亦不必然也。"汪机则认为："考之《素》《难》，男女脏腑经络俞穴血气，昼夜周流不同，今赋言午前午后，男女补泻，颠倒错乱如此，悖经旨意矣。"高、汪二氏引经旨而批判时医，虽也有一定根据，但以男女分左右，以午前午后分别阴阳而施补泻的理论，也并非完全没有以《内经》《难经》理论为基础。查考《内经》，《灵枢·逆顺》篇中指出："气之逆顺者，所以应天地阴阳四时五行也。"从原则上肯定了人气逆顺的关系不能完全离开天地间自然环境的变化来孤立地考虑问题。《灵枢·五色》篇中指出："男女异位，故曰阴阳。"说明男女之间不论在生理、病理方面，其阴阳关系都是有区别的。《素问·玉版论要篇》更以男女左右五色脉变的不同来判断疾病的逆从凶吉，其文说："上为逆，下为从。女子右为逆，左为从；男子左为逆，右为从。"王冰注释说："女子色见于左，男子色见于右，是色脉变易也。""左为阳，故男子右为从而左为逆；右为阴，故女子右为逆而左为从。"以男女之阴阳，合左右之色脉，其理论与男女左右捻转针不同的说法，颇有近似之处。至于午前午后区别阴阳的理论,也在《内经》中可以查见,例如《素问·生气通天论篇》中说:"平旦人气生,日中而阳气隆,日西而阳气虚,气门乃闭。"就明确地将午前、午后区分为阳气盛衰的两个不同阶段。所以不通过实践和研究轻率地否定男与女、午前与午后的区别是不够慎重的。

按:本文集中讨论了捻转补泻的历史文献记载及其演变,并对各种不同捻转补泻的原理作了阐释,有助于读者了解其学术源流和理论依据,俾临床应用时能有所选择。文后对捻转补泻手法与其他手法的综合运用问题,和有关男女午前午后分别补泻的问题,陆氏结合自己的体会作了比较有说服力的讨论,值得读者参考。现全文收辑。

有关"烧山火"与"透天凉"手法的文献研究

近年来有关"烧山火"与"透天凉"手法的研究,引起了各地的重视,展开了热烈的讨论。本文拟就中医学文献记载,结合笔者的体会,阐述这两种手法的操作及机制。

一、古代文献记载的分析及讨论

"烧山火"与"透天凉"手法的文献记载,根据现存资料,大概以明代徐凤的《金针赋》为最早,其后《针灸聚英》《针灸问对》《医学入门》及《针灸大成》等书均有记载。因《金针赋》叙述不够详细,致后代医家,各执一端,意见分歧。为求正确理解歌赋原意起见,兹将各家文献的记载分别引录及分析如下。

1.《金针赋》 "……一曰烧山火,治顽麻冷痹,先浅后深,用九阳而三进三退,慢提紧按,热至紧闭插针,除寒之有准;二曰透天凉,治肌热骨蒸,先深后浅,用六阴而三出三入,紧提慢按,寒则(原文无此二字,今考《针灸聚英》补正)徐徐举针,退热之可凭。皆细细搓之,去病准绳"。

上文的记载非常简略,未指明具体的操作方法。例如"先浅后深""先深后浅"应如何理解?"用九阳而三进三退"和"用六阴而三出三入"究竟有什么区别?和后面"慢提紧按""紧提慢按"有什么联系?"热至紧闭插针"与"寒则徐徐举针"应怎样操作?同时"皆细细搓之",又应结合在哪一个环节?这些问题不解决,就无法进行具体操作。

2.《针灸聚英》烧山火歌 "四肢逆冷最难禁,憎寒不住病非轻,拨忙运起烧山火,患人时下得安宁"。透天凉歌:"浑身却似火来烧,不住时时热上焦,若还依法行针刺,搜除热毒病能消。"这两首歌中,仅叙述了适应证范围,没有提到操作方法。

3.《针灸问对》烧山火 "针入先浅后深,约入五分,用九阳三进三退,慢提紧按,热至,紧闭针穴,方可插针,令天气入,地气出,寒可除矣。又云。一退三飞,飞,进也,如此三次,为三退九进,则成九矣。其法,一次疾提至天、三次慢按至地,故曰疾提慢按,随按,令患者天气入,地气出,谨按生成息数,病愈而止。一说,三进三退者,三度出入,三次则成九矣,九阳者补也,先浅后深者,浅则五分,深则一寸"。透天凉:"先深后浅,约入一寸,用六阴三出三入,紧提慢按,寒至,徐徐退出五分,令地气入,天气出,热可退矣。又云:一飞二退,如此三次,为三进六退,即六阴数也。其法:一次疾插入地,三次慢提至天,故曰疾按慢提,随提,令患人地气入,天气出,谨按生成息数,病自退矣。一说,一度三进三退,则成六矣,六阴者,泻也。"

《针灸问对》的记载数说并存,前后矛盾,使人捉摸不定。例如对烧山火的"先浅后深",书中指出:"浅则五分,深则一寸",据此则进针应分为二部(层),但一说又称"一退三进",清楚地指明进针应分三部(层),二说显有抵触。再如对九阳的理解,认为:"一退三飞,如此三次,为三退九进,则成九矣",又指出:"三进三退者,三度出入,三次则成九矣。"则九阳似指进针的次数而言;但对"六阴"的解释,则说:"一飞二退(按《金针赋》中仅有一飞三退为泻之说,不知《针灸问对》以何为据),如此三次,为三进六退,即六阴数也。"又说:"一度三进三退,则成六矣。"前说的六数指的是退针的次数,后说的六数则是进针和退针的次数,两说在计算上不统一,且亦与九阳数的计算法相矛盾,故缺少说服力。它对烧山火的"慢提紧按"及透天凉的"紧提慢按"误解为进退针的快慢,故有"疾提慢按"——烧山火;"疾按慢提"——透天凉的解释,与赋文完全相反。虽然如此,但认为"先浅后深""先深后浅"是指分部(层)进退针,"三进三退"与"三出三入"是指度数而言的论点,却给了后人很大的启发。此外,对烧山火是"令(患者)天气入,地气出",透天凉是"令(患者)地气入,天气出"的认识,初步说明了此两种手法所以能产生热感或凉感的机制,也是比较有价值的。

4.《医学入门》 "如治久患瘫痪、顽麻冷痹、遍身走痛及癫风寒疟、一切冷症,先浅入针、而后渐深入针,俱补老阳数,气行针下紧满,其身觉热,带补慢提急按老阳数,或三九而二十七数,即用通法,扳倒针头,令患人吸气五口,使气上行,阳回阴退,名曰进气法,又名烧山火。治风痰壅盛、中风喉风、癫狂、疟疾单热、一切热症,先深入针,而后渐浅退针,俱泻少阴数,得气觉凉,带泻急提慢按初六数,或三六一十八数,再泻再提,即用通法,徐徐提之,病除乃止,名曰透天凉。"

《医学入门》除了与《针灸问对》相同,认为"先浅后深""先深后浅"是指的进针与退针外,最值得重视的是将"慢提紧按"与"紧提慢按"理解为提插轻重[书中指出:"凡提插,急(紧)提慢按如冰冷,泻也;慢提急(紧)按火烧身,补也"],并与九阳数和六阴数结合,正确地解释了《金针赋》的文意。但仍含糊不清,如"先浅入针,而后渐深入针,俱补老阳数""先深入针,而后渐浅退针,俱泻少阴数"等句,究竟进针与退针应怎样和老阳数或少阴数结合,使人难以捉摸,实际应用仍有一定的困难。

此外,《针灸问对》与《医学入门》中均指出,施行手法后须用行气法,使气行至病所,这一点《金针赋》中并未提到。

5.《针灸大成》 "烧山火,能除寒,三进一退热涌涌,鼻吸气一口,呵五口……凡用针之时,须捻运入五分之中,行九阳之数,其一寸者,即先浅后深也,若得气,便行运针之道,运者,男左女右,渐渐运入一寸之内,三出三入,慢提紧按,若觉针头沉紧,其插针之时,热气复生,冷气自除,未效,依前再施也。""透天凉,能除热,三退一进冷冰冰,口吸气一口,鼻出五口……凡用针,进一寸内行六阴之数,其五分者,即先深后浅,若得气,便退而伸(提)之,退至五分之中,三入三出,紧提慢按,觉针头沉紧,徐徐举之,则凉气自生,热病自除。如不效,依前法再施。"

《针灸大成》中对"先浅后深"与"先深后浅"的认识,与《针灸问对》相同,也存在二部(层)与三部(层)进退针的矛盾。书中既云:烧山火三进一退,透天凉一进三退,即已明指须按天、人、地三部进退针,但又说:烧山火须先捻运入五分,而后至一寸,透天凉须先进一寸,后提退至五分,岂不前后相异。同时,九阳数与六阴数的运用也说得不够明白。对提插手法的应用,既已指明按"三进三退"或"三出三入"地提插三次,当然不能再配九六数,如与捻运结合,则《金针赋》中缺乏这样的依据。至于"鼻吸气一口,呵五口"与"口吸气一口,鼻出五口",乃杨氏所云,《金针赋》中没有这样的记载。

有关《金针赋》中前述各问题的理解,笔者体会如下。

(1)"先浅后深"与"先深后浅"的意义,应指进退针的程序而言,此在古人文献中意见也较统一,无须争论;问题仅在对分部(层)的看法上有分歧。按"先浅后深"就是徐进针而疾退针的意思;"先深后浅"则可认为即疾进针而徐退针的文字变换,所以这两句话实即指出:烧山火与透天凉的进针、退针应遵循徐疾补泻法的原则进行操作。故若就机制而言,将"先浅后深"理解为"二进一退"或"三进一退",将"先深后浅"理解为"一进二退"或"一进三退",都与徐疾补泻的原则没有抵触。但如要求对《金针赋》原意作正确的解释,本人认为应以三部(层)进退针为准。因在《金针赋》的另一段中曾指出:"补者,一进三飞""泻者,一飞三退。"用这段赋文来说明"先浅后深"与"先深后浅"的涵义,很显然徐凤的原意是分三部进行操作的。

(2)"九阳""六阴""三进三退""三出三入"及"慢提紧按""紧提慢按"的意义,据文中语气应联系起来理解。为了要弄清楚这两段的赋文意义,必须首先对进针、退针的操作进行剖析。所谓"进",应指将针从皮下进至一定深度的全过程;所谓"退",则包括了从一定深处将针退至皮下的全过程。这样一个全程的进退,称为"度",任何针刺动作,必然包涵一个或数个全程进退针的过程,即称一度或数度。但临床上为了配合徐疾补泻的需要,往往将一个进针或一个退针的过程分解为两个或三个,就是二部或三部进退针法。为此,烧山火的三进一退与透天凉的一进三退,就其整体来说,应各视为一个进退针的过程,这样称为一度。赋文中"三进三退"与"三出三入"就是三度进针、退针的意思。故"用九阳而三进三退""用六阴而三出三入",意即"九阳"与"六阴"要在三度进退的过程中运用进去。但烧山火每度为三进,透天凉每度为三退,三度操作都为九数,不能有明显的区别。对此,如果联系后面"慢提紧按"与"紧提慢按"来理解,则问题就可迎刃而解。因为针刺的过程,除了必须具备的进针退针动作外,要达到一定刺激量的要求,还必须具备各种行针的操作,提插即为其中之一。提插补泻法以"慢提紧按"为补,"紧提慢按"为泻。提插的幅度有大有小,次数可多可少,所以九阳数和六阴数的运用,实际是指在三度进退的过程中,每度分部操作时,须与提插的次数相结合,就是烧山火须在进针时每部慢提紧按 9 次,透天凉须在退针时每部紧提慢按 6 次。赋文之意,实即为此。

(3)对"热至紧闭插针"与"寒则徐徐举针"的理解,笔者怀疑"插针"可能是

"出针"或"引针"的衍误。《灵枢·官能》篇中对补法与泻法出针时开穴与闭穴的原则,指出:"泻必用员……疾而徐出……遥大其穴,气出乃疾;补必用方……气下而疾出之,推其皮,盖其外门,真气乃存。"就是说:补法在出针时须推闭其穴;泻法在出针时须摇大针孔,不闭孔穴。赋文既云"热至",当然是指在施术已达目的之后,目的已达,其气已下,自应出针结束针刺,再无插针的必要;并且"紧闭"孔穴,必须要在出针之后才能做到,孔穴既闭,则又如何插针?据此,若与"寒则徐徐举针"对照,如果后者指的是摇大针孔,不闭孔穴,则前者很明显是指"出针闭穴"而言。改正了赋文以后,则为"热至紧闭出针""寒则徐徐举针",其义昭然。

(4)有关"皆细细搓之"的理解,赋文既指为"皆",当然在烧山火与透天凉手法中均须用到。搓法的操作,《金针赋》另一段文字中仅指出:"搓以去病",没有进一步的说明。查考《普济方》十四法中的记载,则知其应用于治疗虚寒、实热的病,在元末明初已具端倪,故徐凤将其结合在烧山火与透天凉手法中应用,是很自然的。搓法的操作,《针灸问对》中指出:"下针之后,将针或内或外,如搓线之状,勿转太紧……左转(大指向前,示指向后)插之为热,右转(大指向后,示指向前)提之为寒。"(按此乃捻转补泻与提插补泻的综合运用,其左右皆以医者的体位为标准)故在烧山火与透天凉手法中的应用,应结合提插手法来操作,即烧山火应于紧按时兼之左转,透天凉应于紧提时配合右转。但赋文重点提出以提插配九六,仅于文末提及"皆细细搓之",则知徐氏之意,亦有主次之分,不可不察。

二、操作方法及机制

综上所述,笔者认为烧山火与透天凉的具体操作应该如下所述。

烧山火:以徐疾、提插、九六、开阖四法的补法为主,配合捻转法的补法组成。操作程序是:先进针至天部(腧穴深度的上 1/3 处),慢提紧按 9 次,按针时左转;次进至人部(腧穴深度的中 1/3 处),提插、捻转如前数;再进至地部(腧穴深度的下 1/3 处),施术同前;然后从地部一次退至天部,这样为一度。反复三度,倘热至,出针揉闭孔穴;如无热感,可反复再施,直到热至。

透天凉:以徐疾、提插、九六、开阖四法的泻法为主,配合捻转法的泻法组成。操作程序是:进针直至地部,在该部紧提慢按 6 次,提针时右转;次退针至人部,同前提插、捻转 6 次;再退至天部,亦同前法施术;这样一进三退,称为一度。操作三度,若凉生,则可出针,出针前摇大其孔,不闭其穴。如无凉感,应反复再施,直至凉生。

　　笔者的操作仅撷取了其中主要的内容,一般都不配合搓法,唯在不得气的情况下结合搓针来催气。因此,不分左右,也不配合"紧按"或"紧提",临床上效果相同。

　　针刺产生热感或凉感的机制,早在《内经》中就曾提到。《素问·针解篇》中说:"刺虚则实之者,针下热也,气实乃热也;满而泄之者,针下寒也,气虚乃寒也。"可见产生热感与凉感,乃是经气已补而实、已泻而虚的标志。中医学对机体产生热与寒的机制,认为是补充了阳气或泻泄了阳气的结果。阳气被针刺引导而充实,阳气隆盛,故能有温热的感觉;反之,阳气因针刺开导而宣泄于体外,则阳邪已去,阴气随至,所以患者感觉清凉。杨继洲曾具体地指出:"夫实者,气入也;虚者,气出也。以阳生于外,故入;阴生于内,故出,此乃阴阳水火出入之气所不同也。"因此,要达到阳气入实,充满于腠理的目的,就须从阳(外)引阴(内),将天部所生的阳气逐层引入地部,使阳热胜过阴寒,就是所谓"回阳";要阴气隆至,则必须在阳邪已退之后,阴胜于阳,才能达到目的,故须从阴(内)引阳(外),将亢盛的气火,由地部逐层引导至天部而散泄之,阳去阴至,是谓"倒阴"。基于这种认识,所以烧山火的施术原则是从阳到阴,使天气入;透天凉则从阴到阳,使地气出。在补泻手法中,徐疾补泻以徐进疾退为补,疾进徐退为泻。烧山火的分层徐进(三进),即为了逐层引导阳气入内;透天凉的按层徐退(三退),则在分层引导阳邪宣泄,而使阴气大来。与此相类,提插补泻以推而内之——"紧按"为补,动而伸之——"紧提"为泻,紧按所以下阳,"紧提"为了上阴。这两种手法有协同的作用,所以烧山火与透天凉即以此作为"回阳倒阴"的主要措施。至于九六数,乃据《易经》之理而来,必须附于手法,本身不能起什么作用。开阖补泻的运用,烧山火时"紧闭出针",以使"真气存留",不使已入之阳气外逸;透天凉时"徐徐举针",摇大其孔,以利其路,是使气出乃疾,可以更有效地宣泄阳邪。还有搓针(捻转)的作用,古人有两种不同的看法:一以阴阳之顺逆为依据(见《针灸大成》),认为人体中阳受气于四末(外),阴受气于五脏(内),左转从外能生阳热,右转顺内则生阴寒;一以经脉循行的顺逆为依据(《针灸问对》),认为须视营气流行的太过或不及,太过者迎夺其有余,不及者随济其不足,故与寒热无直接关系。由于古人对捻转补泻的意见存在分歧,所以具体应用时也仅能作为辅助,不能作为产生热感或寒感的主要依据。

　　基于上述机制的认识,归纳古人文献的记载,并据本人的体会,将烧山火与透天凉的作用及适应证列表于下(表7-10)。

表7-10 烧山火、透天凉作用及适应证

名 称	作 用	适 应 证	
		文献归纳	本人体会
烧山火	补阳祛寒(温法)	久患瘫痪,顽麻冷痹,癫风寒疟,四肢厥冷,一切冷证	沉寒结冷,命火式微,一切脏腑经络元气不足之病
透天凉	泻阳除热(清法)	风痰中风,喉风癫狂,疟疾单热,肌热骨蒸,一切热证	伏邪化热,相火亢盛,一切脏腑经络气火有余之病

三、几点体会

1. 操作成败的关键问题 第一,须切实掌握进针、退针的层次和提插的幅度,要求层次分明,提插均匀,即在提插时针尖上下的幅度必须局限在一个层次内,切忌一次轻一次重、忽而快忽而慢,同时每次提插时必须分清紧慢,不能模糊,这样出现热感或凉感的可能性一般较多。第二,刺激须适度,过重患者难以忍受,过轻则未达到刺激的要求,都会降低效果。一般而论,烧山火的刺激量须较大,但施术的时间可稍短;透天凉的刺激量可较轻,但时间须适当延长。第三,须嘱患者注意力集中,细心体会,但不要给暗示,以免对轻微的感应忽略过去。第四,施术必定要在得气的基础上进行,否则不易成功。

2. 留针在烧山火与透天凉中的应用价值 《灵枢·经络》篇中曾说:"刺热厥者,留针反为寒;刺寒厥者,留针反为热。"在这种启示下,笔者曾在烧山火与透天凉的施术中配合留针来观察其效果,发现如果三度施术目的未达时,结合10~15分钟的留针,往往可以提高效果。有的患者在施术过程中,并没有明显的热或凉的感觉,但在留针期间热或凉的感应出现或加强了。留针还可以让患者有休息的时间,以免过度劳累,同时也可防止体弱的患者发生晕针事故。

3. 热感与凉感的出现,与得气有密切的关系 热感往往在酸胀感的基础上产生;凉感则多产生于沉重感的深化。感应出现的部位因人而异,有的患者先在施术部产生,以后扩散到整体;有的患者先在施术腧穴的肢端出现而发展到全身;也有先出现于对侧,逐渐波及另一侧,当感应达到全身后,用力按切患者的皮肤,也常有热或凉的感觉。笔者在示教中对接受针刺的学生,先施行透天凉法,待全身觉凉后,再施行烧山火法,一般都能使发冷的手足很快回暖。这说明此两种手法确有祛寒除热的效果。

　　按:本文原载《中医杂志》1963年9月号,原名《"烧山火"与"透天凉"手法的探讨》,兹为有别于后面临床观察与实验研究二文,因而改名。文中首引《金针赋》赋文,继而列举《针灸聚英》《针灸问对》《医学入门》《针灸大成》等的记载,逐一加以分析,辨伪留真,结合文献考证提出了作者自己的见解,对这两种针刺复式手法,从源到流,从理论到操作,犀分烛照,作了深入而精辟的讨论,最后还提出操作过程中的几点体会,系陆氏的经验之谈。现全文收辑。

"烧山火""透天凉"手法临床效果的初步观察

(37例136针次的资料分析)

　　《素问·针解篇》载:"刺虚则实之(即补之)者,针下热也,气实乃热也;满而浅之(即泻之)者,针下寒也,气虚乃寒也。"即指用了补法或泻法,能使患者产生热感和冷感而言。烧山火和透天凉,前者属纯补,后者属纯泻,故也以术后产生热感或冷感为目的。

　　笔者对37例(其中32例为患者,5例为正常人)取用手阳明经的手三里、曲池、肩髃,手少阳经的外关、支沟,足太阳经的承筋、承山,足少阳经的阳陵泉,足厥阴经的中都、太冲,足太阴经的阴陵泉、三阴交等穴(一般仅取单侧一穴),按治疗及示教的需要,作了136针次的手法操作。兹将资料初步小结于后。

一、实验观察

1. 疗效观察

　　(1)方法:32例患者,均按中医辨证论治,选择适宜用烧山火或透天凉手法治疗者(手法操作全部由陆瘦燕担任,以避免因操作不统一而发生差错)。在治疗过程中,除发热患者的体温降退情况可以用体温表测得外,一般均以患者主诉自觉症状改善的情况,结合四诊观察的结果作为依据,以划分有效与否。其标准如下。①有效:自觉症状有改善,四诊所得的结果,证明疾病有所好转者。②无效:自觉症状及四诊结果均无明显改善,或虽自觉症状有某些程度改善,但主要症状无变化,四诊结果无好转者。

(2)疗效统计:32 例中,包括 11 个病种。治疗后有效者 21 例,疗效不显著者 11 例;此 11 例中,7 例针刺时不得气,无冷、热感,体温亦无变化;未达到预期效果,故疗效也差(表 7-11)。

表 7-11　32 例的疗效统计

病　　种	有效	无　　效		合计
		得　气	不得气	
痛　痹	6		2	8
产后风湿冷痹	3		3	6
胃下垂		1	2	3
指端青紫症	1			1
感冒发热	3			3
痛风症	2			2
脾阳虚	2			2
肾阳虚	2	1		3
虚　热	1	1		2
膏　淋		1		1
肌　痿	1			1
合　计	21	4　　　　7		32
		11		

(3)病例介绍

1)患者,男,39 岁。1963 年 10 月 10 日就诊。

头痛鼻塞、周身酸楚,体温 37.4℃、恶寒、咳嗽,痰白而黏,咯痰不爽,胃呆纳少,大便 3 日未行,脉浮而濡,舌苔白薄;此风寒在表(印象:感冒发热),拟予清解。

取穴:手三里。施透天凉手法。

施行手法 3 度,患者诉说全身感觉凉爽,当时测量体温为 36.6℃,与术前比较,下降 0.8℃。次日,头痛鼻塞等证相继消失而愈。

2)患者,女,15 岁。1963 年 12 月 5 日入院。

发热,左膝、右踝肿痛 4 日。1 周前突患头昏发热,3 日后(12 月 1 日)去某医院诊治,注射青霉素后,体温退至 37.7℃,但傍晚复升高。次日左膝、右踝关节出现肿痛,局部发热,再至某医院诊治,血常规检查:白细胞 $11.5×10^9$/升,中性粒细胞 88%;血沉(红细胞沉降率)118 毫米/小时。转来住院治疗。当时身热,肢痛,自汗,面色少华,苔薄,舌尖红,质淡,患处肿胀,肌肤灼热,伴有疼痛,脉滑数。体格检查:面部浮肿,按之微陷,口唇发紫,颈软,肺(-),心界向左扩大,心尖搏动在乳中线外,有Ⅱ级收缩期吹风样杂音,以包氏区和第 2 主动脉区为清楚。体温 37.3℃,脉搏 108 次/分钟,心律齐,心率 108 次/分钟,颈动脉无明显搏动,腹软,肝、脾未扪及,右踝及左膝红肿而灼热,活动欠利,无波动及皮下结节与红斑;凯尔尼格征(±),巴宾斯基征(-);实验室检查:白细胞 $15.7×10^9$/升,嗜酸性粒细胞 1%,中性粒细胞 79%,淋巴细胞 20%;血沉 118 毫米/小时。

此卫阳不固,风寒挟湿,袭于肌腠,留滞经络,蕴而化热,下注足胫,发为是证(印象:痛风——风湿热)。治以疏邪泄热,宣通经络。

入院后,除取局部患处腧穴施行泻法以疏通经气外,取用重点穴位施行透天凉手法以泄热疏邪。第 1 次(12 月 7 日下午 4 时),取曲池穴,施透天凉手法 10 度,自觉无凉感,当时体温下降 0.1℃;次日晨体温降为 36.8℃(入院以来体温一直在 38℃以上),但傍晚又升至 38.71℃。9 日上午 12 时再取曲池施透天凉手法,当时患者自诉有凉感,但体温上升 0.2℃;次日晨体温 37.5℃,疼痛减轻,又取支沟,再用透天凉手法,患者觉凉,体温当时下降 0.2℃;次日晨体温降至 36.8℃,但午后又回升至 38.7℃。11 日、12 日,以施透天凉手法效果未能持久,改服中药,用桂枝芍药知母汤加减;服 2 剂后体温无改变,早晨体温又升至 37.8℃左右,乃于 13 日停服中药,针刺病所局部之阳陵泉,再施透天凉手法,当时患者觉凉感,体温下降 0.15℃,14 日晨又降至 37.2℃,以后再取犊鼻、阳陵泉施透天凉手法 2 次,体温渐趋正常。共住院 2 周。出院时体温恢复正常已 3 日,关节肿痛均消;白细胞 $8.3×10^9$/升,中性粒细胞 62%,淋巴细胞 33%,嗜酸性粒细胞 5%,血沉 66 毫米/小时。

3)患者,男,39 岁。1962 年 4 月 20 日就诊。

四肢末端呈青紫色已 3 年。1959 年春季,先患腹胀,消化不良,泄泻,至冬季即发生本病。以后每届冬令,则病情转剧,入夏则缓解;甚时青紫色可达肘、膝关节,并有冷痛。经某医院诊断为"指端青紫症",治疗 1 月余,未见显效,因来针灸。当时面色㿠白,肢端青紫,形寒气怯,苔薄白,根腻,舌质淡;肢端肤表僵冷,压之暂时退色,脉涩细。四肢为诸阳之末,阳气虚惫,不能充实四末,肢端血气运行不畅,经脉壅滞,卫阳失于布达,至青紫疼痛、僵冷麻木(印象:阳虚——肢端青紫症)。法当温阳益气,宣行经络之血。

开始时取用四肢局部穴施用温针,以温通经气,并灸章门、脾俞、肾俞、关元、气海、大椎等穴,以培补脾肾而温真阳;共针治 20 次,至 5 月下旬,天气渐热,症状消退,继以胃纳不佳,饮食无味,用药治以调理脾胃。至 1962 年 9 月下旬,指端青紫症重现,除继续应用前法施治外,加用手、足三里,施烧山火手法,共针治 45 次,施行烧山火手法 11 次。至 1963 年 3 月中旬,病情缓解。患者诉:与上年比较,发病时间缩短,以前入水 10 分钟后,指端青紫即现,治疗后已可延长至 20 分钟左右。至 1963 年 10 月下旬,青紫症又再现,但倏退倏现,已不似过去恒定;乃继续施治,共针治 18 次,施行烧山火手法 4 次。虽症状始终时现时退,但显现时甚轻微,全身健康情况亦已好转。

4)某,女,28 岁。1963 年 10 月 12 日入院。

半年前初产后,全身出汗而恶风;满月后服中药数剂,出汗减少;以后右半身多汗且热,左半身无汗恶风,兼有恶心,呕吐白沫,不思饮食,失眠。2 个月前,觉腰膝等部僵冷酸楚,有时冷汗淋漓,得热则减,每逢阴雨天则病情加重,小便短赤,大便干结。

患者面色潮红,苔薄而干燥,舌边尖红,肩背腰膝肤色无异常,脊柱第一至第七颈椎向内微凹,第一至第五胸椎向后微凸;手足不温,皮肤润泽,脉细。体格检查:体温 36.8℃,脉搏 72 次/分钟,呼吸 20 次/分钟,神经系统(一)。实验室检查:血红蛋白 105 克/升,红细胞 $3.55×10^{12}$/升,白细胞 $6.9×10^9$/升,嗜酸性粒细胞 4%,中性粒细胞 63%,淋巴细胞 33%,血沉 5 毫米/小时,抗链球菌溶血素"O"166 单位/毫升;大便:蛔虫卵(+),小便(一),喉拭培养(一)。

此产后伤阴,卫阳不固,以致风寒湿邪乘虚侵入,经气闭阻,隧道失宣,以致肩背腰膝酸楚作痛;恶寒,肢体不温,汗出溱溱,小溲短赤,大便干燥,夜寐不宁,纳谷不馨,此气阴两亏,心脾不足(印象:产后风湿)。拟宣行经气,治标为先。

入院后于 14 日开始治疗,除取用局部穴位施用捻转补法以宣行经气外,下午 2 时,取右承山施烧山火手法 20 度,患者诉说热感,体温上升 0.15℃,术后 2 小时,全身寒冷感几乎完全消失,次日症状有所改善。18 日下午再取承山穴施烧山火手法 15 度,患者觉热,全身恶风怕冷感亦有减轻。次日汗出减少。25 日下午因有低热而取右肩髃施透天凉手法,术后体温下降而渐趋正常,连续 3 日保持 37℃。后因患者有恶心呕吐、食欲不振等现象,疑有妊娠,而请妇科会诊;经小便试验,证实为怀孕,故放弃手法观察而用一般针灸治疗。至 11 月下旬,肩、背、腰、膝酸痛明显减轻而出院。

2. 对自觉感应的观察

(1) 方法:对 37 例不同对象(包括患者 32 例,正常人 5 例)施用何种手法,均不告诉受试者。在施术过程中,也不询问受试者有无冷热的感应,任凭他们自己体会。

(2) 结果

1) 感应的阳性率:136 针次在施术过程中,共施烧山火手法 82 针次,其中有热感者 73 针次,占 89%;施透天凉手法 54 针次,其中有冷感者 43 针次,占 79%。两者阳性感应共 116 次,占 84%($P<0.001$),结果极为显著(表 7 - 12)。

表 7 - 12　施 82 针次烧山火法和 54 针次透天凉法后受试者的自觉感应情况

针刺后感觉		热　感	凉　感	无　感　觉	总计针刺次数
针刺次数	烧山火	73	3	6	82
	透天凉	1	43	10	54

2) 阳性感应与度数的关系:在有记录的 108 针次中,烧山火以 3~9 度的针次较多,透天凉以 1~8 度的针次较多(表 7 - 13)。

表 7 - 13　108 针次的阳性感应与施行度数关系

施行法度数	1	2	3	4	5	6	7	8	9	10	11	12	13	14	合计
针次数　烧山火	1	5	11	12	6	9	4	7	5	3	1	3			70
透天凉	3	4	5	1	4	3	3	3	2	5	2	1	2	2	38

3. 体温观察

(1) 方法:在 136 针次中,施术前先使患者休息 15~30 分钟,行口腔测温 1 次后施行手法,待施术完毕后,应用同一体温表,再行测温 1 次。测温时,固定放体温表的位置及时间(5 分钟),并记录其变化。

(2) 结果:施烧山火手法后,体温上升者 58 针次,占 71%;升高最高者达 0.5℃。施透天凉手法后,体温下降者 32 针次,占 60%,下降最低者达 0.8℃。两者共 90 针次，平均阳性率为 66%（$P<0.001$），结果极显著（表 7 - 14）。

表 7 - 14 施 82 针次烧山火法和 54 针次透天凉法后体温变化情况

体温变化		上升(%)	下降(%)	无变化(%)	总计针次数
针刺数	烧山火	58(71%)	6(7%)	18(22%)	82
	透天凉	13(24%)	32(60%)	9(16%)	54

实测体温变化与自觉感应的关系：施烧山火手法，自觉感热而实测体温上升者有 51 针次；实测体温升高而自觉亦有热感者也有 51 针次。施透天凉手法感凉而实测体温下降者有 29 针次；实测体温下降而自觉亦有凉感者，也有 29 针次（表 7 - 15）。大部分与手法要求相符合，效果相反者为少数。

表 7 - 15 136 针次中，受试者的自觉感应与实测体温变化的情况

自觉感应		自觉热感			自觉凉感			无感觉			总计针次数
实测体温		上升	下降	不变	上升	下降	不变	上升	下降	不变	
针次数	烧山火	51	5	17	3	–	–	5	–	1	82
	透天凉	1	–	–	8	29	–	2	4	4	54

实测体温		上升			下降			不变			总计针次数
自觉感应		热感	凉感	无感觉	热感	凉感	无感觉	热感	凉感	无感觉	
针次数	烧山火	51	3	5	5	–	–	17	–	1	82
	透天凉	1	10	2	–	29	3	–	4	5	54

二、体会

（1）疾病的变化，往往可以虚实相兼，寒热交错，因此，在具体应用时须灵活掌握。在同一患者身上，有时也可兼用两种手法。如第 4 例患者初患肩背腰的冷痹，施烧山火手法而收到疗效；继以低热而施透天凉手法，体温得以降低。说明手法的运用不能机械不变，须视病情的变化而行，才能取得疗效。

（2）施手法必须要在得气的基础上进行，否则不易成功，疗效也差。如本文

32 例中，7 例针刺不得气，手法的阳性率一般较得气者的为差，疗效也不显著。如患者陈某，女，33 岁，患胃下垂，经施烧山火手法 9 次，成功 6 次，失败 3 次，临床观察亦为无效。说明《灵枢·九针十二原》中"刺之要，气至而有效"的记载，有其实际意义。

（3）自觉感应产生：与患者的精神状态和接受针刺的经验有一定的关系。针刺时注意力不集中或初次接受针刺的患者，往往自觉感应差。如第 2 例患者初次接受透天凉手法时无凉感，在第 2 次出现凉感后，以后连续为阳性结果。患者体会说："第 1 次并不是没有像后几次类似的感应，因我没有这种感觉的经验，所以忽略了。"因此，自觉感应与实测体温变化的关系，在自觉无冷热感的 16 针次中，烧山火有 5 次实测体温上升，透天凉有 4 次实测体温下降，可能与上述因素有关。

（4）感应的出现部位，有的从施术局部开始，有的从肢端开始。一般均于一部分先出现冷、热感应，继之扩展至全身。这种现象的规律与经络有无关系，尚待进一步观察研究。如患者倪某，取右手三里施烧山火手法，施术至第 3 度，右手心稍麻；至第 4 度，右手心稍热；至第 5 度，自觉有热感扩散及手腕；至第 6 度，热感向上扩展至针处，渐达右肩关节；至第 7 度，全右臂发热；至第 10 度，两手及全身发热，留针 49 分钟，热感仍然未退。

（5）在施术过程中，留针使前后两次手法的影响综合而加强的例子，如患者某，于某次取左足三里施烧山火手法，施术至 6 度后，仅感局部酸胀，未有冷热感觉。因患者感觉疲劳而暂停施术。在留针过程中，2 分钟后，足胫及足背开始发热，渐扩展至两手，12 分钟后热感渐退，19 分钟后热感消失，经继续施术，至第 7 度无变化，至第 8 度右足底发热，至第 11 度热感扩展至全身而停针。这说明留针有将手法影响综合而加深的作用。《灵枢·终始》篇虽说："刺热厥者，留针反为寒，刺寒厥者，留针反为热。"但笔者认为，留针仅能促进针刺产生冷、热的作用，要达到此种目的，必然取决于手法，留针本身不能产生冷、热的感应。

（6）烧山火和透天凉手法的成功率，可能与穴位的特异性有关。有时针刺某一穴位得不到阳性结果，但针刺另一穴位，却会出现阳性效果。如患者，女，23 岁，患风湿热，于 1964 年 2 月 7 日施透天凉手法，先取左阳陵泉，操作 15 度，未出现凉感，体温亦无变化；继取左手三里，施术 15 度后，体温下降 0.3℃，这种现象，可能和经络、腧穴的性能有关，因手阳明经的腧穴，一般具有清热的作用，而足少阳经的腧穴，其清热功效较逊。

三、结语

（1）本文报道了对 37 例患者施烧山火、透天凉手法 136 针次的观察结果，说明这两种手法确具一定的疗效。

（2）烧山火、透天凉手法的应用结果，除了患者自觉感应的冷热以外，尚有实测体温升降的变化可资依据。在本文资料中，说明了它有显著的差异（P 值均<0.001）。

（3）行烧山火、透天凉手法使出现热感和凉感所需的施术度数，前者以 3～9 度为多，后者以 1～7 度为多。

（4）自觉感应的变化与实测体温的升降，大多数是一致的，仅有少数出现相反的结果。

按：本文原载《上海中医药杂志》1965 年 5 月号。陆氏继"烧山火""透天凉"手法文献研究之后，理论联系实际，在临床上作了实践和观察，本文就是 37 例 136 针次的观察结果。虽然样本较小，但观察的结果说明这两种手法确具一定的疗效，急需进一步加以研究。本文原稿有与前"有关'烧山火'与'透天凉'手法的文献研究"一文重复之处，现经节删后辑收。

"烧山火""透天凉"两种针刺手法对
体温和某些体液成分的影响

根据前文《"烧山火""透天凉"手法临床效果的初步观察》结果以及其他学者的报道，笔者设想"烧山火""透天凉"手法有可能首先影响自主神经系统以及脑垂体-肾上腺皮质体系的功能，通过神经-体液途径影响物质代谢，特别是糖代谢，从而引起体温的变化。根据这一设想，笔者观察了以上两种手法对血中糖及柠檬酸，尿中肾上腺素、去甲肾上腺素及总 17-羟类固醇含量的影响。

一、方法

1. **实验对象** 选择无明显脏腑病变，仅患关节炎等慢性疾病的男性住院患者 24 人，年龄为 28～59 岁；并经西医诊断肝、肾功能正常，无心脏病变者，作为针刺手法研究的对象。

2. **针刺手法**　依据《金针赋》将针刺深度分为三等分,运用徐疾、提插、九六补泻组成的"烧山火"和"透天凉"作为针刺实验的主要手法(8～16 度),并以不分补、泻,左右交替捻转的平针(400～500 转)为对照手法。全部手法自始至终由一人进行操作。

3. **实验条件**

(1)膳食条件:患者均于早晨 6 点 15 分进早餐,要求每人早餐均进食平日食量一半之稀饭,佐以少量酱菜或含油较少之咸菜。于食后约 2.5 小时开始针刺,上午完成全部患者的手法试验。

(2)实验环境:手术室安静舒适,室温尽量维持在 20～25℃。记录室温及湿度。

(3)取样时间:按实验进程表核对受试者姓名及手术次序,分别收集针刺前后各约 2 小时的尿样,记录集尿时间。以肝素为抗凝剂,均于针刺前 15 分钟左右抽取肘静脉血 1 次,然后按每组实验要求在针刺后一定时间抽血 1～4 次,每次取血约 3 毫升,取血后立即进行分析。

(4)全部实验过程按双盲法原则设计。

4. **实验设计与方法**

(1)实验分组:先后选择患者 24 人,分 3 批进行实验。① 选患者 4 人,每人均按时轮流接受"烧山火"和"透天凉"两种手法的针刺(用手三里穴位)。观察针刺后不同时间与针刺前血糖与血浆柠檬酸含量差值的变化,确定其变化幅度最大的时间。② 选患者 8 人,按完全随机化设计,先后进行了 54 人次针刺手法研究,每人依次分别接受体温的变化以及血糖和血浆柠檬酸含量的变化检测。③ 另选患者 12 人,按拉丁方(3×3)设计分成 4 组,每组 3 人,每人按时依次轮流接受"烧山火""透天凉"及"平针"3 种手法(穴位选用曲池)。进一步观察针刺对体温、血糖及血浆柠檬酸含量的影响,同时分别测定了尿中肾上腺素、去甲肾上腺素及总 17 -羟类固醇的含量。另在相应时间收集同一患者未经针刺的尿量,测定上述激素作为对照。

(2)测定方法:用特制的高灵敏度半导体测温仪测量口腔温度。血糖用 Lorant 微量比色法测定。按 Nat-elson 法稍加改进测定血浆柠檬酸。尿中肾上腺素及去甲肾上腺素按 1959 年 Euler 等法改进的方法加以测定。以本室根据 1956 年 Reddy 等法的改良法测定尿中总 17 -羟类固醇。

二、实验结果

1. 针刺前、后不同时间血糖和柠檬酸浓度的变化 受试者 4 人，在针刺后 30 分钟，"透天凉"使血糖和柠檬酸含量下降，然后再趋向上升；而"烧山火"只使这两种成分上升（图 7-1）。实验表明，以上两种手法对全部患者及同一患者中糖和柠檬酸含量都有相反的影响，而以针刺后 30 分钟影响为明显。

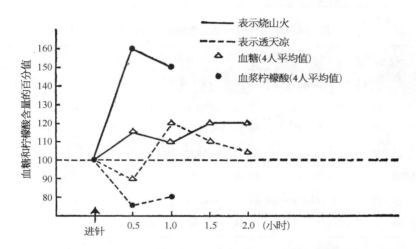

图 7-1 施"烧山火"与"透天凉"针刺手法前后血糖和柠檬酸浓度的变化

2. 针刺手法对体温及血中糖和柠檬酸含量的影响

（1）按完全随机化设计试验所观察到的体温及体液成分变化如下。对体温的影响："烧山火"手法均使体温普遍升高；"透天凉"手法则使体温普遍下降，两者有显著差异；而"平针"对体温几无影响（表 7-16）。对血糖和柠檬酸浓度的影响：实验结果表明"烧山火"手法针刺后血糖和血浆中柠檬酸含量均有明显增高；"透天凉"手法后两者含量均有显著降低；"平针"手法后均无明显变化（表7-17）。

（2）按拉丁方设计试验所得结果表明："烧山火"均使体温普遍上升，血糖与血浆柠檬酸含量明显增高（$P<0.01$）；而"透天凉"均使体温普遍下降，血糖与血浆柠檬酸含量明显减低（$P<0.01$）；"平针"手法对上述三者均几无影响。实验结果进一步经方差分析，证实"烧山火""透天凉""平针"三种手法之间的差别非常显著，即不同手法针刺对血糖和柠檬酸含量及体温的影响均有非常显著的差别（$F<0.01$），而各受试者之间，不同针刺日期之间，无明显区别。

表7-16 不同手法针刺前后体温的变化

手法	人数	人次	针刺前 平均值(℃)	针刺后 平均值(℃)	平均差值(℃)	S.E.	P值
烧山火	8	10	36.6(36.0～37.5)	37.1(36.2～37.8)	+0.5	±0.054	<0.001
透天凉	8	13	37.0(36.0～37.5)	36.7(35.3～37.2)	-0.3	±0.058	<0.001
平针	8	9	37.1(36.6～37.5)	37.1(36.6～37.5)	0		

表7-17 不同手法针刺前后血糖和血浆柠檬酸含量的变化

手法	测定成分	人数	人次	针刺前 平均值(毫克%)	针刺后 平均值(毫克%)	平均差值(毫克%)	S.E.	P值
烧山火	血糖	8	8	77.0(67.3～85.3)	85.1(73.9～93.4)	+8.1	±1.1	<0.001
	柠檬酸	8	8	2.57(1.78～3.36)	3.26(2.03～4.03)	+0.69	±0.18	<0.01
透天凉	血糖	8	11	87.2(74.9～101)	76.6(53.6～90.7)	-0.61	±1.9	<0.01
	柠檬酸	8	10	2.77(1.79～3.36)	2.28(1.79～2.80)	-0.49	±0.13	<0.01
平针	血糖	8	8	77.5(66.9～86.3)	76.3(68.2～81.2)	-1.2	±1.5	<0.05
	柠檬酸	8	9	2.82(1.98～3.61)	2.64(2.28～3.22)	+0.17	±0.19	<0.05

3. 针刺手法对尿中某些激素含量的影响 初步结果表明：在针刺后2小时，"烧山火""透天凉"及"平针"均有使上述3种激素排出量有不同程度增加的趋势(表7-18)。

三、讨论

本实验结果表明，"烧山火""透天凉"手法对人体体温有不同的影响。"烧山火"手法引起体温显著升高，而"透天凉"手法则使之显著下降。这两种手法为何能引起体温显著变化，确是一个值得研究的问题。影响体温变化的因素很复杂，总的说来，体温变化与能量代谢有密切关系，而能量主要来自糖代谢。因而本实验首先观察手法对糖代谢的起始物质(血糖)及三羧酸循环的第1个中间产物(柠檬酸)含量的影响。结果在针刺引起体温变化的同时，"烧山火"手法使血糖和柠檬酸含量明显增高；"透天凉"手法于针刺后30分钟则使之明显降低；"平针"手法对血糖和柠檬酸含量也有一定的影响，但其影响的幅度较小，且有时使

表 7 - 18　不同手法对尿中肾上腺素、去甲肾上腺素及总 17 -羟类固醇含量的影响

手法	人数	肾上腺素(微微克/分钟)					去甲肾上腺素(微微克/分钟)					总 17 -羟类固醇(毫克/小时)				
		针前均值	针后均值	差数均值	S.E.	P值	针前均值	针后均值	差数均值	S.E.	P值	针前均值	针后均值	差数均值	S.E.	P值
烧山火	12	19.1	21.7	+2.60	±4.29	>0.05	77.8	75.9	−1.90	±6.80	>0.05	0.47	0.32	−0.15	±0.08	>0.05
透天凉	12	20.1	26.2	+2.10	±3.56	>0.05	87.8	60.9	−26.9	±8.69	<0.05	0.47	0.38	−0.09	±0.06	>0.05
平针	12	20.8	24.3	±3.50	±3.75	>0.05	47.3	35.9	−11.4	±11.2	>0.05	0.55	0.35	−0.20	±0.05	<0.05
不针刺	4*	23.3	24.8	+1.50	±17.6	>0.05	94.2	60.2	−34.0	±16.3	>0.05	0.62	0.35	−0.27	±0.11	<0.05

注：*　总 17 -羟类固醇为 8 人。

159

血糖和柠檬酸含量增高,有时使之减低或无影响,且不及"烧山火"和"透天凉"手法的影响明显而有规律。在每一手法进行 20 多次全部实验中,曾发现有 2 次"烧山火"手法相反使血糖含量减低,3 次"透天凉"手法使血糖微微增高,柠檬酸含量不变。在预初试验中,也曾发现采用 20 度手法者比用 16 度以下手法者得到相反影响的机会较多。并曾发现有 1 例糖尿病患者,接受"烧山火"手法治疗后,体温升高 0.2℃,柠檬酸含量增高 5.4 毫克%,血糖则相反,由 195 毫克%降至 168 毫克%。根据预初试验及实验的原始数据推测,个别手法出现相反的影响,似与血糖等原有水平及施行手法的度数有关,其影响的规律尚须继续观察。值得注意的是为何"烧山火""透天凉"手法 30 分钟后体温、血糖及柠檬酸三者出现相反的一致变化;"平针"为何能保持这三者恒定或变化较小;又,不同手法的针刺,究竟通过怎样的途径影响体温及血糖等,都是值得探究的问题。

从"烧山火"和"透天凉"针刺手法对血糖及柠檬酸等影响的结果看,其作用与促肾上腺皮质素的作用颇为相似。也曾有不少学者报道,针刺作用可使体液中 17-羟类固醇含量增高,嗜酸性粒细胞数减少,认为针刺疗法可能通过垂体-肾上腺皮质体系调整机体内环境的恒定。也有人认为针刺对肾上腺素及乙酰胆碱等神经介质有调整作用,使高水平者降低,低水平者升高。还有一些学者认为针刺通过经络影响机体或经其他途径发挥作用。总之,针刺作用的途径,目前尚无定论。我们的实验初步表明:"烧山火""透天凉""平针"3 种手法针刺,使尿中肾上腺素、去甲肾上腺素及总 17-羟类固醇含量有不同程度的增高趋势(以相应时间不针刺的尿中激素含量差值为针刺前后差值的对照)。但经方差分析,这 3 种手法之间无显著差别,这方面的工作尚须进一步观察。

综上所述,"烧山火"和"透天凉"手法,确能引起体温、血糖及血浆柠檬酸含量的显著变化,即使在同一个人身上施针也是如此。这些不同变化,是由于"烧山火"重插轻提三层共 27 次为 1 度与"透天凉"重提轻插三层共 18 次为 1 度的区别而引起的。为何手法不同能引起体温、血糖、柠檬酸三者一致的变化,是值得进一步研究的新课题。

四、小结

本文在临床疗效的基础上,初步观察了"烧山火""透天凉"两种手法对人体体温、血中糖和柠檬酸以及尿中肾上腺素、去甲肾上腺素和总 17-羟类固醇含量的影响。

按：本文原载《上海中医药杂志》1965 年 9 月号。该实验由陆氏手法操作，体液成分测定由上海中医学院生化教研组万淑媛、周才一等负责。有关资料经统计学处理，有显著意义，这对阐明"烧山火""透天凉"手法的作用原理迈出了可喜的一步，是陆氏对这两种手法研究工作的深化。原文因与前面两文有重复之处，现已作了必要的删节。

经络"导气"针法（行气法）的感觉循行与
多方位经穴肌电测绘之临床观察
（31 例 120 针次初步报告）

针灸是一门独特的医学技术，有自成体系的理论。《内经》指出："凡刺之道，必通十二经络之所终始。"又说："用针之类，在于调气。"说明古人把针刺技术与经络密切联系，其机制又在于调和经络中"气"之虚实，虽然《内经》对所谓"气"的意义未予明确，但是历代针家通过实际体验，对此针下之"气"，作了不少描述。元代窦汉卿形容了"气至"的现象："气之至也，如鱼吞钩饵之沉浮；气未至也，如闲处幽堂之深邃……气速至而速效，气迟至而不治。"《针灸大成》云："用针之法，候气为先……若下针气至，当察其邪正，分其虚实；《经》言：邪气来者紧而疾，谷气来者徐而和，但濡虚者即是虚，但牢实者即是实，此其诀也。"以上这些记载提示，针下各种因"气"而生之感觉有一定客观征象可循，其中包括医者针下感到的沉、紧、重、满，与患者针处的酸、胀、痛、热等感觉。这类"气至"的感觉，被针家理解为是"脉道以通，血气乃行"，所刺腧穴正是"经气出入之所"。《金针赋》云："若关节阻涩，气不过者，以龙、虎、龟、凤，通经接气，大段之法，驱而运之，仍以循摄爪切，无不应矣。"这也说明了针下之"气"有可能出现循经而行的现象。近代国内外针家在临床实践中也时常遇到，并发现与经络路线有一定关系。基于上述，笔者试用多方位经穴肌电测绘的方法，施用经络"导气"针法，对感觉产生、循行方向与相应经穴电变化情况作了实验性临床观察，今初步小结如下。

一、观察方法

1. 观察对象　共 31 例（正常人 24 例，急性阑尾炎患者 3 例，慢性关节痛患者 4

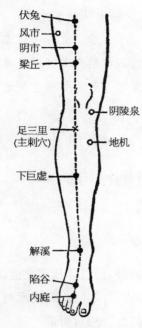

伏兔
风市
阴市
梁丘

阴陵泉

足三里
(主刺穴)
地机

下巨虚

解溪
陷谷
内庭

图 7 - 2　选用之测定穴
位分布

注：●为测定穴
　　○为对照测定穴
　　×为主刺穴

例)；男 8 例,女 23 例；年龄在 19～55 岁,共观察 120 针次。

2. 使用器材　脑电图机(灵敏度 50 微伏 7 毫米)；特制 32 号针极与 30 号针刺用针。

3. 操作步骤　被针者安静取仰卧位,以足三里穴为"主刺穴"(其中 8 例曾加刺三阴交或合谷穴作为对照)。循"主刺穴"所属之胃经上方梁丘、伏兔、阴市穴中选一穴与下方下巨虚、解溪、陷谷、内庭穴中选两穴,以及旁经之地机、阴陵泉(脾经)、风市(胆经)中选一穴为"测定穴"(图 7 - 2)。随后在选定之测定穴中插入针极,接描记器,记录安静时电位变化(一般以取得连续记录平直之等电位线 1 分钟为度),令试作髋、膝、踝、趾关节轻动作,加以记录,备对比参考(图 7 - 7)。待再平静后,由针者甲主刺一侧足三里,另一侧由针者乙或丙主刺,操作程序相同,分别行向上或向下之"导气"手法,同时连续描记各穴电变化以及用同步信号笔标志医者针下得气感与被针者感觉产生时间、性质、循行等情况。

二、观察结果

1. "导气"针法方向与被针者感觉循行的关系　发现用"导气"针法的 99 针次中,被针者感觉循行方向符合针向者共 70 针次,占总平均针次数的 71％。并发现针法向下时被针者感觉循行的符合数高于针法向上时,而施针者甲的符合数又高于施针者乙、丙,可达 93％(表 7 - 19)。

2. "导气"针法方向与各测定穴出现电变化的关系　发现在针刺足三里"导气"针法向下时,胃经足三里以下穴位出现电反应数为 55 有效穴次的 38 次(占胃经上下出现电反应总数之 69％),针法向上时,上方穴位出现电反应数则为 55 有效穴次的 34 次(占总数之 62％),对照穴出现电反应者不明显,而且多数在胃经出现电反应后诱发。此外,发现主刺上肢合谷穴时,下肢各测定穴均未见电变化,主刺下肢阴经(脾经)三阴交时,对下肢阳经(胃经)各测定穴的影响亦不显著(表 7 - 20)。

表 7-19　"导气"针法方向与被针者感觉循行的关系

针法方向	施针者	被针者感觉循行情况*			
		符　合	不明显	相　反	合　计
向　下	甲	28(93%)	2	0	30
	乙、丙	15(75%)	5	0	20
向　上	甲	19(66%)	9	1	29
	乙、丙	8(40%)	9	3	20
共　计　（针次）		70(71%)	25(25%)	4(4%)	99(100%)

注：＊被针者感觉循行有三种情况。

(1) 符合：指所施"导气"针法方向与被针者主诉感觉循行方向一致者。

(2) 不明显：指施行针法时，被针者仅有局部感觉，或循行方向主诉不明确者。

(3) 相反：指被针者感觉循行方向与针法方向相反者。

表 7-20　"导气"针法方向与各测定穴出现电变化的关系

	针刺穴		足三里		三阴交		合谷
	针刺法		"导气"向下	"导气"向上	"导气"向下	"导气"向上	泻法
	针刺数		50	49	4	5	6
各测定穴电变化出现次数（＊出现数／测定穴次）	胃经足三里以下穴位	内庭	4/4	1/5	0/1	0/2	—
		陷谷	2/2	1/2	1/2	1/2	0/2
		解溪	14/43	9/43	0/1	0/1	0/1
		下巨虚	19/48	15/47	1/4	0/5	0/2
		** 有效定向数	38/55(69%)	21/55(38%)	2/8	1/10	0/5
	足三里以上穴位	梁丘	0/7	6/7	1/4	2/5	0/2
		阴市	16/42	23/42	—	—	—
		伏兔	1/6	5/6	0/2	0/3	0/1
		有效定向数	17/55(31%)	34/55(62%)	1/6	2/8	0/3
	旁经对照穴	脾经阴陵泉	0/8	1/7	0/4	2/5	0/2
		脾经地机	10/42	13/42	—	—	—
		胆经风市	0/3	1/1	1/3	2/3	0/3

注：＊(出现数/测定穴次)：指在该穴曾作测定之次数与所出现电变化的次数比。

　　** 有效定向数：系按胃经足三里上方或下方，不论同时测定之穴位多少，凡出现电变化，均归并为一次"有效定向数"。

3. 针法方向与感觉循行方向以及经穴电变化出现部位三者之间的符合情况 按临床观察,在针法方向与感觉循行方向以及相应经穴出现电变化三者之间存在一定关系,可归纳为三类情况。

全符合:指三者反应方向一致者。

部分符合:指三者中有两者符合,而另一变化不明显或不符合者。

全不符合:指三者变化全不一致者。

结果发现在主刺足三里99针次中出现全符合情况者52针次(占53%),部分符合者38针次(占37%),全不符合者仅有9针次(占10%),因此可以初步认为三者之间确有可能存在一定关系(表7-21)。

表7-21 针刺方向、感觉循行方向、经穴电变化三者的符合情况

主刺穴 \ 符合情况	全符合	部分符合	全不符合	合计(针次)
足三里	52(53%)	38(38%)	9(10%)	99(100%)

4. "导气"针法与一般针刺以及不同施针者对感觉定向循行的关系 结果发现以足三里为主刺穴时,用"导气"针法所出现有定向性感觉循行情况者,为99针次中之70针次(占71%),其中尤以施针者甲的比数更高(占79%)。而一般针刺(仅作垂直皮面之捻转)出现感觉循行者,只有21针次中的9针次(占43%)。根据统计资料可以认为,"导气"针法与一般针刺对感觉的定向循行有显著差别(表7-22)。

表7-22 "导气"针法与一般针法的比较

针法 \ 施针者 \ 出现针次循行情况		有定向		无定向		合计(针次)	
"导气"针法	针者甲	47(79%)	70(71%)	12(21%)	29(29%)	59(100%)	99
	针者乙、丙	23(58%)		17(42%)		40(100%)	
一般针刺*		9(43%)		12(57%)		21(100%)	
共计(针次)		79		41		120	

注:*一般针刺之资料取自原上海第一医学院附属中山医院1961年5月内部资料。

三、讨论

（1）针刺的"气至"与"行气"现象，不仅为历来针家所重视，也是近代国内外研究者普遍注意的课题。根据目前已发表的资料，在研究方法上比较多的是临床经验总结，往往全凭被针者主诉感觉，缺乏客观记录。而另一部分单位就从实验性方法进行观察，例如用药物封闭、麻醉等，分析这类现象与神经传导功能状态和途径的关系。还有人用肌电图观察了针刺局部的电反应状态，发现"得气"时针下可出现不同形式的肌电活动，为观察针刺机体的效应提供了线索。但他们均未结合感觉循行的空间范围与电反应的定向性研究。因此，在探讨经络现象的空间定位问题时，受到了方法上的限制。根据本试验所得的结果，初步提示针刺感觉循行的空间位置与肌电反应之间存在一定的关系，尤以善于施用"导气"针法者更为明显。同时还发现，个别例子在一次针刺过程中有随针刺手法向上向下的改变而感觉循行与肌电发生部位亦相应变化的现象（图7-3，图7-4，图7-5）。测绘所得之波形具有一定形式，部分近似于 Marinacci 氏等所描述之多相电位。振幅一般为 50～100 微伏，可识别之频率为 8～20 赫兹（图7-6）。

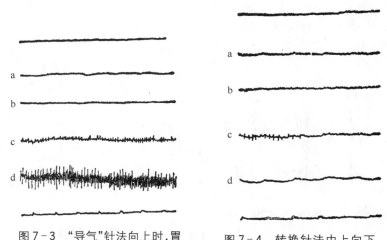

图7-3　"导气"针法向上时，胃经上方经穴出现肌电脉冲情况

注：测绘导程依次为：a. 内庭（胃经下方穴）；b. 阴陵泉（旁经对照穴）；c. 梁丘（胃经上方穴）；d. 伏兔（胃经上方穴）。时标1秒，振幅定标50微伏（资料号 B-Ⅶ-6）

图7-4　转换针法由上向下"导气"时，肌电出现方位随之改变情况。胃经上方穴（伏兔、梁丘）脉冲渐消失，而胃经下方穴（内庭）出现肌电脉冲（例同上）

这类电活动有别于关节活动所产生的电位变化（图7-7），一般较有规律而整齐，持续时间亦长（图7-6）。所以深入研究必将有助于阐明有关针刺作用途径与经络现象的实质问题。

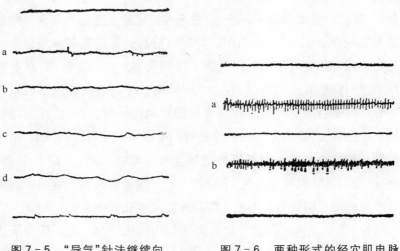

图7-5 "导气"针法继续向下时，胃经上方穴之肌电脉冲完全消失；胃经下方穴（内庭）肌电脉冲均强而持续出现（例同上）

图7-6 两种形式的经穴肌电脉冲（资料号B-Ⅶ-5）

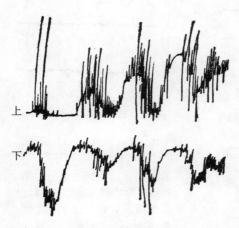

图7-7 踝、趾关节轻动作时，在内庭（上）与阴陵泉（下）出现之肌电脉冲

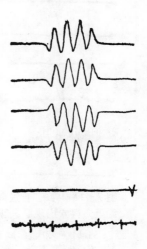

图7-8 "捻转"针法的电描记图（操作者甲）

（2）根据本试验结果，可发现感觉循行的定向性随手法不同而有显著差别，而且，不同的施针者，亦存在着效果的差别。这不仅提示我们在临床诊治工作中必须重视有关针法与技术经验的问题，而且在研究工作中更应对此做充分的估计。就本文所用"导气"针法而言，据分析，影响感觉定向循行的因素，可能与是否采用循经按押手法有关。这就是古代文献中常谈到的"弹而努之，扪而循之""动而伸之，推而按之"等方法的作用。其次，与针芒方向、选穴部位以及捻转提插的操作方法都有一定的关系。例如：笔者曾采用针极描记方法，对重插轻提、轻插重提、重提轻插、轻提重插以及捻转等基本手法与以此组合的"烧山火""透天凉"手法进行描记，发现确实在图形上反映了刺激频率、波形组合形式等特征性的不同（图7-8～图7-12）。所以，我们在今后工作中，如何更确切地将有关补泻手法的经验技术逐步整理分析成为具有一定标准的客观依据，有着极其重要的意义。

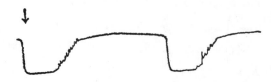

图7-9　"重插轻提"针法的电描记图（操作者同上）

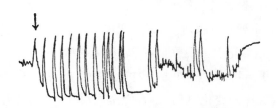

图7-10　"轻插重提"针法的电描记图（操作者同上）

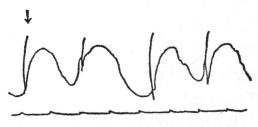

图7-11　"透天凉"针法（重提轻插）的电描记图（操作者同上）

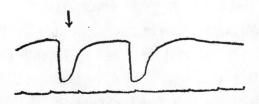

图 7-12 "烧山火"针法(轻提重插)的电描记图(操作者同上)

（3）笔者还发现，各被针者在"气至"与"行气"出现的时间、反应强度等方面，有程度上的差别。例如：在相同手法刺激下，有的 7 秒钟即出现肌电，有的却可延迟至第 77 秒钟。因此对研究对象的个体情况，在研究过程中亦应有适当的了解，正如《灵枢·行针》所说："百姓之血气，各不同形，或神动而气先针行，或气与针相逢，或针已出气独行，或数刺乃知，或发针而气逆，或数刺病益剧。"这不仅早就告诉了我们针刺反应的个体差异问题，而且描写了针刺感觉的各种形式与循行情况。这些，在本文资料中也得到了初步反映。同时也提示我们对《灵枢》中所描述的"阴阳二十五人"的涵义应予珍视而加以研究。

（4）有关上述针刺感觉循经定向放射现象所涉及的机制问题，确是饶有兴味的研究课题。有人认为"这种行走'得气'感觉虽然发生在人体周边，但引起这种'得气'感觉的真正变化过程，可能在中枢神经系统内进行。可能是针刺所引起中枢神经系统的兴奋进行扩散所致"。根据本文所收集到的现象来看，不但说明周边确实存在一定形式的反应（如肌电变化），而且在多数情况下，这类周边反应的出现，在时间上均先于主观感觉，其时差从 3 秒至 17 秒。同时又为什么在同一刺激点（足三里），可产生不同方向"扩散"的情况呢？因此，不免要指出：这类现象的产生，其真正的变化过程，是否完全取决于"中枢神经系统内"？当然，我们并不应忽视中枢神经系统在这中间所起的作用，但也有同样的理由来提请注意外周变化的存在意义及其对中枢神经系统的影响问题。所以，中医学中历来临床经验所总结的"经络"循行路线，作为一种"外周"存在形式，当不失其研究价值。

按：本文原载《上海中医杂志》1963 年 11 月号。为陆瘦燕与上海第一医学院秦于生、刘富华等合作进行的科研总结。所称"经络导气"，即"行气手法"。为国内首先报道行气感觉兼有客观指标的专文，现全文收辑。

针刺"得气"与"行气"

一、针刺与经络、经气的关系

经络学说是中医学基础理论的重要内容之一，同针灸的关系更为密切。《灵枢·禁服》篇："凡刺之理，经脉为始。"《灵枢·刺节真邪》篇又曰："用针之类，在于调气。"这些都说明针刺与经络、经气的密切联系。针刺目的在于通过经络调整机体的气机，使之恢复健康。虽然目前对"气"的实质意义还未阐明，但我们在平时临床操作中对"经气"的感应还是有着具体的感觉。历代医家通过实际体验对针下之"气"，有不少客观的描述，如金元时代窦汉卿的《标幽赋》形容了所谓"气至"的现象："气之至也，如鱼吞钩饵之沉浮，气未至也，如闲处幽堂之深邃。""得气"与否可直接影响针刺的效果，《灵枢·九针十二原》篇说："刺之要，气至而有效。"窦汉卿也说："气速至而速效，气迟至而不治。"所以明代杨继洲在《针灸大成》中强调说："用针之法，候气为先。"得气很重要，但得气与否，常因病位、病期、体质而异。"得气"的感应，即我们常说的针下有沉、紧、重、满等针感，而患者则有酸、胀、重、麻、热等感觉，或向远方传导。腧穴是"经气出入之所"，古称"气穴"。针刺中穴，古称"中气穴"，其所中之气，就是经气。"经气"亦称"真气"。

《灵枢·刺节真邪》篇："真气者，所受于天(指先天肾气和空气中大气)，与谷气并而充身也。"真气包括元气、宗气、营气、卫气。《素问·离合真邪论篇》："真气者，经气也。"故经络中的真气，其范围也应该包括这四者在内。营气和卫气运行于全身，宗气是推动营气的力量，元气是经络功能活动的基础。实际上经气就是水谷化生的精微之气和吸入的空气以及肾脏的元阴元阳之气综合功能的体现，他们紧密结合，具有不可分割的关系，具体如图 7-13。

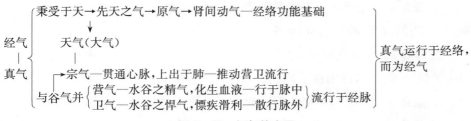

图 7-13 经气的内涵

真气行于经络、五脏六腑、四肢百骸，无所不到，给机体活动提供了物质基础，从而产生各种生命活动，包括情感、感觉、意识等，就是所谓"神气"。所以《灵枢·九针十二原》篇中将经络腧穴说成是"神气之所游行出入"之所。《内经》中一再告诫我们针刺要"得神""得气"，针刺中气穴的客观感觉也就是"得神""得气"的表现。

二、针刺"得气""行气"与感觉的关系

中医学理论认为"神"与"气"是相随的，即所谓"气生神"。清代医家张志聪在《灵枢集注》说："神行则气行""神气之相随。"说明"神动"是"气行"的征象。经络中的"神动"现象，一般就是指针刺的感觉和感觉传导现象。所以窦汉卿在《标幽赋》中接着说："凡刺者，使本神朝而后入，既刺也，使本神定而气随，神不朝而勿刺，神已定而可施。"所谓"神朝""气随"的现象就是得气与感觉的关系。

针刺的得气与酸、麻、胀、重的感觉是两种不同的现象，得气是以术者针下体会为主，而酸、麻、胀、重则是患者的主观感觉，两者关系究竟如何？是怎样产生的？笔者在临床工作中体会到，医者在针下的得气和患者的感觉是一致的。如果患者没有感觉，医者针下也没有感应（很空虚），针下已得气时，患者觉得针刺部位有酸、麻、胀、重的感觉，或有长、短、快、慢不同程度的放射传导（如秩边穴放射至下肢，足三里穴放射至足背部）。至于不得气的原因，有两种：一种为尚未刺中穴位，包括尚未达到正确角度、深度等原因。另一种为患者体质虚弱，经气不足，气行迟缓，也不容易得气。针刺要求得气，并在得气基础上施行适当的手法（针刺剂量），才能获得满意的效果。所以张志聪在《灵枢集注》又说："行针者，贵在得神取气。""气者，神之祖。"神旺则气足，神衰则气虚。笔者体会在神气虚弱、不易得气的情况下，除了施用提插捻转等基本手法外，可以运用以下辅助手法，促使得气。

1. 循切法　用手指顺着经脉循行路线，轻柔地上、下循经按切。使气血往来，上下均匀，帮助经气运行，促使得气。

2. 弹括法　《针灸问对》："如气不行，将针轻轻弹之，使气速行。"留针过程中用手指轻弹针尾，或用右手拇、示指轻括针尾，促使神动、气行。

3. 震颤法　右手持针做小幅度较快速提插，状如颤动，可使感应加强。

4. 摇旋（飞）法　《医学入门》："以大指次指捻针，连搓三下，如手颤之状，谓

之飞。"如直针摇旋使得气感应加强,卧倒针身摇旋,感应向一定方向传导。

一般运用辅助手法后,可以加强得气,但是也有感觉迟钝,用各种辅助手法也不得气者,此时不要强求得气,可用温针、红外线照光加热、温灸(隔饼灸)结合拔罐法,使气血得温淖泽,经气调和,慢慢也会得气。如有一些精神紧张,敏感的患者,针未刺入,即紧张感痛,对这些患者应少取穴,快进针,得气后不留针。并取卧位针刺,以防晕针。

三、"得气"与"行气"的作用

行气是指针刺感应向一定部位扩散和传导的得气现象。《针灸大成》:"有病远道者,必先使气直到病所。"这说明了远隔取穴时须使针刺感觉放射到病痛处。促使行气的具体方法,除了掌握适当的针刺角度、方向和深度外,还可在经络循行方向的病痛部位的上方或下方取穴。行气的方法,在徐凤《金针赋》中载有:"调气之法,下针至地之后,复人之分……按之在前,使气在后,按之在后,使气在前,运气走至疼痛之所"之说。该赋创造这种手法,也称为"按法",运用于远道刺确有一定的效果。另外也可以结合"弩法","闭其下气,使气上行,闭其上气,使气下行"的手法。笔者在临床上曾治疗一些胃脘痛患者,用内关穴(心包经起于胸中,下膈,历络三焦),针刺得气后,针尖向上,按45°角刺入人部,左手按压穴位的下方,右手小幅度捻转、提插,导气上行,针感能扩散至肘部,有的渐至肩胸部,病痛可明显减轻。又如气上冲胸,胸膺痞闷不舒,针刺气海或阴交穴,得气后,针尖向上,针感至上腹部或胸部,胸闷即舒。笔者和瘦燕同志等于1961~1963年曾与中山医院协作,做经络"导气"针刺方法的感觉循行与多方位经穴肌电测绘的临床观察。用脑电图机(50微伏、7毫米),以足三里为穴,沿足阳明胃经向上取梁丘、阴市、伏兔三穴及向下取下巨虚、解溪、陷谷、内庭4穴作穴位测定,以阴陵泉、地机、风市为对照测定穴位,共导气针法针刺99次。被针者感觉循行方向符合针向者共70次,占总针次的71%。发现针刺方向向下时,被针者感觉循行向下的符合率高于针法向上时。观察结果,在得气基础上,以经络导气与感觉循行产生和肌电空间反应,存在一定的关系(详见本书上篇有关章节的内容)。可见这一手法自有一定的客观指标,有待进一步研究。目前大家也都在注意这一课题,研究用肌电图观察针刺局部反应。

另外,针刺"得气"与"行气"出现的时间及反应强弱程度各人有所差别,如同一穴位,同一手法刺激,相同时间内会出现不同的感应,有的几秒钟出现,有的几分钟出现,这是人体个体差异的关系。其规律也有待研究。

按:本文是朱氏在 20 世纪 60 年代初与同道做学术交流时的发言稿。"行气"手法虽古代文献中早有论述,并为古代医家所习用,但降至晚今,在近百年的针灸文献中却很少见有人应用,更不用说将其别列为一类独立的手法而加以倡导。在 20 世纪 50 年代末,陆瘦燕、朱汝功首先在《刺灸法汇论》中将其与补泻法并立,另立为一类针刺手法,对其作用、机制及各种操作方法,做了论述。运用多方位肌电测绘,加以客观描记,引起了普遍重视。本发言虽文简词赅,但抛砖引玉,在当时曾起过一定的作用,特予收载。

谈谈留针、温针、伏针、伏灸

留针、温针是针灸临床上习用的方法,在伏天针灸称为"伏针""伏灸"。一般针灸工作者认为伏天是针灸最为适宜的时令,自古到今,相沿成俗。究竟应如何正确地来认识它们的作用,是当前针灸临床上颇值得讨论的问题。今天,在这里,先从中医学文献的查考入手,谈谈笔者肤浅的体会。

一、留针

1. 意义与沿革

(1)意义:留针就是在针刺过程中,针刺后将针留在腧穴内,保持一定的时间,使起各种不同作用的方法。因此,应包括施用各种手法前后的留针过程与施行各种手法之间的间歇留针过程在内。有人认为留针是一种补泻手法,其实不然,留针不能归属于针刺手法的范围,它仅是一个针刺的基本操作方法。

(2)沿革:留针法的运用,早见于《内经》,其首篇《灵枢·九针十二原》中就提出:"补曰随之,随之,意若妄之(《针灸甲乙经》作'忘',意指施行'随之'补法时,要静以久留,好像忘掉在施针,以等待气至),若行若按(言气至时的针感,有时放散若行,有时留住若按),如蚊虻止(言针感有时像飞虫停在皮肤上),如留(言针感有时停留不前)如还(言针感有时会退回返还),去如弦绝(言针感消失时有如弓弦之断绝)。令左属右(言补法出针时要右手出针,左手扪穴),其气故止,外门已闭,中气乃实。"《素问·离合真邪论篇》中说:"(补法)呼尽内针,静以久留,以气至为故,如待所贵,不知日暮,其气以至,适而自护。"这两段经文中的"意若忘之"和"如待所贵,不知日暮"语意相同,都是指留针。在《灵枢》原文中记载"留针"方法的条文,约有 30 条,《素问》中也有不少记载,可见"留针"法源远流长,数千年来,已为历代针灸家所习用,后代针灸文献据此均有论述,但是由于各书所论都不一致,因此值得探讨。

2. 留针的原则

(1) 气行的滑涩:《灵枢·根结》中说:"气滑即出疾,气涩则出迟,气悍则针小而入浅,气涩则针大而入深,深则欲留,浅则欲疾。"气行的滑涩,古人认为有的可因气候的影响,有的可因季节的关系,也有因疾病和体质的情况等。人体中,气滑则血行较快,气涩则血行迟缓,在气血运行快的情况下,针刺易"脱气",所以古人指出用针要小,刺入须浅,留针的时间也要短些;气血运行慢的,针刺得气也慢,需要留针致气(候气),所以用针要大,刺入须深,留针的时间也要长些。气行的快慢,是决定留针时间长短的总则,但也须掌握以下五个方面的具体情况。

1) 气候的关系:《素问·八正神明论篇》中说:"天温日明,则人血淖液而卫气浮……天寒日阴,则人血凝泣而卫气沉。"所以晴天和热天,应该适当浅刺而少留针,阴天和冷天,可深刺而久留针。

2) 季节的关系:《灵枢·终始》中指出:"春气在毛,夏气在皮肤,秋气在分肉,冬气在筋骨。刺此病者,各以其时为齐。"《难经·七十难》中则指出:"春夏刺浅,秋冬刺深。"因为春夏天气温暖,气血运行较快,秋冬天气寒冷,气血运行较慢,因此,《灵枢·四时气》中更具体地说:"冬……必深以留之。"相反,夏季自然要"浅而疾之"。根据以上几段经文的精神,可以概括为春夏针刺宜浅而疾,秋冬宜深而留。

3) 疾病的情况:《灵枢·经脉》说:"热则疾之,寒则留之。"《灵枢·九针十二原》也具体地指出:"刺诸热者,如以手探汤,刺寒清者,如人不欲行。"热证气温血滑,易于得气,故须浅刺而疾出;寒证则气寒血涩,不易得气,故须深刺久留以致其气。

4) 脉搏的情况:《灵枢·邪气脏腑病形》中说:"诸急(即紧)者多寒;缓者多热……滑者阳气盛,微有热;涩者多血少气,微有寒。是故刺急者,深内而久留之;刺缓者,浅内而疾发针,以去其热……刺滑者,疾发针而浅内之,以泻其阳气而去其热;刺涩者,必中其脉,随其逆顺而久留之。"所以,凡是脉诊显热象(缓、滑)的病证,不宜深刺久留;脉诊显寒象(急、涩)的病证,可以深刺久留针。

5)体质的关系:《灵枢·逆顺肥瘦》中指出:"刺壮士真骨(骨骼坚强),坚肉(肌肉坚实)缓节(关节舒缓灵活)监监然(强有力貌),此人重则气涩血浊,刺此者,深而留之。""瘦人者,皮薄色少,肉廉廉然(肌肉瘦削的样子),薄唇轻言(讲话声音低),其血清气滑,易脱于气,易损于血,刺此者,浅而疾之。"可知,凡属前面一种类型的体质,可以深刺久留,而对瘦人,宜浅刺而少留针。

(2)气血的盛衰:《灵枢·逆顺肥瘦》曰:"年质壮大,血气充盈,肤革坚固,因加以邪,刺此者,深而留之。"又谓:"婴儿者,其肉脆,血少气弱,刺此者,以豪刺(毫针),浅刺而疾发针。"《灵枢·经水》中说:"足阳明,五藏六府之海也,其脉大血多,气盛热壮,刺此者,不深弗散,不留不写也。"所以凡是气血充盈的体质(壮年、青年)及经脉(多气多血)者,可深刺久留,气血衰少的体质(老弱妇孺)及经脉(少气少血)者,须浅刺少留。

(3)病位的深浅及新久:《灵枢·终始》说:"久病者,邪气入深。刺此病者,深内而久留之,间日而复刺之。"《灵枢·寿夭刚柔》说:"病九日者(初病),三刺而已(少留);病一月者(久病),十刺而已(久留)。多少远近,以此衰之。"指出久病邪深者,宜久留针,初病邪浅者,应少留针。

(4)经脉的深浅与远近

1)经脉的深浅表里关系:《灵枢·阴阳清浊》:"刺阴者,深而留之;刺阳者,浅而疾之。"阴指手足三阴经脉,其循行较深,刺此可以深刺久留;阳指手足三阳经脉,循行较浅,刺此应浅刺少留。《灵枢·官针》也说:"脉之所居,深不见者,刺之微内针而久留之。"反之,脉之所居,浅而浮者,则应少留,这与上述阴阳经原则相同。

2)经脉的远近:所谓远近,就是指受气的远近而言。《灵枢·经水》:"足阳明……留十呼;足太阳……留七呼;足少阳……留五呼(足三阳脉长而离气道远、故须久留);足太阴……留四呼;足少阴……留三呼;足厥阴……留二呼(足三阴较足三阳脉短,故较少留)。手之阴阳其受气之道近,其气之来疾……其留皆无过一呼。"

3. 留针的作用

(1)候气:《灵枢·九针十二原》:"刺之而气不至,无问其数。"前引《素问·离合真邪论篇》中"静以久留,以气至为故",均说明留针有候气的作用,明代杨继洲结合呼吸,则有"针手经者,效春夏停二十四息;针足经者,效秋冬停三十六息"的标准。杨继洲所述留针的标准,过于呆板,有失《内经》经旨,目前很少采用。

(2)补泻:《素问·针解篇》:"刺实须其虚者(泻),留针阴气隆至,乃去针也;刺虚须其实者(补),阳气隆至,针下热乃去针也。"说明留针有补虚泻实的作用。由于留针能致阴阳之气,所以,《灵枢·终始》中说:"刺热厥者,留针反为寒;刺寒厥者,留针反为热。"

二、温针

1. 温针的原始　对温针的出处问题,历来没有准确的查考,明代杨继洲著《针灸大成》中有一段节录王节斋的话:"近有为温针者,乃楚人之法,其法针穴上以香白芷作圆饼套针上,以艾灸之,多以取效……"王节斋亦明代人,其称"近有为温针者",似乎温针之法流行已晚在元明之季。其实不然,温针早在汉时已很盛行,张仲景所著《伤寒论》中,就曾不止一次地谈到温针。如"太阳病三日,已发汗,若吐,若下,若温针,仍不解者,此为坏病……"仲景将温针与汗、吐、下并列为治疗伤寒之常法。此外,还有"太阳伤寒者,加温针,必惊也"等条文。

仲景乃东汉楚人,其籍贯适与节斋所称"楚人之法"相合,故今之温针似可信为古之遗法。《灵枢·官针》在九刺中,有一种名焠刺的,其文曰:"焠刺者,刺燔针则取痹也。"《灵枢·经筋》对治诸经筋痹证均用燔针,在对疾病的适应证上,和目前临床上治疗痹证时,大都采用温针的方法相同。明代吴崑《素问注》中说"燔针者,内针之后,以火燔之暖耳,不必赤也;焠针者,用火先赤其针,而后刺,不但暖也,此治寒痹之在骨也"。从吴崑所举燔针的操作方法上看来,古之燔针可能就是目前的温针,所略有异者,燔针是以火取暖,温针是用艾加温,唯在使用的燃料上有些差别而已,其性质和作用基本上是一样的。至于焠针,杨继洲著《针灸大成》中也有记载说"火针即焠针,频以麻油蘸其针,灯上烧令通红,用方有功……"据此,则燔针即温针,焠针即火针,似可统一了。

2. 温针在临床上的应用　温针之法,古人有以《内经》"针而不灸,灸而不针"之言为据,认为此乃"山野贫贱之人"之俗法者(详《针灸大成》)。根据笔者临床上的体会,温针和灸法是截然不同的,温针的作用是取其温暖,使患者不觉其烫,而借以帮助针力之不足,在留针时间给以适当的温通作用。而灸法则须借艾火之力,欲其振阳温经而起陷下,发挥祛散阴寒的效能,所以在临床上,温针只要取其温暖就够了，并不需烧之灼热。因此，笔者认为不能用《内经》针、灸不并用之戒言来束缚温针，借以贬低其在治疗上的价值。温针与灸法方法上并不雷同，仲景《伤寒论》中使用温针与灸法的都各有条文，并不混淆，因此，王节斋之言未免过于偏执。

温针适应于阴寒之邪侵袭而致的疾病，如冷麻不仁、走注疼痛、关节不利、经络壅滞、肿胀腹满，以及瘫痪、痿、痹诸证，对久病经络空虚、荣卫之气不调等病，效果尤著，特别对一切慢性疾病之属阴寒者，更为相宜。除高热、肝阳、心悸、惊恐、抽搐、震颤、喘息以及不能留针的患者外，都适用。

但是使用温针，必须注意艾炷不宜过大过多，依笔者个人的经验，一般只须灸一壮（如枣核大）就够了，不必多灸。有些患者往往要求烧得热，灸得多，有的医家主张将艾球包于针柄上，与皮肤面靠近（离二三分），必烧至内部感到灼热为止，独不思在一个经络壅滞、荣卫失调，其本身感觉已失常态的顽痹患者身上，待烧至内部灼热，往往外面的皮肤已经灼伤，起针后轻者局部针穴处红赤，重则灼伤溃烂，不但达不到治病的目的，反而增加后患，也有失温针温通经脉之意，实不可取。

最后，温针与补泻手法的关系：是否施用温针就不要用补泻手法了呢？其实不然，补泻手法是针灸治病的基础，针尾加温，是在补虚泻实手法后起辅助作用，目的在于帮助针力之不足，在施行补法后起温补作用，施行泻法后则起温通的作用，因此，补泻手法的运用，仍是不可缺少的，否则舍本逐末，影响疗效。

三、伏针与伏灸

1. 伏针、伏灸的原始　伏针、伏灸查考历代文献，对此记载很少，唯汪机于《针灸问对》中引朱丹溪之言称"夏月阳气昼浮于表，今医灼艾，多在夏月，宁不犯火逆之戒乎"！据此，可见伏针、伏灸在金元时代，即已广泛流行，相沿至今，已深入人心。目前伏针最流行于上海一带，远至杭州、常州以东；而北京、南京、大西北及两广比较少用。伏灸法在浙江最流行，特别是宁、绍一带，已成为医家与患者的习惯。

2. 伏针、伏灸的适应证　基于《内经》"天温日明，人血淖泽而卫气深，气易行，血易浮"的原则指示，结合《内经》中"春夏养阳"的养生之道的认识，笔者认为：伏针、伏灸仅宜于产后风湿以及风寒湿壅滞经络而产生的瘫痪、痿、痹等疾病，其他如阳虚患者以及阴虚阳亢或气火有余者，伏针是没有必要的，且伏灸更有犯火逆之戒,必须加以注意。

3. 有关伏针、伏灸中的若干问题

(1) 伏针的留针时间问题:根据古人对留针与气候及季节的认识来推论,夏季伏令,天气炎热,气温血滑,人气易行,所以伏针的留针时间可以短一些。同时,由于夏季患者往往汗出多而表阳虚,过长时间的留针,易使脱气,往往会发生晕针事故,所以留针时间不宜过长。一般伏针时的留针,仅为了适应温针的需要,待燃艾完毕,即可起针。如果不用温针的患者,可以考虑不必留针,施行手法完毕后,即可起针。

(2) 伏针与温针的关系:伏令施用温针是可以的,但须严格掌握病种,一般以风湿痹证为宜。由于伏令天气炎热,针尾加温燃艾更不宜过度。同时,也可采取重点温针法,即对某些重点穴位,选择性地施用温针,不需每针都加艾,以免火力太强,灼伤患者肌肤,因温针时间过长、留针时间过久而引起不良反应。

(3) 伏灸的辨证问题:汪机说:"今人见有痰而嗽,无痰而咳,一概于三伏中灸之。而咳与嗽,本因火乘其金,兹后加以艾火燔灼,金宁不伤乎?况三伏者,火旺金衰,故谓之伏,平时且不可灸,而况三伏乎。"所以伏灸必须严格掌握辨证,若属灸法所忌的病,最好不要在伏令中施灸,以免造成火逆之忌。

根据笔者临床体会,往往秋冬得病针刺而愈,在伏令复针,可以清除余邪,尤其是产后风湿痹证更为相宜。至于伏灸最适宜灸治哮喘(寒哮)、阳虚痨、疝气等病证。

注:本文是陆氏在 1964 年为来上海市针灸研究所进修的医师所撰写的讲稿。

《金针赋》增注

《金针赋》,全称《梓岐风谷飞经走气撮要金针赋》,首载于明徐凤《针灸大全》中,据《序》称:赋成于明正统四年己未岁(即公元 1439 年)八月,为泉石氏所作。有人认为泉石乃徐凤之别号,故赋文也是徐凤的作品。但据《针灸大全》卷五之首载有"此《金针赋》乃先师秘传之要法"一语,则似乎徐凤系泉石氏之弟子,其所称"梓岐风谷"当为泉石氏师门所在之地;"飞经走气",则指赋中所列诸手法有通行经气,速效如飞之功,乃泉石氏所本以撮要成赋者也;取名"金针"者,据作者《序》文中自解称:"金乃世之宝也,非富贵不能得之,岂贫贱所能有也。名其金,称其贵也,贵能劫疾于顷刻之间。"该书以其效速而有实用价值,并为现存专论手法之较早文献,撰成歌诀,易于传诵,故为后代医家所重视,被《针灸聚英》《杨敬斋针灸全书》《针灸逢源》等所引载。明代杨继洲在《针灸大成》中对其作了注解,同期汪机在《针灸问对》,吴崑在《针方六集》中也摘取其部分内容作了评注。惜乎杨注过于简略,未能申述赋文原意;汪、吴二氏之注也因其摘文零星分散,不能贯穿全文含义,致使后之学者,难以入其堂奥,窥其玄妙。燕等为此不揣绵薄,勉为增注,非敢以此自炫,实望读者能显用光大,庶梓岐风谷之学得尽其传,能造福于世,予愿足矣。

【原文】 观夫针道,捷法最奇,须要明于补泻,方可起于倾危。先分病之上下,次定穴之高低,头有病而足取之,左有病而右取之。男子之气,早在上而晚在下,取之必明其理;女子之气,早在下而晚在上,用之必识其时。午前为早属阳,午后为晚属阴。男女上下,凭腰分之。手足三阳,手走头而头走足;手足三阴,足走腹而胸走手。阴升阳降,出入之机。逆之者为泻为迎,顺之者为补为随。春夏刺浅者以瘦,秋冬刺深者以肥。更观原气厚薄,浅深之刺尤宜。

【增注】 本段赋文为金赋之概述,统论刺法之主要理论依据,故各家之注均为摘文。杨注曰:"经曰:荣气行于脉中,周身五十度(见《灵枢·五十营》),无分昼夜,至平旦与卫气会于手太阴。卫气行于脉外,昼行阳二十五度,夜行阴二十五度,平旦与荣气会于手太阴(见《灵枢·卫气行与荣卫生会》)。是则卫气之行,但分昼夜,未闻分上下、男女,脏腑经络,气血往来,未尝不同也。今分早晚何所依据?但此赋今人所尚,故录此以参其见。"吴注则称:"午前为早、阳;午后为晚、阴;男女、上下,凭腰分之,此亦无根之言,不必拘此。"二氏注文均持否定态度。燕等则认为赋文之言并非完全无稽,宜当慎重对待,故再为注释之:

首四句言针刺之道,当以此梓岐风谷飞经走气捷效之法为最奇妙,其关键在于明辨疾病虚实,及时施行补泻,当补则补,当泻则泻,方可收如鼓应桴之效,以起患者于倾危之际。

次四句言施针先当辨明病位之上下,在于何经何部,然后可以循经选穴。选定穴位后,则须注意穴位的高低分寸,以冀正确,并须分清病位所在与穴位的前后上下关系,而后可遵窦汉卿《标幽赋》中"交经缪刺,左有病而右畔取,泻络远针,头有病而足上针"之法施治。

再次自"男子之气"至"凭腰分之"言男女早晚气各相异,刺者当有所区别,考之赋文秉自金元医家学术理论而来。金代何若愚在《子午流注针经·流注指微赋》中指出:"男女气脉,行分时合。"阎明广摘引何氏《流注指微论》注称:"男子左补右泻,女子右补左泻"。这种以男女左右之阴阳,配补泻之阴阳,乃当时理学派《河图》《洛书》阴阳思想的衍化,盛行于宋金时代,此乃其学术渗透之产物。燕等认为以男女上下,午前午后而别气之变化,虽《内经》《难经》无明文记载,但《灵枢·逆顺》中却指出:"气之逆顺,所以应天地阴阳四时五行也。"《素问·生气通天论》中也说:"平旦人气生,日中而阳气隆,日西而阳气虚,气门乃闭。"均说明阴阳的变化,是与午前午后人气的变化具有同步意义的。又据《灵枢·五色》中指出:"男女异位,故曰阴阳。"《素问·玉版论要篇》中也指出:"色见上下左右,各在其要,上为逆,下为从。女子右为逆,左为从;男子左为逆,右为从。"以上下左右之阴阳,视其色脉的变化而定疾病凶吉的理论,早在《内经》时代就已经被运用,与本节赋文之思想有类同之处。故燕等认为赋文之议当慎重对待,不可轻弃。

再下"手足三阳"至"顺之者为补为随",言经络之走向与补泻的关系,本于《标幽赋》"要识迎随,须明顺逆"句而来,意秉自《内经》《难经》,请详见本丛书《陆瘦燕朱汝功论针灸辨证论治》中"《标幽赋》集注评述"有关注释,此处从略。

末尾"春夏刺浅者以瘦"至"浅深之刺尤宜",则本于《标幽赋》"春夏瘦而刺浅,秋冬肥而刺深"句,其出处及沿革亦已详注于"《标幽赋》集注评述"中,此间亦姑从略。

【原文】　原夫补泻之法,妙在呼吸手指。

【增注】　此二句赋文,杨、汪、吴三氏均无注,特增补之:查补泻与呼吸、手指的关系,《素问》中强调要候呼吸而出入针。《素问·离合真邪论篇》:"吸则内(进)针……候呼引(退)针,呼尽乃去(出针),大气皆出,故命曰泻……呼尽内针……候吸引针,气不得出……令神气存,大气留止,故命曰补。"后世医家如窦汉卿等均重视呼吸与针刺动作对补泻的关系,《标幽赋》中有"留吸母而坚长""疾呼子而嘘短"两句,即继承《素问》呼吸与手指操作关系的代表。但《难经·七十八难》中则云:"补泻之法,非必呼吸出内针也。"明确地认为补泻手法必须以手指的操作为重,候呼吸而出内针并非必要的条件。所以窦汉卿在《标幽赋》中又补充说:"原夫补泻之法,非呼吸而在手指。"也指出手法操作与呼吸对补泻的关系当区别主次,不可本末颠倒。燕等则认为针刺手法操作乃是手法的基本构成部分,当属主导,呼吸仅是一种辅助的附加条件,并非必须者,两者要区别清楚。泉石公强调呼吸与手法操作并重而妙用的观点,是当时重视手法的针灸学派的理论支柱,也不可忽视。

【原文】 男子者,大指进前左转,呼之为补,退后右转,吸之为泻,提针为热,插针为寒。女子者,大指后退右转,吸之为补,进前左转,呼之为泻,插针为热,提针为寒。左与右有异,胸与背不同,午前者如此,午后者反之。

【增注】 本节赋文,统论捻转、提插针的针刺动作与男女、呼吸、寒热、胸背等的补泻关系。杨氏仅注称:"详注卷四。"而查《针灸大成》卷四,又注文分散,对以上关系的理义未逐一指明。而吴氏之注则认为"男女无二道,左右无二理,胸背无二因,早暮无二法。"予以全部否定之。燕等秉慎重态度,因文设解,仍予注释之。盖此亦秉阴阳之理推衍而来。按阴阳属性,左为阳,右为阴;提针外出为阳,插针内入为阴;男子为阳,女子为阴;呼者气出为阳,吸者气入为阴;热者为阳,寒者为阴;背腰者为阳,胸腹者为阴。联系补泻,则以"阳遇阳相顺为补,阳遇阴相逆为泻;阴遇阴相顺为补,阴遇阳相逆为泻"为原则。患者有男女性别的阴阳属性不同,以此为基础,凡男性:左转、呼气、提针等同属阳性相顺者为热补;右转、吸气、插针等为阴性,则阳遇阴相逆为寒泻。女性:右转、吸气、插针等同属阴性相顺者为热补;左转、呼气、提针等为阳性,则阴遇阳相逆为寒泻。午前、背腰部属阳,男性照前法操作为正作用,女性为反作用;午后,胸腹属阴,女性照前法操作为正作用,男性则为反作用。

【原文】 是故爪而切之,下针之法;摇而退之,出针之法;动而进之,催针之法;循而摄之,行气之法。搓则去病,弹则补虚。肚腹盘旋,扪为闭穴。重沉豆许曰按,轻浮豆许曰提。一十四法,针要所备。

【增注】 本节赋文叙述辅助手法之名称与简要作用。辅助手法,《内经》中称为"辅针"。《灵枢·邪客》篇中记载:"持针之道……左手执骨,右手循之……辅针导气,邪得淫佚,真气得居"即指此言。其后《素问·离合真邪论篇》中提出:

"不足者补之奈何？岐伯曰：必先扪而循之，切而散之，推而按之，弹而怒之，抓而下之，通而取之，外引其门，以闭其神。"其中"扪""循""切""推""按""弹""怒"（弩）"抓""引"等都是辅助手法。到金代末年，窦汉卿在《针经指南》中将这些手法逐一地加以阐释，提出了十四种手指补泻，泉石公据之而在赋文称为"一十四法"，后为《针灸聚英》《针灸问对》所沿而袭称。杨继洲则据以改变为"十二字分次第手法"，后又精选为"下手八法"，可见其影响之深远。由于杨氏之注据而有变，吴氏注文略而不载，汪氏虽沿袭窦汉卿之说，但亦多有相异之处，故本段赋文实际上缺注至今，燕特补注之：

《针经指南》云："爪者，凡下针用手指作力置穴，方有准也。""切者，凡欲下针，必先用大指甲左右于穴切之，令气血宣散，然后下针，是不伤荣卫故也。"爪法与切法都用在进针之前，常相连用，故赋称："爪而切之，下针之法。"

《针经指南》云："摇者，凡泻时，欲出针，必须动摇而出者也。""退者，为补泻欲出针时，各先退针一豆许，方可出之，此为退也。"摇法常在泻法出针时，欲"摇大其穴"，"大气皆出"，可结合"退"法，在腧穴深处照一豆许的分寸（或分层），边摇边退，目的在引导邪气外出，故赋称"摇而退之，出针之法。"

《针经指南》云："动者，如气不行，将针伸提而已。""进者，凡不得气，男外女内，及春夏秋冬各有进退之理，此为进也。""动"与"摇"义相近，故在前"摇"法中概称为"动摇"。"动摇"针身若与退法结合，用在泻法时目的在于开大其孔，不闭其穴，令邪气皆出。若与进法结合，按照一定分寸边摇边进，可以加强针刺得气感应，在不得气时可用于催气，如果横卧针身而动摇，可以催气向针尖所指方向行进，故赋云"动而进之，催气之法"。

《针经指南》云："循者，凡下针，于穴部分经络处，用手上下循之，使气血往来而已。""摄者，针如气涩滞，随经络上，用大指甲上下切其气血，自得通行。""循"与"摄"同在进针后施用，目的在使气血随经往来流行，故赋云"循而摄之，行气之法。"

《针经指南》云："搓者，令人觉热，向外似搓线之貌，勿转太紧，治寒。而里卧（疑为'搓'之误）针，依前转法（疑漏'治热'二字），以为搓也。""搓"法即"捻"法，向外搓即左捻从阳，为补为热，可治寒证；向里搓即右捻从阴，为泻，故治热证。补虚泻实，祛寒除热，乃针刺治病之大法，故赋称"搓以去病"。

《针经指南》云："弹者，凡用补时，可用大指甲轻弹针，使气疾行，如泻，不可用也。"弹针能使气行加疾，常用于虚证得气感不明显时，与补法结合同用，故赋云"弹则补虚"。

《针经指南》云："盘者，如为针腹部，于穴内轻盘摇而已。"盘法专用于腹部软肉处，如循环之状，360°盘转，左盘为补，右盘为泻，用以和气，故赋曰"肚腹盘旋"。

《针经指南》云："扪者，凡补时，用手扪其穴也。"扪法多用于补法出针时，用手指扪闭孔穴，"推其皮，盖其外门"，"令神气存"，"大气留止"，"故命曰补"。赋称"扪为闭穴"，即指此言。

"重沉豆许曰按""轻浮豆许曰提"此两句赋文意义相对，"按"实即"插"，与他书相异，泉石公为承赋文前意，释提插针的意义与幅度标准而设，意指推进（沉）为插，退出（浮）为提，凡提插针的幅度一般以一豆许为准。

以上"十四法"，内容包括了进针、出针、补泻、行气、催气等各种手法操作，故赋文总结称："针要所备。"关于"十四法"的操作内容，各家之说，各有不同，燕等曾撰《针刺辅助手法的探讨》一文，专论诸家之说，兼伸管窥之见，已收辑在本书中。此间限于注文，未能评论，读者可互参之。

【原文】 补者，一退三飞，真气自归；泻者，一飞三退，邪气自避。补则补其不足，泻则泻其有余。有余者为肿为痛，曰实；不足者为痒为麻，曰虚。

【增注】 此节赋文杨、汪、吴三氏亦无专门注文。所言"飞"者易与辅助手法中之"飞"法相混淆（详见拙著《辅助手法的探讨》），以故缺注至今。唯汪机在《针灸问对》中卷中称："飞，进也。"据此，则"一退三飞"即"一退三进"；"一飞三退"即"一进三退"，指用"三才法"（将腧穴深度分为三层，上 1/3 为"天才"，中 1/3 为"人才"，下 1/3 为"地才"）进退针时的补泻方法，也即施行徐疾补泻法时按"三才法"进退针的操作方法。《灵枢·小针解》云："徐而疾则实者，徐内而疾出针也；疾而徐则虚者，疾内而徐出针也。"故徐疾补泻的进退针原则是：补法时进针慢（或分层）而退针快（不分层）；泻法时进针快（不分层）而退针慢（或分层）。赋文中一退（快退）三飞（慢进），符合徐进而疾退的原则，故为补，补则真气归聚；一飞（快进）三退（慢退），符合疾进而徐退的原则，故为泻，泻则邪气避消。由此引申，古代还有分二层进退针而区别补泻的方法，即将腧穴深度分为二层（每层约五分），"一退二进"为补，"二退一进"为泻。也可二层与三层结合，则"二退三进"为补，"三退一进"为泻。在后面赋文"治病八法"中可以见到。

"补则补其不足"为真气不足；"泻则泻其有余"为邪气有余。真气不足者，经气枯涩，故为痒为麻，虚证也；邪气有余，经络之气壅塞，故为肿为痛，实证也。此承前文申述辨别虚实之症状要诀也。

【原文】 气速至而速效，气迟至而不治。死生富贵，针下皆知，贱者硬而贵者脆，生者涩而死者虚，候气不至，必死无疑。

【增注】 此节杨、汪、吴三氏亦无注文。燕等为增补之："气速""效速"，"气迟""不治"，"生者涩而死者虚"，"候气不至，必死无疑"数句，义秉《标幽赋》而来，请参阅该赋有关注释，此间从略。"贱者硬而贵者脆"句，则由《灵枢·根结》文意引申而来。《根结》文称："王公大人，血食之君，身体柔脆，肌肉软弱，血气慓悍滑利。""贵者脆"即据此，与之相对，则有"贱者硬"之议。贵者肉脆而针易入，贱者肉硬而针难施，生者气易至，死者气不来，故赋曰："死生富贵，针下皆知。"

【原文】 且夫下针之法：先须爪按重而切之，次令咳嗽一声，随咳下针。

【增注】 此节赋文统论进针之法。所谓"进针"者，燕等认为应作两义解：其一为针刺之伊始，将针刺进腧穴皮层的过程，在每一次针刺过程中与出针相对，仅有一次。其二为针刺透皮后，由皮下进至腧穴一定深度的过程，与退针相对，在每一针刺过程中可有数次（或称数"度"）。本赋前文所述"三才"进退针法是为后者；本节赋文所论，则指前者。杨氏在《针灸大成》卷四"经络迎随设为问答"中设有注文，称在进针时要（先）"左手重切十字缝纹，右手持针于穴上，次令患者咳嗽一声，随咳进针。"意即先用前十四法中的爪切法，在穴位上重切一"十字缝纹"，使针着穴有准，并令气血宣散，然后命患者咳嗽一声，随咳破皮进针，以免损伤神气。这就是窦汉卿在《标幽赋》中所称："左手重而多按，欲令气散；右手轻而徐入，不痛之因。"两句赋文在进针时的具体应用。

【原文】 凡补者呼气，初针刺皮内，曰天才；少停进之针，刺至肉内，是人才；又停进针，刺至筋骨之间，名曰地才。此为极处，就当补之。再停良久，却须退至人之分，待气沉紧，倒针朝病，进退往来，飞经走气,尽在其中矣。

【增注】 此段赋文乃承前"三才"补法——为"一退三飞"的进一步申述,并指出可结合"飞经走气"—调气法以进行操作的原则。汪、吴两氏均无注,杨氏在《针灸大成》卷四"经络迎随设为问答·补针之要法"中以本段赋文为基础,结合其他补法与调气(行)法进行了注释。其文曰:"补针之法:长呼气一口(据《素问·离合真邪论篇》补法进针时当呼气),刺入皮三分,针手经络者,效春夏停二十四息(春夏气温而行疾,手经脉度短而气易至,故留针待气之时也较短),针足经络者,效秋冬停三十六息(秋冬气寒而行缓,足经脉度长而气至慢,故留针待气之时也较长),催气针沉,行九阳数,捻九撅九(撅,音厥,掘也,意指提插。其法或用捻转补法,或用提插补法,均用九数),号曰天才;少停呼气二口,徐徐刺入肉三分,如前息数足,又觉针沉涩,再以生数行之(一、二、三、四、五为生数,此指当用九的质数'三'数),号曰人才;少停呼气三口,徐徐插筋骨之间,如前息数足,复觉针沉涩,再以生数行之,号曰地才(以上为三进)。再推进一豆许,谓之按('按'为补虚),为截、为随也,此为极处(原文下'就当补之'一句杨氏已插叙在各层次中,故此间节略),静以久留却须退针至人部(针由地部退至人部,乃一退),(以上为三才补法之操作过程,如须结合飞经走气,行气至病所,则可按下文操作)。又待气至沉紧时,转针头向病所(此为针芒行气法),自觉针下热,虚羸痒麻,病势各散。针下微沉后,转针头向上(拇指向内右捻,此为捻转行气法欲气上行),插进一豆许(此为提插行气法,欲使上行之气,不复返流),动(横卧针身而摇动,即'动而进之,催气之法')而停之,吸之乃去(《素问》补法出针时当吸气),徐入疾出(原为'徐出',据后面泻法注文'呼之乃去,疾入徐出'之意改,此乃徐疾补法之原则,用以总结本手法的全过程操作),其穴急扪之(此为开阖补法)。"

以上操作乃杨氏随泉石公之文而设注者,适用于施术穴在病所的下方时,盖泉石公之意,先在施穴处行补法,待真气已补而实,再施飞经走气之法引导经气上行至病所,以弥补其不足。若在病所处施术可不必用后者之法。

【原文】 凡泻者吸气,初针至天,少停进针于地,待得气泻之,再停良久,却须退针,复至于人,待气沉紧,倒针朝病,法同前矣。

【增注】 此段赋文乃承前"三才"泻法——为"一飞三退"的进一步描述,也提出了可结合"飞经走气"——调气之法以进行操作的原则。汪、吴两氏亦无注文,杨氏在《针灸大成》卷四"经络迎随设为问答·泻针之要法"中注释如下。其文曰:泻针之法:插入三分,刺入天部,少停直入地部(此为"一进"),提退一豆许("提"为泻实)得气沉紧,搓捻不动,如前息数足,行六阴之数,捻六撅六(用捻转泻法或提插泻法,均用六数),吸气三口回针,提出至人部,号曰地才;又待气至针沉,如前息数足,以成数行之(六、七、八、九、十为成数,此指用六数),吸气二口,回针提出至天部,号曰人才;又待气至针沉,如前息数足,以成数行之,吸气回针,提出至皮间,号曰天才。退针一豆,谓之提,为担、为迎也,此为极处(以上为"三退")。静以久留,仍推进人部(以上为三才泻法之操作过程,如需结合飞经走气,使病所邪实之气,下行退至针下而散泄,则可按下文操作),转针头向病所(施行气法),自觉针下冷、寒热肿痛(原作"痛痒",为"肿痛"之误,据前文"有余者为肿为痛"之意改),病势各退,针下微松,提针一豆许(此为提插行气法,提针使邪气退流至针下),摇而停之,呼之乃出(《素问》泻法出针时用呼气),疾入徐出(此乃徐疾泻法,用以总结本手法的全过程操作),其穴不闭也(此为开阖泻法)。

以上操作乃与前补法相对,杨氏亦随赋设注,宜用于穴在病所下方时。盖先在施术穴行泻法,待经络中邪气已泻而虚后,再施飞经走气法,引导邪气从病所下(退)行至针下而出也。若在病所施术,可不用后面飞经走气之法。

【原文】　其或晕针者,神气虚也,以针补之,以袖掩(原为"捣",据《针灸聚英》改)之,口鼻气回(原"鼻"下有"而"字,剩文,据《针灸聚英》改),热汤饮之,略停少顷,依前再施。

【增注】　此节赋文杨氏注称:"如针肝经之穴晕,即补肝之合,针入即苏,余仿此。或有投针气晕者,即补足三里,或补人中。大抵晕从心生,心不惧怕,晕从何生?如关公(指三国时关云长)刮骨疗毒而色不变可知。"燕等按杨氏针"肝之合"者,盖为曲泉穴,水生肝木,此虚补其母之法也。投针气晕,杨氏补足三里、人中者,以足三里为胃合,"合治内腑",胃者五脏六腑之海,乃生化气血之所在,补足三里即补胃气,使胃气能行运周身,亦犹海之行云于天下,气血周行,则何晕之有。人中者任督之相交接者也,任为阴血之海,督为阳气之父,人中乃阴阳之气交贯出入之所,善能醒神宁厥,亦当补之。

【原文】　及夫调气之法,下针至地,复人之分,欲气上行,将针右捻,欲气下行,将针左捻。欲补先呼后吸,欲泻先吸后呼。

【增注】 此下列论各调气之法。"调气法"者,亦称"行气法"。即欲气行向所针穴位之上下感应,多在病所邻近或远处选穴时应用。其构成内容有针向行气、捻转行气、提插行气等,已详见上文补泻之法杨注中。本节赋文乃指捻转行气法而言,杨氏已据赋意插注于前节赋文,故而不另再注。所以要"复人之分",在人部施行调气法者,以天部应皮肉之气,地部应筋骨之气,人部应血脉之气故也。所以"右捻气上行""左捻气下行"之理,乃据《素问·五运行大论篇》中"上者右行,下者左行"之理而来。末句"欲补先呼后吸,欲泻先吸后呼"者,此呼吸补泻之大法也,其运用杨氏亦已并于前文注明,不再重复。

【原文】 气不至者,以手循摄,以爪切掐,以针摇动,进捻搓弹,直待气至。

【增注】 此言调气法必在得气之基础上施行,如不得气,可用前"十四法"中行气、催气各法。以赋文重出,故杨、汪、吴诸家均略而不注,燕等亦予从略。

【原文】 以龙虎升腾之法,按之在前,使气在后,按之在后,使气在前,运气至疼痛之所。

【增注】 此言"弩法"可在龙虎升腾法之后运用,亦调气法之一。其龙虎升腾法因非属调气法范围,故泉石公未具体介绍,仅突出了弩法的操作内容。杨、吴两氏亦略而不述,仅汪氏在《针灸问对》中卷中有释文称:"先于天部持针左盘按之一回,右盘按之后一回,用中指将针腰插之('插'疑为'按'之误),如拨弩机之状,如此九次,象青龙纯阳之体。却推针至地部,右盘提之一回,左盘提之后一回,用中指将针腰插之(亦疑为'按'之误),如此六次,象白虎纯阴之体。按之在后,使气在前,按之在前,使气在后。若气血凝滞不行,两手各持其针行之,此飞经走气之法也。"此法又称"龙虎升降法",是一种以补泻法交替操作为主体结合调(行)气法的复合手法。其操作:先进针到天部,左盘一转,紧按进至人部,慢提退回天部,左盘一转,再紧按进至人部,慢提退回天部,如此九次,合青龙纯阳之数,又因以提插补法为行针操作的重要内容,可引天部阳气深入,象征"龙降"。然后插针入地部,右盘一转,紧提退至人部,慢按再进入地部,左盘一转,提按如前,行六阴之数,合白虎纯阴之体,以其应用提插泻法,可引地部阴气外出象征"虎升"。以盘为主,并应用九六、提插补泻法,补泻兼施,龙降虎升,目的在于引导阴阳之气,调和荣卫,纠正阴出阳位,阳入阴分,阴阳易居,气血以并的病理矛盾,故可治各种气血失调的疾病。如为气血凝滞者,在操作过程中要结合"弩法",即用中指轻轻按住针腰,视病所的方向,按之在前,使气在后,按之在后,使气在前,待气行至病所后出针。又因本法以盘法为主,故一般只能在腹部施术时应用。

【原文】　以纳气之法,扶针直插,复向下纳,使气不回。

【增注】　本节赋文杨、汪、吴三氏均略而不注。究其原因,盖在下节赋文"治病八法"中有一"抽添之诀",即为本法,诸家因而略而不释,赋文重见于此者,盖欲明此亦调(行)气大法之一也。

【原文】　若关节阻涩,气不过者,以龙、虎、龟、凤,通经接气,大段之法,驱而运之,仍以循摄爪切,无不应矣,此通仙之妙。

【增注】　本节赋文诸家略而不注。盖龙、虎、龟、凤四法赋文仅点其名,无具体法文,盖此四法下文还有详述,泉石公仅在此处备述其亦调气法之类也。直释之,则如遇关节中气血阻滞,凝涩不通之病,使用一般行气法不能通过者,可以用此"青龙摆尾""白虎摇头""苍龟探穴""赤凤迎源"具有通经接气的"大段"("段"音"假",远也。意指该四法可有向远处病所行气的作用)之法,驱气而运散之。也可并用循摄爪切等辅助手法,则无有不应效者,这是通达神仙的玄妙之诀窍。

【原文】　况夫出针之法:病势既退,针气微松,病未退者,针气如根,推之不动,转之不移,此为邪气吸拔其针,真气未至,不可出之。出之者,其病即复,再须补泻,停以待之,直候微松,方可出针豆许,摇而停之。补者吸之去疾,其穴急扪;泻者呼之去除,其穴不闭。欲令腠密,然后调气,故曰下针贵迟,太急伤血,出针贵缓,太急伤气。以上总要,于斯尽矣。

【增注】　此段赋文为论出针之法。杨氏引《医经小学》及《素问》补遗篇注文为注解,其文曰:"《医经小学》云:出针不猛出,必须作三、四次徐转出之则可无血,若猛出必见血也。"《素问》补遗篇注云:"动气至而即出针,此猛出也。然与此不同,大抵经络有凝血,欲大泻者,当猛出,若寻常补泻,当依此可也,亦不可不辨。"吴氏《针方六集》引而无注,汪氏《针灸问对》误列"候气",各家注文均未能伸达赋意,燕等特为增注之:《灵枢·小针解》释《灵枢·九针十二原》文曰:"言实与虚,若有若无,言实者有气,虚者无气也,察其气之已下与常存也。为虚与实,若得若失者,言补者佗然若有得也,泻则恍然若有失也。"在针刺补虚泻实以后,必须辨别气之存亡得失。已补而实,要使针下原来空虚松滑的感应转为沉重而若有所得;已泻而虚,要使针下原来紧涩的感应转为松滑而若有所失。《灵枢·终始》中也说:"邪气来也紧而疾,谷气(真气)来也徐而和。"意即邪气与真气的来至,在针下是可以感知而区别的,前者紧涩,即赋文所称"针气如根,推之不动,转之不移"之象;后者徐和,即赋文所称"松滑"之象。若未达此目的,则须再施补泻,待达到目的,然后可以出针。至于出针的具体方法是:补者吸气时疾出针而扪穴;泻者呼气时徐出针,摇大针孔,不闭其穴,盖此即呼吸补泻与开阖补泻在出针时的具体应用,故赋文叙明于此。

至于"下针贵迟""出针贵缓"二句,为总述出入针之要领。义秉何若愚《流注指微论》中"针入贵速,既入徐进,出针贵缓,急则多伤"之句而来,总的目的,为恐有伤气血也。

赋文至此已备述针刺法之总纲与概要,故结尾称"以上总要,于斯尽矣。"

【原文】　考夫治病之法有八:一曰烧山火,治顽麻冷痹,先浅后深,用九阳而三进三退,慢提紧按,热至,紧闭出针(原为"插",衍误,据理而改),除寒之有准。二曰透天凉,治肌热骨蒸,先深后浅,用六阴而三出三入,紧提慢按,徐徐举针,退热之可凭。皆细细搓之,去病准绳。

【增注】　本段赋文介绍治病的八种复式手法,先叙"烧山火""透天凉"两种能祛寒除热,属于纯补纯泻法相互组合的手法。汪机在《针灸问对》卷中有载述,杨氏《针灸大成》在卷四中亦有单独的记载,但惜乎释文与赋文未能紧扣,对"用九阳而三进三退"与"用六阴而三出三入"两句,释词多晦而不明,致使读者阅而不能悉,学而无法用。为此,燕等曾撰《烧山火与透天凉手法的探讨》一文,1963年发表在《中医药杂志》9月号上,今收载在本书中,读者可以查阅。至于对赋文之释解,所称烧山火时用"先浅后深",透天凉时用"先深后浅",乃是针对进针后由皮下至腧穴一定深度的进退针操作而言。"先浅后深"乃指赋文前称之"补者一退三飞",意即烧山火时进针要按补的原则"徐而疾",由浅入深,逐层引导阳气下入;"先深后浅"则指前文"泻者一飞三退",即透天凉时要按泻的原则"疾而徐",由深出浅,逐层引导阴气上出。"用九阳"与"用六阴"是指烧山火与透天凉手法应分别用九阳数与六阴数,即烧山火在"三进"时,必须分别在天、人、地三部依次用提插补法，"慢提紧按"9次；透天凉在"三退"时，必须也在地、人、天三部依次用提插泻法，"紧提慢按"6次。"三进三退"与"三出三入"中，"进退"与"出入"义同，意指烧山火时以"一退三飞"为一度进退行针，透天凉时以"一飞三退"为一度进退行针，如此反复三度，即为三度进针与退针，故称："三进三退"与"三出三入"。烧山火时"紧闭出针"与"透天凉"时的"徐徐举针"，前者是开阖补法，后者是开阖泻法。由于烧山火操作"一退三飞""先浅后深"，从阳引阴，引天部阳气入内；"紧按慢提"，以推送阳气内入；"紧闭出针"，不使已补而实的阳气外泄，阳主热，所以能"热至"而"除寒"，治顽麻冷痹等阴寒之疾。透天凉操作"一飞三退""先深后浅"，从阴引阳，引地部阴气外出；"紧提慢按"，以引提阴气外出；"徐徐举针"，听凭阳热之邪散泄，阳邪泄而阴气至，阴主寒，所以能"退热"而治肌热骨蒸等阳热之病。"皆细细搓之"，意指本法也可结合捻转搓针法，即在烧山火时"紧按"可结合左转；透天凉时"紧提"可结合右转，但这不是主要操作内容，故泉石公仅在赋文后轻提一笔而已。

【原文】 三曰阳中隐阴，先寒后热，浅而深，以九六之法，则先补后泻也。四曰阴中隐阳，先热后寒，深而浅，以六九之方，则先泻后补也。补者直须热至，泻者务待寒侵，犹如搓线，慢慢转针。盖法在浅则用浅，法在深则用深，两者不可兼而紊也。

【增注】 本节赋文叙述"阳中隐阴""阴中隐阳"两种寒热交错、虚实夹杂、补泻兼施的手法。汪氏《针灸问对》、杨氏《针灸大成》、吴氏《针方六集》，虽均有载述，但也因仅注明部分内容，对"九六之法"与"六九之方"，究作何解？应附加在何种手法之上？均未言明。如《针灸大成》卷四中云："凡用针之时，先运入五分，乃行九阳数，如觉微热，便运一寸之内，却行六阴之数，以得气，此乃阳中隐阴，可治先寒后热之症，先补后泻也。""凡用针之时，先运一寸，乃行六阴之数，如觉病微凉，即退至五分之中，却行九阳数，以得气，此乃阴中隐阳，可治先热后寒之症，先泻后补也。"《针灸问对》卷中则云："阳中隐阴：先寒后热浅以深，针入五分，行九阳之数，热至，便进针一寸，行六阴之数，乃阳行阴道，则先补后泻也。阴中隐阳：先热后寒深而浅，先针一寸，行六阴之数，乃阴行阳道之理，则先泻后补也。"两家释文，对"阳中隐阴"的浅而深，均释作先进针5分，行九阳之数的手法，后进至1寸，行六阴之数的手法，这是徐疾补泻的二进，手法完毕后从1寸处退至皮下,这是一退,"二进一退",即先浅后深、"徐而疾"的补法;对"阴中隐阳"的深而浅,均作先进针直刺 1 寸,这是一进,在深部施行六阴数后,从 1 寸处退针至 5 分处,施行九阳数手法,这是二退,"一进二退",即"先深后浅""疾而徐"的泻法。阳中隐阴先行九数而后行六数,故称"九六之法";阴中隐阳先行六数而后行九数,即为"六九之方"。但九数与六数均为数量代词,本身不包括具体的操作方法,赋文对此秘而不宣,杨、汪两氏,也释而不明,致使学者无法可循,茫然无可作为。燕等则认为赋文既继称"补者直须热至""泻者务待寒侵",则意已指明施用九阳数补时,须与能产生热感的手法结合;施用六阴数泻时,应和能产生凉感的手法合用。赋文前在"烧山火"与"透天凉"手法中既已指明,"慢提紧按"时能有"热至"的感应,"紧提慢按"时可产生"寒生"的感应,意即"提插补泻"若与"九六补泻"结合,是产生寒热感的关键。故行九阳数时应"慢提紧按",行六阴数时应"紧提慢按"。赋文末所称"犹如搓线""慢慢转针",也与前"烧山火""透天凉"一样,即可在"紧按"时结合左转针,在"紧提"时并施右转针,以加强产生寒热感的效应,此也非必要条件。最后"法在浅则用浅""法在深则用深",则是强调手法的关键是要操作时层次分明,不能含糊不清。在释明赋文意义的基础上,则本两法的具体操作、组织结构、作用机制如下。

阳中隐阳法:将穴位的深度分成两层,先运针进入浅部上 1/2(约 5 分)层,在该层内施提插补法,慢提紧按 9 次,再运针进入深部下 1/2(约 1 寸)层,在该层内施提插泻法,紧提慢按 6 次,然后退至皮下,此为"一度"行针,如未达目的,可如前再施,以三度为准。如此二进一退(徐疾补法),加上提插、九六各一补一泻,形成三补二泻的形式结构,故是一种多补少泻、以补为主、先补后泻、补中有泻的手法,能治先寒后热、虚中夹实的病证。

阴中隐阳法:也将穴位深度分为两层,先运针由皮下进入深部下 1/2(约 1寸)处,在该部行提插泻法,紧提慢按 6 次,然后退至浅部上 1/2(约 5 分)处,在该部施提插补法,慢提紧按 9 次,此为一度,未达目的,再行二度,至三度为止。这是由一进二退(徐疾泻法),加提插、九六各一补一泻组成,为三泻二补的形式结构,故是多泻少补、以泻为主、先泻后补、泻中有补的手法,能治先热后寒,实中有虚的病证。

【原文】 五曰子午捣臼;水蛊膈气,落穴之后,调气均匀,针行上下,九入六出,左右转之,千(原为"十"今从《针灸问对》《针方六集》改)

遭自平。

【增注】　本法汪、杨、吴三氏所述均欠明白，唯吴氏在《针方六集》中对其名义作了解释，对理解赋文甚有助益。其文曰："子午捣臼，以法言也。阳生于子，阴生于午，丹家用此二时，捣和药物于窝臼之中，欲诸品调匀，法以千杵为率。水蛊膈气，阴阳愆和之所致也，用针落穴之后，调摄阴阳二气，使之均匀，针之所行上下者，九入六出，左右转之千遭，气血匀调，如子午捣臼，调均药物，于水蛊膈气乎何有？"据此则命名为"捣臼"者，盖意射"针行上下"，言提插针体，上下行针，如杵捣臼之形也。"左右转之"亦如前述四法，言在提插补泻中可结合捻转补泻也。唯"九入六出"一句，诸家之注，均含糊其辞；"千遭自平"之句，注文亦无着落。燕等推敲再三，思前三才进退针法中古有"三进二退"为补之法，恍悟此"九入六出"者，盖为"三进二退"三度行针之数也。至于"千遭"之议，查杨氏在《针灸大成》中曾含蓄地指出："万病自然合大数"。影射要用"阴阳之大数"进行操作，而阴阳之大数者，则为老阴（六六三十六）、老阳（九九八十一）也。据此则其操作如下。

进针后，将腧穴深度分为 3 层，先在上 1/3（天部）施"慢提紧按"九九八十一次（每次行针二十七数，3 次行针而成八十一数），行老阳之数，并在"紧按"时结合左转；次进至中 1/3（人部）提插、捻转亦如前；最后进至下 1/3（地部），再操作如前；这是"三进"的过程。然后将腧穴深度分为 2 层，先在下 1/2（深部）施"紧提慢按"六六三十六次（每次一十八数，2 次行针而成三十六数），行老阴之数，并在"紧提"时结合右转；再退至上 1/2（浅部），施术同前，这是"二退"的过程。"三进二退"是为一度，如此三度，计为"九进六退"，亦即"九入六出"之义。每度中"慢提紧按"兼"左转"行针 81×3＝243 次，"紧提慢按"兼"右转"行针 36×2＝72 次，计 315 次，三度行针，则为 315×3＝945 次，接近行针千遭之数。由于提插补泻与左右转针均是依据阴阳顺逆的关系发展而来，善能调整阴阳之偏胜与偏衰，手法的结构是综合了三度三进二退（徐疾补法），计九度提插、捻转补法及六度提插、捻转泻法而成，补多泻少，与前"阳中隐阴法"有类似之处，也是以补为主、补中有泻、补阳泻阴的方法，故可治阳虚阴盛，水蛊膈气之病。

【原文】　六曰进气之诀，腰背肘膝痛，浑身走注疼，刺九分，行九补，卧针五七吸，待气上下。

【增注】　此法名"进气法"，亦称"运气法"，以其能运进经气而得名。诸家所引赋文或为版本不同，或传抄有误，文词多有出入：其中"刺九分"，吴氏《针方六集》秉之，汪氏《针灸问对》作"天部"，杨氏《针灸大成》则避而不载。"行九阳"，吴氏、汪氏均秉承之，唯杨氏则作"先行纯阴之数"。对其作用，吴氏释称："进气，进阳气也，走注作痛，阴邪壅塞患也。"据此则欲进阳气，当从阳引阴，汪氏先"针入天部"者是也。在天部"慢提紧按"行九阳之数，以引天部之阳气下入，待已补而实，阳气隆至之时，即横卧针身，针尖向病所，令患者吸气 5～7 口，使阳气行运至病所，以驱散其阴霾之邪。但杨氏"先行纯阴之数"之议，主张先用泻法，亦非无理之言。盖疼痛者实也，邪气壅塞者亦实也。实证用泻，理所当然，泻当先深后浅，故赋文称"先刺九分"，但欲用泻，应行六数，此或赋文有鱼鲁之误，若先用泻法则应先在九分深处（地部），施紧提慢按，行六阴之数，待已泻而虚，然后卧针行气，再如前施。燕等则认为疼痛之病，也当分辨虚实，凡痛而灼热拒按者为实，痛而喜热欲按者为虚中之实。前者当先泻而后行气，后者当先补而后行气，两家之说可视为二而一者也。

【原文】　亦或龙虎交战，左捻九而右捻六，是亦住痛之针。

【增注】　本法汪氏《针灸问对》中载称："下针之时，先行龙而左转，可施九阳数足，后行虎而右转，又施六阴数足，乃首龙尾虎以补泻"。杨氏《针灸大成》则补充说："三部俱一补一泻。"故龙虎交战也是补泻兼施的手法，以捻转补泻一补一泻为特征，由于左右转针也有行气的作用，右转气上行，左转气下行，气行一上一下，能推动壅滞之气血，使之行散，"不通则痛，通则不痛。"故亦能"住痛"，并可在天、人、地三部分层施行。

本法与前进气法同为住痛之法，但前进气法以行气至病所为目的，故宜于在病所远处施术时应用；本法以疏通局部壅塞之气为目的，宜于在病所局部或邻近施术时应用。

【原文】　七曰留气之诀，痃癖癥瘕，针刺七分，用纯阳，然后乃直插针，气来深刺，提针再停。

【增注】　本法简称"留气法"，亦名"流气法"。汪氏《针灸问对》中称："用针之时，先进七分之中，行纯阳之数，若得气，便深入伸提之，却退至原处，又得气，依前法。"杨氏《针灸大成》中称"凡用针，先运入七分之中，行纯阳之数，若得气，深到一寸中，微伸提之，却退至原处，若未得气，依前法再行。"赋文与两氏释文皆未言明其具体行针的手法,使读者无法进行操作。吴氏《针方六集》则释称:"留气,留阳气也。痃癖癥瘕,阴寒所凝,故聚阳气以胜之,亦东风解冻之意。"据此,则本法之操作应以补阳泻阴、益气散积为主导,先运针进入七分(腧穴深度之大半),慢提紧按九阳之数,待气至觉热,便深入一寸(腧穴深度之小半),紧提慢按六阴之数,此为一度。如行二度,再将针退至皮下,依前法再次进至七分,同前施法。本法也与阳中隐阴法相类,也是多补少泻、先补后泻、以补为主、补中有泻的手法。但其特点是将腧穴深度按七三分层,先七后三,在七分中用补,提插幅度较大,是谓"大补";在三分中用泻,提插幅度较小,是谓"小泻"。即用大补以助阳气,施小泻以散阴邪,气行则血行,气温则血滑,阳气布而阴霾自散,故可治痃癖瘕癥等疾。

【原文】　八曰抽添之诀,瘫痪疮癞,取其要穴,使九阳得气,提按搜寻,大要运气周遍,扶针直插,复向下纳,回阳倒阴,指下玄微,胸中活法,一有未应,反复再施。

【增注】　本法即赋文前称之"纳气法",亦称"中气法"。前"纳气之法"中称"扶针直插,复向下纳,使气不回。"与本法所称:"扶针直插,复向下纳"同。所异者,本法又补充了"使九阳得气,提按搜寻,大要运气周遍"数语。汪氏、吴氏对此均未能注明,唯杨氏称:"凡用针之时,先行运气之法,或阳或阴,便卧其针,向外(疑为'上'之误)至痛疼(疑漏一'处'字),立起其针,不与内气回也。"清楚地指出本法是在前进气法施行补泻后(阳补阴泻,即赋文所云"提按搜寻",杨氏所称"或阳或阴"),卧倒针身,针尖指向病所,用针向行气法(亦可结合呼吸行气,令患者吸气5～7口),使气行运至病所。此即赋中补充说明之文意。所以要扶针直插,复向下纳者,目的在使上行之气不复返回,有催气逼气的作用。故其结构是补泻法与行(调)气法的综合运用。"治风先治血,血行风自灭。"气血通行,则风痹瘫痪之疾,何由而生焉。

末后五句,乃总结上列治病八法,能有"回阳倒阴"之功,其要旨在于手指玄妙微细之力以及心神之灵活运用,如果一度行针未有效应,可以反复再施,不必拘限。

【原文】　若夫过关过节催运气,以飞经走气,其法有四:一曰青龙摆尾,如扶船舵,不进不退,一左一右,慢慢拨动。

【增注】 此继论通关过节,飞经走气四种综合手法:其一名"青龙摆尾"。杨氏《针灸大成》称:"苍(青)龙摆尾行关节,回拨将针慢慢扶,一似江中船上舵,周身遍体气流苏。"又曰:"或用补法而就得气,则纯补,补法未得气,则用泻,此亦人之活变也。"其法:先用提插补法,使之得气,若不得气,可改用泻法。在得气的基础上,横卧针身,针尖指向病所,插针至人部,使针感指向病所,然后扶住针尾,一左一右,慢慢动摇,如扶船舵之状,摇9次,停下,再摇9次,至三九二十七数,催气向前行进。故本法的构成是以针向行气为主,结合动摇行气与九六补泻组成,是一种综合行气法。由于其动摇时应用三九之数,故属于补的范围。

【原文】 二曰白虎摇头,手似摇铃,退方进圆,兼之左右,摇之振之。

【增注】 本节赋文措词玄奥,故吴氏《针方六集》载而不明。杨氏《针灸大成》则与后"赤凤迎源"法相混淆,改名"赤凤摇头",释文亦晦而不明,唯汪氏《针灸问对》中称:"白虎摇头行血,虎为阴属之故。行针之时,插针地部,持针提而动之,如摇铃之状,每穴施五息(一呼一吸为一息)。"又曰"退方进圆者,非出入也,即大指前进、往后,左右略转,提针而动之,似虎摇头之状。"在《针灸问对·十四法》"动法"中则具体载称:"凡下针时,如气不行,将针摇之,如摇铃状,动而振之,每穴每次须摇五息,一呼一摇,按针左转,一吸一摇,提针右转,故曰动以运气,白虎摇头,亦用此法。"故本法是以辅助手法中动摇行气(即提插、呼吸、捻转等行气手法与摇法相结合的特殊辅助手法)为主,结合徐疾泻法为辅的综合手法。操作时先深刺至地部,然后提退至人部(徐疾泻法),随着患者呼吸,呼气时插针左转,导气下行,吸气时提针右转,催气上行,同时直立针身,提插捻转针而动摇之,摇针五息之久,状似摇头。因本法内涵先深后浅的徐疾泻法,故属阴泻,虎为阴兽,血属阴液,故白虎摇头功能行血,属泻法的范围。

【原文】 三曰苍龟探穴,如入土之象,一退三进,钻剔四方。

【增注】 本法赋文亦载而不明,故杨、吴二氏均略而不详,唯汪氏《针灸问对》曰:"得气之时,将针似龟入土之状,缓缓进之,上下左右而探之。"又曰"行经脉也。"其法斜向进针,按先浅后深、三进一退的补法进退针法操作,并按先上后下,先左后右的方向顺序进行针刺。因本法以针向行气法为主,可引导针感向腧穴四周放散,同时结合徐疾进退针补法,故可行经脉之气,属于补的范围。

【原文】　四曰赤凤迎源，展翅之仪，入针至地，提针至天，候针自摇，复进其元，上下左右，四围飞旋。病在上，吸而退之，病在下，呼而进之。

【增注】　本法杨、吴两氏亦均无注，汪氏《针灸问对》中称："下针之时，入天插地，复提至天，候气入地，针必动摇，又复推至人部，持住针头，左盘按而捣之，如凤冲风摆翼之状。"又曰："行络脉也。"汪氏文意虽较明白，但对赋文"上下左右，四周飞旋"二句，解作"左盘按而捣之，如凤冲风摆翼之状"欠明。查李梴《医学入门》对赋文此两句释作"如展翅之状"，则意"上下"为提插针，"左右"为捻转针，在提插捻转针的基础上，手指一捻一放，拇示两指一展一合，有如飞鸟展翼之形，称为"飞法"，也是一种辅助手法，有催气、行气的作用（详参本书"陆瘦燕朱汝功有关刺法理论的阐发"一文中"辅助手法表"）。综合诸文献记载，则本法的操作：进针后先至地部，后退至天部，将针体上下提插，并结合左右捻转，快速运针，一捻一放，形如凤凰展翼冲风而飞之状。由于本法先深后浅，是徐疾泻法，再用具有行气催气作用的"飞法"，故可行络脉之血，属泻的范围。如果病所在施术穴位的上方，可在吸气时提退针身，开启门户，以使气上行至病所；若在施术穴的下方，可在呼气时插进针体，关闭其路，使气返流至病所。

【原文】　至夫久患偏枯，通经接气之法，已有定息寸数。手足三阳，上九而下十四，过经四寸；手足三阴，上七而下十二，过经七寸（原为"五"，据《流经指微论》改）。

【增注】　本法又称"生成息数"，首见于金代何若愚《流注指微论》，何氏据《灵枢·脉度》所载手足三阴三阳经脉长度，结合《灵枢·五十营》中"人一呼，脉再动，气行三寸；一吸，脉亦再动，气行三寸，呼吸定息，气行六寸。"的记载，创用了本法。他在《流注指微赋》中说："接气通经，短长依法。"并在《流注指微论》中指明："手之三阳，接而九呼，过经四寸；手之三阴，接而七呼，过经七寸；足之三阳，接而一十四呼，过经四寸；足之三阴，接而一十二呼，过经七寸。重者倍之，吸亦同数。"意即治疗痿痹偏枯之疾，可以用这种"接气通经"的方法，使气血通流，上下相接。其法按经脉脉度尺寸，手三阳脉长5尺，呼吸9次，气行5尺4寸，过经4寸；手三阴脉长3尺5寸，呼吸7次，气行4尺2寸，过经7寸；足三阳脉长8尺，呼吸14次，气行8尺4寸，过经4寸；足三阴脉长6尺5寸，呼吸12次，气行

7尺2寸,过经7寸。赋文之义,盖秉此而来。同时汪机在《针灸问对》中指出:"要知接气通经,须明上接下引,接引要知交会。""阳经上接下引,阴经下接上引。"交会者:如手太阳交会足太阳(于头部睛明穴),手少阳交会足少阳(于头部瞳子髎穴),手阳明交会足阳明(于头部迎香穴),足太阴交会手太阴(于胸部中府穴),足少阴交会手少阴(于胸部心脏),足厥阴交会手厥阴(于胸部天池穴)。因阳经是从手走头而后从头走足,所以手经下交于足经,称为"上接下引";阴经是从足走胸而后从胸走手,故足经上交手经,称为"下接上引"。这种"接引"关系,在通经接气法中的运用是:在按上述法则,依经脉长度、呼吸足数后,凡病在接经,则接经宜补,引经宜泻;病在引经,则引经宜补,接经宜泻;如接经与引经同病,则接经先补后泻,引经先泻后补。

【原文】　在乎摇动出纳,呼吸同法,驱运气血,顷刻周流,上下通接,可使寒者暖而热者凉,痛者止而胀者消,若开渠之决水,立时见功,何倾危之不起哉?

【增注】　此承上文,言施用通经接气法,呼吸足数后,仍须按虚实施行诸般手法,如摇动出纳(入)等诸多针法,其呼吸一准上法,这样可以驱使气血周流运转,上下接通,可使寒证回温,热证转凉,痛者立止,胀者速消,犹如开掘渠道而决洪水,功效迅速,何惧沉疴濒危之病难以好转。此泉石公用夸大笔法,描述本赋各手法之神妙,意在唤起人们重视。

【原文】　虽曰病有三因,皆从气血,针分八法,不离阴阳。盖经络昼夜之循环,呼吸往来之不息,和则身体康健,否则疾病竞生。譬如天下国家地方,山海田园,江河溪谷,值岁时风雨均调,则水道疏利,民安物阜,其或一方一所,风雨不均,遭以旱涝,使水道涌竭,不同灾害遂至。人之气血受病三因,亦犹方所之于旱涝也。盖针砭所以通经脉,均气血,蠲邪扶正,故曰捷法,最奇者哉。

【增注】　此泉石公综论针刺与人体生理病理的关系,借以突出此捷法之奇妙,诸家均略而不注,燕等特补注之。赋文之意曰:虽说病有内因、外因、不内外因等三因,但其发病机制均由气血失和所致。针刺有上列治病八法,但其理则离不开阴阳的原则。盖在人体正常的生理状态之下,经络中气血是昼夜循环不停的,它是靠呼吸的出入往来推送而维持的。气血和通,则身体健康;

气血失和，则诸病丛生。譬如天下国家各地方，有山海、田园、江河、溪谷等自然条件一样，如果年岁与时令中，风雨调和而匀称，那么就水道疏通而流利，人民安居而物产丰富；如有些地方风雨失调而不均，遭受旱涝之灾，使得水道或者涌溢，或者枯竭，不同的灾害也就会随之而来。如果人的气血，因受三因的侵犯，也像地方上发生旱涝，其为害也相类同。由于针刺能起疏通经络、调均气血、蠲除病邪、扶助正气的作用，所以说，本赋文所载的针刺捷效之法，最为奇妙。

【原文】　嗟夫轩岐古远，卢扁久亡，此道幽深，非一言而可尽，斯文细密，在久习而能通，岂世上之常辞，庸流之泛术，得之者若科之及第而悦于心，用之者如射之发中而进于目。述自先贤，传之后学，用针之士，有志于斯，果能洞造玄微，而尽其精妙，则世之伏枕之疴，有缘者遇针到病除，其病随手而愈矣。

【增注】　此为赋文之结尾，泉石公慨叹古圣益远，针道日衰，学者精究此文，如能洞彻其妙，则可针起沉疴，造福人世。诸家亦均略而不注，为求达其全意，燕等亦补释之。赋文曰：可叹上古时代的轩辕、岐伯两氏去古已远，战国时期的卢医扁鹊也早已亡故，况此针刺之道理幽隐而深奥，不是一句话可以讲清楚的，因此本文含义就比较细致精密，读者必须久学而时温习之才能通晓。赋文所言，决不是世上的常辞俗法、庸医的泛泛之术，如果谁能深得其中的奥妙，就好像科试的及第，可大悦于心，应用时能如射箭命中目的，针到病除。本赋文所列之法，都是秉受先贤的传授而来，目的在传授给后世学者，如果用针的医士，有志于此针刺之道，能够深入明白其中玄奥幽微的地方，完全得到其中精细巧妙的技术，那么世上俯伏枕席的沉重疾病，遇有机缘者，可以针到病除，其所病苦，可以随手而皆愈。

按：本文乃陆、朱氏主编之《针灸学习丛书·针灸歌赋选解》一书之残存稿，是"十年动乱"中劫后幸存者。本赋由于文意幽隐，深奥难懂，故历代注家不多，即如杨继洲、汪机、吴崑等诸贤，亦均注而不能详，述而不能达，致使针刺手法，千百年来针家视为绝学，能系统掌握并叙明其机制者，少而鲜矣。陆、朱氏精研斯道，于20世纪50年代末即著《刺灸法汇论》一书，并发表论文多篇，对针刺手法的作用性质首先做了比较科学而全面的分类；对手法的结构形式创见性地做了解剖和分析。率先以结构形式为基础,作用性质为指导,阐明了各种综合手法的操作与功能,开掘了当今针刺手法研究、推广和教学之先河。本文是陆、朱氏在精研手法、解剖手法、深究赋文全意的基础上撰写而成,是当代注释本赋最全面、最深刻的作品,特整理充实而纂辑之,以飨读者。

陆瘦燕朱汝功有关刺法理论的阐发

陆瘦燕、朱汝功在当代针灸学术上有较大的贡献,其中重要内容之一就是对针刺手法的研究。他们既有坚实的针刺手法文献研究基础,又有数十年丰富的操作实践经验,所以在临床上对手法的运用能得心应手,承于前,启于后,著书立说,撰写出版了《刺灸法汇论》一书,是当代较早论述针刺手法理论和汇编古今针灸方法的专著,是目前针灸专业发展为"刺法灸法学"的先河。他们还发表了"略论毫针基本手法与平补平泻及平针法"等论文十余篇,对针刺手法的各种问题作了深入而精辟的阐发,为刺法灸法发展成针灸专业中的一门学科奠定了基石,下面将他们有关刺法理论的阐发内容综述如下。

一、对针刺手法提出科学的分类

对事物的分类是一种科学研究的重要方法,对针刺手法的分类,古代文献类多阙如,近代文献也少见比较全面而科学的分析,这对研究针刺手法,剖析针刺手法存在的形式,指导临床实践和教学都是一大缺陷。有鉴于此,在他们的著作《刺灸法汇论》与"略论毫针基本手法与平补平泻及平针法""针刺辅助手法的探讨""针刺补泻手法的探讨""针刺复式手法的综合与应用"等论文中,全面地整理和归纳了古代有关文献的记载,从手法的存在形式到它们的性质和组合,进行了科学的分析,认为可以分解为三大类。

1. **基本手法**　是指针刺过程中的一些基本动作或形式,是构成不同作用的各种手法的基础,有进退、提插、捻转、针向、留针五种。此外,留针虽不属于手法操作范围,但其存在往往出现于针刺手法操作过程中,可以认为是手法操作的衍生,所以他们也将其归纳在基本手法范围之内。

2. **辅助手法**　是指基本手法以外的另一些以辅助形式出现的方法。通过整理古代文献,将它们罗列为十六法,计:爪法、切法、循法、摄法、扪法、按法、弹法、刮法、进法、退法、动法、摇法、搓法、盘法、飞法、弩法。其中进法与退法,古代文献虽将它们归入十四法(《针经指南》)与十二法(《针灸大成》)范围,但应属于基本手法,故实际的辅助手法应为十四种(图 8-1)。

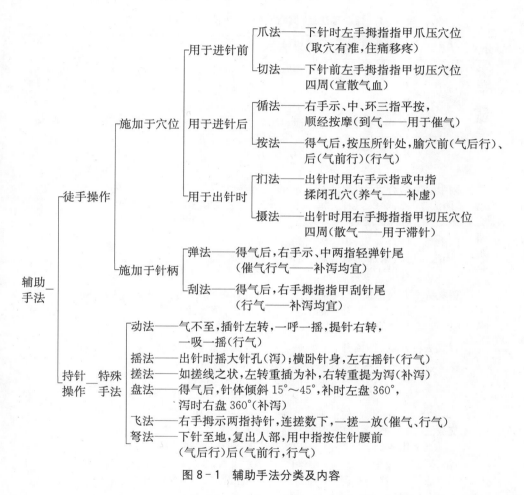

图 8-1　辅助手法分类及内容

3. **复式手法**　是前述单一的基本手法与辅助手法的综合应用形式,根据它们的组合关系可以分为四大类二十种。① 补法或泻法单纯组合,有"烧山火"和"透天凉"两种。② 补法或泻法交错组合,有阳中隐阴、阴中隐阳、流气法、提气法、龙虎交战法、饿马摇铃法、子午捣臼法七种。③ 补泻法和行气法相互组合,有运气法、纳气法、青龙摆尾法、白虎摇头法、苍龟探穴法、赤凤迎源法、龙虎升降法、通关交经法、关节交经法九种。④ 配穴法与手法（补泻法或行气法）相互组合，有五脏交经（子母配穴加龙虎龟凤四种行气法）及膈角交经法（五行生克配穴加补虚泻实法）两种（表8-1）。进而对每种手法从组合结构入手对它们的作用做了深入的探讨，纲举目张，义理清晰，为当今文献之先导。

表8-1　综合手法表（据《针刺复式手法的综合与应用》编制）

分类	名称	基本法	作用	操 作 法	适应证
补泻单纯综合	烧山火法	徐疾、提插、九六、开合四法组成	（补）祛寒	先浅后深，三进一退，紧按慢提，行九阳数，出针扪穴	肢冷脉伏，瘫痪麻痹，癫风不仁，寒疟阳虚等病
	透天凉法	徐疾、提插、九六、开合四法组成	（泻）泄热	先深后浅，一进三退，紧提慢按，行六阴数，出针开穴	风痰壅盛，中风，喉风，癫狂温疟，骨蒸劳热；一切阳气有余的实证
补泻交错组合	阳中隐阴法	结合九六、提插、徐疾三种补泻法而成	补泻　先补后泻	先运针进入5分，紧按慢提9次，再插针深入1寸，慢按紧提6次	先热后寒，一切虚中夹实之证
	阴中隐阳法	结合九六、提插、徐疾三种补泻法而成	兼施　先泻后补	先运针深入1寸，慢按紧提6次，再提针退出5分，紧按慢提9次	先寒后热，一切实中夹虚之证
	留气法	九六、提插、徐疾三种补泻法组成	益气温阳消积散瘀	先运针内入7分，紧按慢提9次，待气至使深入1寸，紧提按6次	疝癖癥瘕
	提气法	九六、提插补泻法组成	疏调营卫	实证先紧提慢按6次，虚证先紧按慢提9次，待针下气满，轻轻朝一个方向转针数圈向上略提分许	一切冷麻等证
	龙虎交战法	由九六、捻转二补泻法组成	通行气血住痛移疼	用捻转补泻法，先行补法捻转9次，后行泻法捻转6次，一补一泻反复施术	一切痛证
	饿马摇铃法	由捻转补泻一补一泻组成	补阳	一左一右，前进（左转）较长，后退（右转）较短，反复施术	一切虚证
	子午捣臼法	九六、提插、徐疾、捻转四种补泻法组成	引导阴阳通行经气	待进针得气后，用提插法，每次三进二退，如此三度，计九入六出，并在进针时每部用紧按慢提法行针老阳数，出针时每部用紧提慢按行老阴数	水蛊膈气

分类	名称	基本法	作用		操　作　法	适应证
补气法和行气法互相组合	运气法	九六、提插二补泻法和呼吸、针芒二行气法组成	通调经气住痛止疼		用针之时,先紧提慢按6次,觉针下气满,便向病所,倒卧针身,令患者吸气5口,使气行至病所	一切痛证
	中气法	九六、提插二补泻法和呼吸、针芒、提插三行气法组成	行气破积		先行运气法,待气行至病所,扶针直插,使气血不能返流	一切痿痹偏枯、积聚等证
	青龙摆尾法	九六法结合针芒行气法组成	通关过节运行气血	行气	进针得气后,针头朝病所,执之不转,一左一右,慢慢摆动9次或27次	一切经络壅滞、痹闭不通诸证
	白虎摇头法	呼吸、提插、捻转三种行气法组成		行血	随患者的呼吸,插针时左转,一呼一摇,提针时右转,一吸一摇	
	苍龟探穴法	徐疾补泻法和针芒行气法组成		行经气	扳倒针身,向上下左右四方分别按一进三退的原则针刺	
	赤凤迎源法	徐疾补泻法和提插、捻转二种行气法组成		行络气	先进针到地部,再提到天部,待针得气自摇,插入人部,在人部上下左右地捻转,一捻一放	
	龙虎升降法	捻转、提插、九六三种补泻法和按压行气法组成	行气血		先将针向左方360°捻转一圈,边用紧按法插针至人部,慢提至天部,再将针向右方360°捻转一圈,也和前面一样,提插一次,如此行针九数,然后插针深入地部,先向右方沿360°捻转一圈,用紧提慢按法提插一下,再向左方沿360°捻转一圈,也用紧提慢按法提插一下,如此六数,再用按法,按之在前,使气在后,按之在后,使气在前	一切气血壅滞之证
	通关交经法	以青龙摆尾法和白虎摇头法为主	行气至关节		先用青龙摆尾法,后用白虎摇头法,然后再施行补泻	关节中邪气壅滞、气血不行诸证
	关节交经法	纳气法	行气过关节		反复使用纳气法,使气行过关节而不返流	关节中气血不足诸疾

分类	名称	基本法	作用	操 作 法	适应证
配穴法与手法组合	膈角交经法	五行生克配穴与补或泻法组成	调和脏腑之气	令患者仰卧,待气息调匀后,以五行生克之理来配穴,并结合疾病的虚实来施补泻	脏腑五行相乘相侮的疾病
	五脏交经法	子母补泻与青龙摇尾二法组成	行气至五脏	先按子母法,在病脏的经脉上取定穴位,下针以待得气,却施青龙摆尾法令气血宣行至五脏	五脏病

　　他们还对针刺手法作用范围进行了分类,认为"从作用来分析,则包括候(催)气、行气、补泻三个方面。"并进一步对这三类不同作用手法的概念进行解释:"所谓候气和催气,乃是促使针刺得气的方法。""所谓行气,是宣行气血直达病所的方法。"(表8-2)"至于补泻,则是针对疾病虚实性质而设的治疗措施。"这些提纲挈领的分类方法和简明扼要的概念解释,充分反映了他们对手法研究深入浅出的说理能力和符合科学逻辑的推理论断,为针刺手法的分类学研究填补了空白。

表 8-2　行气法表(摘自《刺灸法汇论》)

目的	行气至病所,在距离病处较远的腧穴上施术时用,可使感应沿所要求的方向放射	
方法	捻转法	治上部病,拇指向外捻,针向患者右方旋转;治下部病,拇指向内捻,针向患者左方旋转
	提插法	欲气前行,提针待之;欲气后行,插针留之
	呼吸法	(1) 欲气前行,多吸少呼;欲气后行,多呼少吸 (2) 手三阳令患者呼吸九息,足三阳令患者呼吸十四息,手三阴令患者呼吸七息,足三阴令患者呼吸十二息
	按压法	欲使气上行,用左手按压针刺输穴的下方;欲使气下行,按压腧穴的上方
	针向法	欲气上行,针芒向上;欲气下行,针芒向下

　　任何事物的存在都表现有一定的性质。补泻手法名类繁多,古今文献都仅停留在对其手法的操作做一般性的叙述上,缺乏对其理论源流及作用性质做科学的分类和原理的阐释。陆、朱氏有鉴于此,以经络理论为依据,对针刺补泻手法做了作用分类及机制解说。他们认为"探求针刺补泻手法的道理,必

须从经络学说开始",并认为"经脉本身有内外、阴阳、顺逆、终始的分别,所以补泻方法也就必有种种不同。""针刺之所以能治疗疾病,就是因为它能作用于经脉之气,疏通营卫,调和阴阳之故。""因此,了解针刺补泻的原理,实质上就是了解经脉之气和补泻手法的作用之间的关系。"以此为准则,他们结合自己阐发的"经气"理论,将补泻手法分为"调和阴阳之气"和"疏调营卫之气"两类,认为前者是针对经络原气(阳气)的有余不足而出现的寒热虚实性质的疾病而设,后者是以营卫之气循经运行时出现太过(速)不及(迟)的病理矛盾,从而导致血气壅滞、经脉不通等病而设。其中疾徐补泻和提插补泻属于前者作用性质的手法,针向迎随补泻与捻转迎随补泻属于后者作用性质的手法。并认为开阖补泻法、呼吸补泻法、纳支补泻法,据其机制常与第一类调和阴阳的手法同用。留针法与九六法,则两类手法常共用(表8-3)。这样的分类对指导临床具有现实意义,体现了不同质的矛盾用不同质的方法来解决的辩证法思想,是针刺手法发展史上承先启后的创见。

表8-3　基本补泻法表(摘自《刺灸法汇论》)

分类	名称	操作		作用	适应证
		补法	泻法		
调和阴阳类	徐疾法	徐进针,疾出针(徐而疾)(三进一退,二进一退,三进二退)	疾进针,徐出针(疾而徐)(一进三退,一进二退,二进三退)	调和阴阳,扶正祛邪	一切脏腑经络的寒热虚实病
	提插法	插针时较重较快,提针时较轻较慢(紧按慢提)	提针时较重较快,插针时较轻较慢(紧提慢按)		
	纳支法	经气流注时间将过,待气衰而刺	经气流注方来,当气盛时针刺		
	开阖法	出针扪穴	出针时摇大针孔,不闭其穴		
	呼吸法	呼气进针,吸气出针	吸气进针,呼气出针		
疏调营卫类	迎随法	(1)针芒顺经而刺(2)顺经取穴进针	(1)针芒逆经而刺(2)逆经取穴进针	调和营卫,疏通经脉	一切经气壅滞、气血不和、疼痛麻痒等证
	捻转法	手三阳、足三阴及任脉,右转,拇指向右。手三阴,足三阳及督脉左转,拇指向前	手三阳,足三阴及任脉左转,拇指向前。手三阴,足三阳及督脉右转,拇指向后		

续　表

分类	名称	操　作		作用	适应证
		补　法	泻　法		
通用类	九六法	行针以九为基数,一般用二十七数,病较重时行少阳数,每次七数,共四十九数;病严重时行老阳数,每次九数,共八十一数	行针以六为基数,一般用十八数;病较重时行少阴数,每次六数,共三十六数,病严重时行老阴数,每次八数,共六十四数	常结合两类手法同用	
	留针法	气至而出针	久留以待气散		

二、对迎随补泻、捻转补泻与"烧山火""透天凉"手法做了正本穷源的文献研究

迎随补泻、捻转补泻、"烧山火"与"透天凉"手法,古代文献众说纷纭,近代著述也各执一端,见仁见智使人无所适从。这是由于源流不分、理路不清的缘故。有鉴于此,陆瘦燕与朱汝功撰写了"有关迎随补泻手法的文献研究""有关捻转补泻手法的文献研究"及"有关'烧山火'与'透天凉'手法的文献研究"三文(见本书),全面地探讨了这三种手法的历史源流以及理论依据,起到了正本穷源、澄清是非的作用。

1. 对迎随补泻的研究　陆、朱氏纵览了上自《内经》,下至明清各家的文献,对迎随补泻的意义及其源流归纳为两大学派,认为:

其一导源于《内经》,是指两种候气而刺的原则而言,即:① 必须审察气的盛衰,候其往来以刺,不可失时("知其往来者,知气之逆顺盛衰也;要与之期者,知气之可取之时也。"《灵枢·小针解》)。② 气盛时不能用补,须迎夺以泻之,气衰时不能用泻,须随济以补之("其来不可逢,其往不可追。"《灵枢·九针十二原》)。其中又有三种不同的观点:① 以水下百刻为度,候卫气所行的盛衰而施行迎随补泻(见《灵枢·卫气行》)。② 以十二经脉配十二时辰,候营气流注盛衰的时刻而施行迎随补泻(见《难经集注·七十二难》宋丁德用注)。③ 候邪气至而泻为迎,邪气去而补为随(见《素问·离合真邪论》《灵枢·邪客》《针灸问对》等)。

其二源于《难经》,以经脉循行往来的逆顺为施行补泻的依据(见《难经·七十二难》)。有针向迎随法(见《济生拔萃·云岐子经络迎随补泻法》)、补生泻成

经络迎随法(见《子午流注针经·流注指微赋》注)、捻转迎随法(见《针灸问对》)等,均是具体的针刺操作方法,临床应用以针向迎随与捻转迎随为多。此外,《难经·七十九难》中还将"子母配穴法"释作迎随,但陆、朱氏认为不应归属于针刺补泻法的范围。

对有关迎随补泻中的问题,陆、朱氏认为前述宗《内经》而来的三种以候气待时而施针的方法,据《灵枢·邪客》中"本腧者皆因其气之虚实疾徐以取之,是谓因冲而泻,因衰而补"的提示,都应取本腧穴为宜。具体应用的手法:前两者是卫气与营气盛衰而施迎随补泻的,除了待时而施迎随外,应以徐疾补泻为主,后者是邪气盛衰待时而施迎随的,根据《素问·离合真邪论篇》中"疾出以去血""逆而刺之"的原则,可以用泻络放血或用针向迎随补泻法。至于候邪气盛衰而施迎随的具体疾病,陆、朱氏认为根据《素问·离合真邪论篇》中"经水得风……其行脉中循循然"的病理记载,以及《灵枢·周痹》中"在于血脉之中,随脉以上,随脉以下"的症状载述,在针灸临床上是指周痹(行痹)病而言,除了施用泻血与针向迎随法外,其用穴原则还可按"痛从上下者,先刺其下以遏之,后刺其上以脱之,痛从下上者,先刺其上以遏之,后刺其下以脱之"的针刺程序,并可按"报刺"的原则,视其发作次数,刺而再刺。

此外,陆、朱氏还据《普济方》"补者随经脉推而内之""泻者,迎经脉动而伸之"的记载,认为针向迎随的操作也可以结合提插补泻,即补时顺经而刺,结合紧按慢提;泻时逆经而刺,结合紧提慢按。

2. 对捻转补泻的研究　陆、朱氏对针刺捻转补泻也做了正本穷源的研究,认真地查考了历史文献指出:"在《内经》成书年代,对捻转补泻的运用,还比较朴素,没有形成具体的补泻方法,而将捻转针体的基本手法发展成为具体的补泻手法,起始于金元时代。"

继而他们对金元以后文献中记载的各种捻转补泻手法做了逐一的分析,并对其机制做了深入的解释。将捻转补泻手法操作的原理归纳为两大类。其一以阴阳的顺逆为依据的,有《针经指南》中所指出的"左转顺阳为补,右转顺阴为泻"的"一元阴阳说";有《神应经》中以左右侧肢体的阴阳属性与捻针左右转阴阳的属性相配,凡阳与阳相顺,阴与阴相顺为补,阳与阴、阴与阳相逆为泻的"二元阴阳说"(表7-5)。有《医学入门》中以手足的阴阳属性、左右侧的阴阳属性、阴阳经脉的阴阳属性,三者(三元)结合首先确定施术部位条件的阴阳属性,然后再配合左右转针阴阳属性，而以阳性条件者左转顺阳为补，右转逆阳为泻；阴性条件者右转顺阴为补，左转逆阴为泻，就是所谓"三元阴阳说"（表7-6，表7-7）。以上述为基础的还有《流注指微赋》的"男子左补右泻，女子右补左泻"说、《针灸大全·金针赋》中的"午前者如此（左补右泻），午后者反之（右补左泻）"说、《针灸大成》中的热证阳经左补右泻，寒证阴经右补左泻的"变法"说（表7-8）。都是阴阳顺逆关系的推衍变化，均可认为是阴阳顺逆迎随关系的衍生。其二以经脉往来循行与捻针方向的顺逆为依据的，如《针灸问对》中所载，将十四经分为二组：手三阴、足三阳、督脉为远心下行组，左转为补，右转为补；手三阳、足三阴、任脉为向心上行组，右转为补，左转为泻，其原则是顺经转针为补，逆经转针为泻（表7-9）。陆、朱氏在临床应用上是崇尚本法的。

另与捻转补泻手法有关的问题，陆、朱氏还提出古代文献中常将捻转手法结合呼吸、提插、针向等补泻法同用。如《金针赋》中"左转随呼为补，右转随吸为泻"，这是因为左转属阳，呼气主出也属阳，两阳相顺，故为补；右转属阴，吸气主入也属阴，两阴相得，故为泻。即一元阴阳论的伸衍。再如《针灸问对》中的"动法"，操作时："按针左转（为热为补），提针右转（为寒为泻）。"则是以"阳下之为补，阴上之为泻"的理论立说。提针以上阴，右转属阴性，两阴相得，损夺有余的阳气，故起寒、泻的作用；插针以下阳，左转属阳性，两阳相得，济助不足的阳气，故起补、热的作用。这两种手法的配合运用，见于白虎摇头法。至于《医学入门》中与"三元阴阳"论结合的应用，可以阴阳顺逆的关系理解，则左转配上刺，右转配下刺。左、上属阳，故补；右、下属阴，故泻。但从经脉循行往来来理解，似又不相符。

对于男女、午前午后补泻相反的问题，古代医家如何若愚、徐凤、陈会、李梴、杨继洲等人都持此观点，但明代高武、汪机则力持异议，认为有悖经旨。陆、朱氏却认为并非完全没有《内经》《难经》理论依据。《灵枢·逆顺》中指出："气之逆顺者，所以应天地、阴阳、四时、五行也。"《灵枢·五色》中也指出："男女异位，故曰阴阳。"《素问·生气通天论篇》中还指出"平旦人气生，日中而阳气隆，日西而阳气已虚，气门乃闭"等，就是说男女性别，午前午后也是客观存在的差异，所以他们认为"不通过实践和研究轻率地否定男与女、午前与午后的区别是不够慎重的。"从而说明陆、朱氏对待中医学持既讲究客观又主张慎重的科学态度。

3. 对"烧山火""透天凉"手法的研究　　陆、朱氏在《"烧山火"与"透天凉"手法文献研究》中首先对古代医籍中记载的"烧山火""透天凉"手法进行了分析及讨论。认为该两种手法大概以明代文献《针灸大全·金针赋》为最早，其后《针灸聚英》《针灸问对》《医学入门》《针灸大成》等书也有记载。但因《金针赋》受赋文体裁的限制，叙述不够清楚，致后代医家各执一词，意见分歧。其中《针灸聚英》"烧山火歌"与"透天凉歌"2 首，均是对适应证的描述，没有提到操作方法。《针灸问对》的记载数说并存，未进行必要的剖析，使人难以捉摸。《医学入门》虽载述比较具体，但将"烧山火"与"进气法"相混淆，且对"先浅后深""俱补老阳数"及"先深后浅""俱泻少阴数"的概念联系起来解释，也使人难以理解，实际应用仍有困难。《针灸大成》则将三层进针法（文称：烧山火"三进一退"，透天凉"三退一进"）与二层进针法（文称：烧山火"先运入五分之中""其一寸者""渐渐运入一寸之内"；透天凉"先进入一寸""退至五分之中"）相混淆，并对烧山火时的"三进三退"，透天凉时的"三出三入"也未做解释，使人难以判别。

产生上述分歧的根源，陆、朱氏认为是对《金针赋》中"先浅后深"与"先深后浅"、"三进三退"与"三出三入"、"九阳"与"六阴"、"慢提紧按"与"紧提慢按"等概念没有深刻理解所致，为此他们考证了《内经》《难经》，做出了确切的解释。

他们又认为：烧山火的"先浅后深"即《灵枢·小针解》中补法时的"徐而疾则实"，也就是"三进一退"的意思；透天凉中的"先深后浅"即《灵枢·小针解》中泻法时的"疾而徐则虚"，也就是"一进三退"的意思，均指的是施用"徐疾补泻法"。而"三进三退"与"三出三入"意义相同，是指烧山火时的"三进一退"，与透天凉时的"一进三退"可以反复三次（度）而成为一个操作程序。

有关"慢提紧按"与"紧提慢按"，则认为对文中的"提"与"按"，应与"进"和"退"区别理解，既然烧山火、透天凉手法中的"浅"与"深"和"先"与"后"是指进退针时徐疾的先后而言，指的是"徐疾补泻"，那么"慢提紧按"与"紧提慢按"中的"提"与"按"应理解为提针与插针时用力的轻重，即《难经·七十八难》所称"推而内之"是补，"动而伸之"为泻化裁而来。"慢提紧按"为补，"紧提慢按"为泻，也就是说烧山火应用提插补法，透天凉应用提插泻法。至于"九阳"与"六阴"，就是"九六补泻"中的"九数"与"六数"，即施用"慢提紧按"时应与九阳数结合，提插 9次；施用"紧提慢按"时应与六阴数结合，提插 6 次。

另外，陆、朱氏还对《金针赋》中"热至紧闭插针"与"寒则徐徐举针"两句作了解释,认为是据于《灵枢·官针》:"泻必用方*……疾而徐出……摇大其穴"与"补必用圆*……气下而疾出之,推其皮,盖其外门"两段而来,其中烧山火后"热至紧闭插针"中的"插"字,应是"出"字之误,透天凉后"寒则徐徐举针"中的"举"字,乃"出"的同义字。据此则此两句是指烧山火、透天凉手法后的出针法,前者是疾出针而扪闭其穴,后者是徐出针,摇大其孔,而不闭其穴,也就是"开阖补泻"法在此两种手法中的结合应用。

赋文中还有"皆细细搓之"一语,陆、朱氏认为此非主要措施,但也做了探讨,认为"搓法"早见于金代窦汉卿《针经指南》,文称"搓者,凡令人觉热,向外似搓线之状。""治寒而里卧针,依前转法。"其后《普济方》也有载述,《针灸问对》中更明确指出:"左转插之(意指拇指向前,示指向后,左转针应与慢提紧按相结合)为热,右转提之(意指拇指向后,示指向前,右转针应与慢按紧提相结合)为寒。"也就是说烧山火、透天凉手法中结合了捻转补泻法,但赋文中仅在文末做了提示,可知原作之意,有主次之分,所以陆、朱氏认为一般可不配合搓法。

三、有关刺法手法中的其他若干问题

1. 轻重刺激与针刺手法的关系　陆、朱氏鉴于当时有人认为针刺补泻手法可以轻重刺激来代替,即轻刺激能使神经兴奋,就是补法;重刺激能使神经抑制,就是泻法。他们通过各方面的实践,证明这种论点与事实不完全相符。因为轻刺激能兴奋,重刺激能抑制,这是神经对刺激的反应,而补泻手法是从经络和气血方面来考虑的,两者的基础不同,当然不能等量齐观。目前还没有足够的资料能证实神经就是经络,因此,完全用轻重刺激来代替补泻手法,还需进一步商榷。

他们认为轻重刺激与补泻手法也并非绝对无关,任何一个针刺动作,其本身必然包括刺激轻重的程度问题。例如,在提插补泻法中,补时"紧按慢提",泻时"慢按紧提",所谓"紧"与"慢",就是以刺激轻重作为标准的。"紧"有"重"的涵义,"慢"与"轻"同义。因此,提插补泻不论在补法或泻法中都包含了或轻或重的刺激量。再如捻转补泻法中的"左转"与"右转",也是左右旋转轻重的问题,"左转"即左捻时用力重些,右退时用力轻些的意思;"右转"是朝右捻转时用力重些,朝左转捻时用力较轻些的意思。所以轻重刺激只能作为"剂量"来看待,不能与补泻手法混为一谈。他们首次对手法"法"与"量"的概念作出了区别,澄清了当

时概念不清的是非观念(见本书"针刺补泻手法的探讨")。

2. 平补平泻与平针法　陆、朱氏看到近人对"平补平泻"有很多不同看法，经查考文献后指出：平补平泻法的记载见于宋代朱肱《类证活人书》、明代陈会的《神应经》及杨继洲的《针灸大成》中。而近人有些以为"平补平泻"法是一种不分补泻的手法，这是对《灵枢·经脉》中"不盛不虚，以经取之"的"取穴法"的误解。也有人认为平补平泻法是应用于补法或泻法前后的手法，目的是激发经气，使针刺得气，这也是对手法之前"催气法"的误解，都与古人原意有很大的距离。

还有人认为"平补平泻"法即《针灸歌》中所说的"平针法"。陆、朱氏认为《针灸歌》中平针法的操作是以分层进行候(催)气为主，待气至退至人部施用针向行气法，然后在经气行向病所的基础上施行补泻法，就其性质来说，应属候(催)气与行气法的综合手法，需与平补平泻法相区别。

至于"平补平泻"法的意义。《神应经》作先泻后补解，将"平"理解为"常"，指针刺的常法；《针灸大成》称与"大补大泻"相对；《类证活人书》仅载有"平泻法"，陆、朱氏认为"平"是指"平和"的意思，指刺激量较小的补法或泻法。这样的解释义理明晰，为近代针灸文献的先驱(见本书"略论毫针基本手法与平补平泻及平针法")。

3. 留针与补泻　留针与补泻，一般均认为短暂留针为补，长久留针为泻。而目前临床上差不多对所有的病都采用留针的方法，确实能收到良好的效果，因此，有人对留针的补泻作用发生怀疑。陆、朱氏认为留针时间的多少是相对的，不是绝对的。同时，留针的补泻作用还决定于所行手法的性质。例如，施行补法后留针，就能加强补的作用；施行泻法后留针，就能加强泻的效果。留针的特点就是能将手法的刺激加强加深，从而发挥更大的作用。在留针过程中，可以反复施行补法或泻法，可使数个较弱的刺激量综合起来，加强补泻的作用。所以留针是针刺或针刺补泻施术环节中的一个过程，不应属手法(见本书"针刺补泻手法的探讨")。

4. 针刺双手协作的重要性　《难经》曰："知为针者信其左，不知为针者信其右。"说明古人在针刺操作中，颇为重视和强调双手操作，认为双手协同操作方能符合针刺手法的要求。在右手进行针刺时，左手可以起辅助作用，这样既便于提插时掌握轻重和深浅，使针不致弯曲和移位，同时又可以宣散气血，不致伤正，还可以控制感应传导的方向。必须注意,爪切时须掌握正确的姿势,应切压于经脉之近旁,不要压于经脉之上,以免影响得气和感应传导(见本书"针刺补泻手法的探讨")。

5. 针与灸相并用　古人曾有"针而不灸,灸而不针"的说法,但陆、朱氏认为针和灸有时是可以并用的,不必拘泥于古说。凡虚实相兼的病证,如上虚下实或上实下虚等,若针与灸适当配合,有各取其长的良好效果。一般是一日针治,一日灸治,交替使用,既能起针刺调气的作用,又能收艾灸温行的效果,疗效则比单纯针刺或单纯艾灸为显著。至于针与灸的间隔次数,应结合对象,适当施行,或针 2 次灸 1 次,或针 3 次灸 1 次,需要灵活掌握(见本书"针刺补泻手法的探讨")。

主要参考书目

［1］《灵枢经》

［2］《黄帝内经素问》（唐王冰注）

［3］《黄帝内经太素》（隋杨上善撰）

［4］《针灸甲乙经》（晋皇甫谧撰）

［5］《千金要方》（唐孙思邈撰）

［6］《千金翼方》（唐孙思邈撰）

［7］《外台秘要》（唐王焘撰）

［8］《扁鹊心书》（宋窦材撰）

［9］《资生经》（宋王执中编）

［10］《难经本义》（元滑寿注）

［11］《灵枢注证发微》（明马莳注）

［12］《素问注证发微》（明马莳注）

［13］《类经》（明张介宾编著）

［14］《针灸聚英发挥》（明高武纂集）

［15］《云歧子论经络迎随补泻法》（元杜思敬辑）

［16］《针灸问对》（明汪机撰）

［17］《医学入门》（明李梴著）

［18］《针灸大全》（明徐凤撰）

［19］《针灸大成》（明杨继洲著）

［20］《灵枢集注》（清张志聪撰）

［21］《素问集注》（清张志聪撰）

［22］《素问注》（明吴崑撰）

［23］《针方六集》（明吴崑著）

［24］《针灸集成》（清廖润鸿编著）

［25］《素问悬解》（清黄元御撰）

［26］《灵枢悬解》（清黄元御撰）

［27］《难经悬解》（清黄元御撰）

［28］《医宗金鉴》（清吴谦纂）

［29］《针灸传真》（孙祥麟等编）

［30］承淡安.中国针灸学［M］.北京：人民卫生出版社,1954.

［31］朱琏.新针灸学［M］.南宁：广西科学技术出版社,2008.

［32］《针灸学》（南京中医学院编著）

［33］吴棹仙.子午流注说难［M］.成都：四川人民出版社,1958.

［34］《素问识》（日本丹波元简著）

［35］《灵枢识》（日本丹波元简著）

［36］《最新针灸医学》（日本国分壮著）

［37］《知热感度测定法针灸治疗学》（日本赤羽幸兵卫著）

［38］朱龙玉.电针疗法［M］.西安：陕西人民出版社,1957.